消化系统疾病的检验诊断与临床

主 编
　秦继宝　吴友山
　李兰亚　何浩明

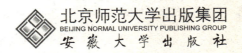

北京师范大学出版集团
BEIJING NORMAL UNIVERSITY PUBLISHING GROUP
安徽大学出版社

图书在版编目(CIP)数据

消化系统疾病的检验诊断与临床/秦继宝等主编.—合肥：安徽大学出版社，2014.12
ISBN 978-7-5664-0891-4

Ⅰ. ①消… Ⅱ. ①秦… Ⅲ. ①消化系统疾病－诊疗 Ⅳ. ①R57

中国版本图书馆 CIP 数据核字(2014)第 308287 号

消化系统疾病的检验诊断与临床

主编　秦继宝　吴友山　李兰亚　何浩明

出版发行：	北京师范大学出版集团 安 徽 大 学 出 版 社 (安徽省合肥市肥西路3号 邮编230039) www.bnupg.com.cn www.ahupress.com.cn
印　　刷：	安徽省人民印刷有限公司
经　　销：	全国新华书店
开　　本：	140mm×203mm
印　　张：	9.75
字　　数：	241 千字
版　　次：	2014 年 12 月第 1 版
印　　次：	2014 年 12 月第 1 次印刷
定　　价：	25.00 元

ISBN 978-7-5664-0891-4

策划编辑：李　梅　武溪溪	装帧设计：李　军
责任编辑：武溪溪　李　栎	美术编辑：李　军
责任校对：程中业	责任印制：赵明炎

版权所有　侵权必究

反盗版、侵权举报电话：0551－65106311
外埠邮购电话：0551－65107716
本书如有印装质量问题，请与印制管理部联系调换。
印制管理部电话：0551－65106311

编委会

主　编

秦继宝　连云港市东方医院
吴友山　连云港市东方医院
李兰亚　沭阳县中医院
何浩明　连云港市第一人民医院

副主编

夏永祥　南京市第一医院
刘忠伦　连云港市第一人民医院
刘书敏　连云港市东方医院
丁忠阳　无锡市中医院
安仲武　连云港市东方医院
蒋　玲　连云港市东方医院
李海英　连云港市东方医院
蔡　明　连云港市第一人民医院
冯小娟　连云港市东方医院

前　言

　　消化系统疾病是临床上的常见病和多发病,其临床诊断往往需要通过实验室的相关检测进一步确诊。随着我国医学科学技术的飞速发展,特别是生物化学、现代免疫学、分子生物学、影像学的迅猛发展,新仪器、新设备的不断涌现,使消化系统疾病的诊断水平有了质的飞跃。消化内科医师每天面对的是检验科、影像科所提供的大量数据和信息,他们迫切需要有一本与消化系统疾病及相关学科相联系的专著,以提高对疾病的诊断能力。为此,我们在广泛搜寻国内外基础研究成果和临床应用技术的基础上,结合长期实践经验,撰写了《消化系统疾病的检验诊断与临床》一书,供广大医务工作者在临床实践中参考。全书共分八章,第一章消化系统的结构和功能,第二章消化系统疾病的常见临床表现,第三章消化系统疾病的有关检查和应用,第四章临床检验诊断技术进展,第五章消化系统疾病的一般检测项目和临床意义,第六章细胞因子检测项目和临床意义,第七章消化系统疾病的特殊检验项目和临床意义,第八章消化系统疾病的检验和临床。由于本书主要供临床医师使用,故对各种实验诊断技术只介绍其方法的基本原理、适应证以及正常参考值的临床意义,而具体的实验操作步骤不作叙述。

本书内容新颖、实用性强,可供消化内科、影像科、检验科医师以及全科医师作参考,亦可供从事实验诊断的各级人员及高等医学院校医疗系、检验系的学员作参考。

本书在编写过程中参阅了大量的医学文献资料,在此对相关作者表达真挚的谢意。本书的顺利出版也得到安徽大学出版社的大力支持,在此表示万分感谢!

由于编者水平有限,所以本书难免存在遗漏和不足之处,欢迎广大读者批评指正。

编　者

2014 年 10 月

目 录

第一章 消化系统的结构和功能 ……………………………（1）

  第一节 概述 ……………………………………………（1）
  第二节 食管的结构和功能 ……………………………（2）
  第三节 胃的结构和功能 ………………………………（3）
  第四节 小肠的结构和功能 ……………………………（6）
  第五节 大肠的结构和功能 ……………………………（9）
  第六节 肝脏的结构和功能 ……………………………（11）
  第七节 胰腺的结构和功能 ……………………………（17）

第二章 消化系统疾病的常见临床表现 …………………（21）

  第一节 腹痛 ……………………………………………（21）
  第二节 反酸和胸骨后烧灼感 …………………………（23）
  第三节 吞咽困难 ………………………………………（24）
  第四节 恶心和呕吐 ……………………………………（25）
  第五节 腹泻 ……………………………………………（26）
  第六节 便秘 ……………………………………………（27）
  第七节 消瘦和食欲不振 ………………………………（28）
  第八节 消化道出血 ……………………………………（30）
  第九节 腹水 ……………………………………………（33）

第十节　黄疸 …………………………………………（34）
第十一节　腹部肿块 ……………………………（35）

第三章　消化系统疾病的有关检查和应用 ……………（38）

第一节　内镜检查 ………………………………（38）
第二节　影像学检查 ……………………………（39）
第三节　活组织检查和脱落细胞学检查 ………（41）

第四章　临床检验诊断技术进展 ………………………（43）

第一节　免疫学诊断技术 ………………………（43）
第二节　分子生物学诊断技术 …………………（53）
第三节　单克隆抗体诊断技术 …………………（65）

第五章　消化系统疾病的一般检测项目和临床意义 …（72）

第一节　粪常规检查和临床意义 ………………（72）
第二节　胃分泌功能检查 ………………………（75）
第三节　十二指肠引流液检查 …………………（78）
第四节　小肠吸收功能试验 ……………………（80）
第五节　肝功能检查和临床意义 ………………（85）

第六章　细胞因子检测项目和临床意义 ………………（125）

第一节　概述 ……………………………………（125）
第二节　T 细胞亚群 ……………………………（126）
第三节　NK 细胞 ………………………………（130）
第四节　K 细胞 …………………………………（132）
第五节　LAK 细胞 ………………………………（134）
第六节　白细胞介素-1 …………………………（136）
第七节　白细胞介素-2 …………………………（138）

第八节　可溶性白细胞介素-2 受体 …………… (140)
第九节　白细胞介素-3 ………………………… (143)
第十节　白细胞介素-4 ………………………… (144)
第十一节　白细胞介素-5 ……………………… (145)
第十二节　白细胞介素-6 ……………………… (147)
第十三节　白细胞介素-7 ……………………… (150)
第十四节　白细胞介素-8 ……………………… (151)
第十五节　白细胞介素-9 ……………………… (155)
第十六节　白细胞介素-10 ……………………… (156)
第十七节　白细胞介素-11 ……………………… (158)
第十八节　白细胞介素-12 ……………………… (159)
第十九节　白细胞介素-13 ……………………… (160)
第二十节　白细胞介素-14 ……………………… (161)
第二十一节　白细胞介素-15 …………………… (162)
第二十二节　白细胞介素-16 …………………… (162)
第二十三节　白细胞介素-17 …………………… (164)
第二十四节　白细胞介素-18 …………………… (165)
第二十五节　肿瘤坏死因子 …………………… (166)
第二十六节　可溶性肿瘤坏死因子受体 ……… (168)
第二十七节　粒细胞－集落刺激因子 ………… (172)
第二十八节　粒巨核细胞－集落刺激因子 …… (174)
第二十九节　巨噬细胞－集落刺激因子 ……… (176)
第三十节　肥大细胞生长因子 ………………… (177)
第三十一节　促红细胞生成素 ………………… (178)
第三十二节　干扰素-γ ………………………… (180)
第三十三节　转化生长因子-β ………………… (182)
第三十四节　黏附分子 ………………………… (184)

第七章 消化系统疾病特种检验医学项目和临床意义……（190）

- 第一节 胃酸……（190）
- 第二节 幽门螺杆菌……（190）
- 第三节 胃泌素……（193）
- 第四节 血管活性肠肽……（197）
- 第五节 抑胃肽……（198）
- 第六节 胃动素……（198）
- 第七节 胆囊收缩素……（198）
- 第八节 生长抑素……（200）
- 第九节 胰多肽……（200）
- 第十节 粗纤维调节素……（201）
- 第十一节 胰腺检测指标……（201）

第八章 消化系统疾病的检验和临床……（203）

- 第一节 胃食管反流病……（203）
- 第二节 食管癌……（208）
- 第三节 急性胃炎……（213）
- 第四节 慢性胃炎……（216）
- 第五节 消化性溃疡……（221）
- 第六节 胃癌……（227）
- 第七节 肠结核……（232）
- 第八节 结核性腹膜炎……（235）
- 第九节 溃疡性结肠炎……（239）
- 第十节 克罗恩病……（243）
- 第十一节 功能性消化不良……（246）
- 第十二节 肠易激综合征……（249）
- 第十三节 脂肪肝……（252）

第十四节　肝硬化……………………………………（254）
第十五节　原发性肝癌………………………………（261）
第十六节　肝脓肿……………………………………（266）
第十七节　慢性病毒性肝炎…………………………（269）
第十八节　上消化道出血……………………………（272）
第十九节　急性胰腺炎………………………………（276）
第二十节　慢性胰腺炎………………………………（281）
第二十一节　胰腺癌…………………………………（285）
第二十二节　自身免疫性肝炎………………………（290）
第二十三节　原发性胆汁性肝硬化…………………（292）
第二十四节　肝性脑病………………………………（294）

参考文献……………………………………………………（299）

第一章 消化系统的结构和功能

第一节 概 述

消化系统(Digestive System)包括消化道、各种消化腺及与消化活动有关的神经调节和体液调节。消化道为经口腔、咽喉、食管、胃、小肠、大肠、直肠和肛门的连续性管道。其中,位于 Treitz 韧带以上的食管、胃、十二指肠、空肠上段等消化管道,肝、胰腺等消化腺以及胆道、胰管等腺体导管称"上消化道",Treitz 韧带以下的消化管道称"下消化道"。

消化系统的功能是消化食物以及吸收养料、水分和无机盐,并排出残渣(粪便)。消化包括物理性消化和化学性消化。物理性消化是指消化道对食物的机械作用,包括咀嚼、吞咽和各种形式的蠕动运动,利于磨碎食物,使消化液与食物充分混合,并推动食团或食糜下移等。化学性消化是指消化腺分泌的消化液对食物进行化学分解,如把蛋白质分解为氨基酸、把淀粉分解为葡萄糖、把脂肪分解为脂肪酸和甘油,这些分解后的营养物质被小肠(主要是空肠)吸收,进入血液和淋巴。通常这两种消化方式同时进行,相互配合。不能被消化和吸收的食物残渣最终形成粪便,通过肛门排出体外。

消化腺可分为大消化腺和小消化腺。前者指大唾液腺、肝和胰腺,后者指唇腺、腮腺、舌腺、食管腺、胃腺和肠腺等。人体每日由各种消化腺分泌的消化液总量为 6~8L。消化液的主要功能为:分解食物中的各种成分;为各种消化酶提供适宜的 pH 环境;保护消化道黏膜;稀释食物,使其渗透压与血浆的渗透压相等。消化液的分泌包括从血液中摄取原料、在细胞内合成分泌物以及将分泌物排出等一系列复杂的过程。腺细胞的分泌活动受神经和体液的调节。

消化道还具有内分泌功能。在消化道的黏膜下存在着数种内分泌细胞,能合成和释放多种有生物活性的化学物质,统称为"胃肠激素",如胰高糖素、胰岛素、生长抑素等。胃肠激素的主要作用是调节消化器官的功能,也可对人体内其他器官的功能产生广泛的影响。另外,一些肽类物质,如胃泌素、胆囊收缩素等,既存在于中枢神经系统,也存在于消化系统,具有双重分布的特点,称"脑—肠肽"。

(吴友山 蔡明)

第二节 食管的结构和功能

食管(Esophagus)是一个前后扁平的肌性管道,是消化道各部分中最狭窄的部分,依其行程可分为颈部、胸部和腹部 3 段。

一、食管的狭窄部

食管全程有 3 处狭窄:第一处狭窄位于食管和咽的连接处;第二处狭窄位于食管与左支气管交叉处;第三处狭窄位于食管穿过膈的食管裂孔处。这 3 处狭窄是食管异物易滞留部位和食管癌的好发部位。

二、食管壁的结构

食管壁厚约 4mm,具有消化管典型的 4 层结构,食管壁从内到外由黏膜层、黏膜下层、肌层和外膜组成。食管外膜由疏松结缔组织组成。

三、食管的消化功能

食管有两大功能,即促使食团从口腔转运至胃和控制胃—食管反流。

(秦继宝　蒋玲)

第三节　胃的结构和功能

胃(Stomach)是消化管的最膨大部分,容量约为 1500 mL,大部分位于腹上部左季肋区,上连食管,下续十二指肠,具有暂时储存食物的功能。食物在胃内完成胃液的化学性消化及胃壁肌肉运动的机械性消化。

一、胃的形态和分部

胃上端与食管连接处是胃的入口,称"贲门",下端连接十二指肠的是胃的出口,称"幽门"。贲门左侧食管末端左缘与胃底所形成的锐角称"贲门切迹"。胃上缘凹向右上方称"胃小弯",其最低点弯度明显的折转处称"角切迹",下缘凸向左下方处称"胃大弯"。胃分为 4 部分,贲门附近的部分称"贲门部",贲门平面以上向左上方膨出的部分称"胃底",胃底向下至角切迹的中间部分称"胃体",胃体下界与幽门之间的部分称"幽门部"。在幽门表面,由于幽门括约肌的存在,有一很窄的环形沟,由幽门前静脉沿此沟下行绕过幽门前方,为幽门括约肌所在之处。在活体的幽门前方可见幽门前静脉,这是手术时确认幽门的标志。

胃的形态和位置因人的体形不同而差异较大,根据 X 射线钡餐透视结果可将胃分成钩形胃、角形胃和长胃。

二、胃壁的结构

胃壁分4层,自内向外依次为黏膜层、黏膜下层、肌层和浆膜层。

1. 黏膜层

胃黏膜柔软、血供丰富,呈橘红色,胃空虚时形成许多皱襞,充盈时变平坦。胃小弯、幽门部的黏膜较平滑,神经分布丰富,是酸性食糜必经之路,易受机械损伤及胃酸消化酶的作用而发生溃疡。临床上,胃黏膜皱襞的改变常提示有病变的发生。

2. 黏膜下层

胃黏膜下层由疏松结缔组织和强力纤维组成,起缓冲作用。当胃扩张或蠕动时,黏膜可伴随这种活动而伸展或移位。此层含有较大的血管、神经丛和淋巴管。发生胃黏膜炎或黏膜癌发生时,炎症或癌细胞可经黏膜下层扩散。

3. 肌层

胃壁的肌层较厚,由3层平滑肌组成:外层为纵行肌,以胃大弯和胃小弯部分较发达;中层为环行肌,在贲门和幽门处变得很厚,形成贲门括约肌和幽门括约肌;内层为斜行肌,由贲门左侧沿胃底向胃体方向进行,向下渐渐分散变薄,以至消失。在环行肌和纵行肌之间含有肌层神经丛,胃的各种生理活动主要靠肌层来完成。

4. 浆膜层

胃壁的浆膜层是胃的外膜,实际上是腹膜覆盖在胃表面的部分,主要覆盖胃的前上面和后下面,并在胃小弯和胃大弯处分别组成小网膜和大网膜。

三、胃内的消化功能

1. 胃的分泌

胃是一个复杂的分泌器官,胃黏膜含有3种管状的外分泌腺细胞和多种内分泌细胞。其中,贲门腺是黏液腺,能分泌黏液;幽门腺是分泌碱性黏液的腺体;泌酸腺由壁细胞、主细胞和黏液颈细胞组成,分别分泌盐酸、胃蛋白酶原和黏液。胃液为酸性液体,主要含有盐酸,H^+的分泌是靠壁细胞顶膜上的质子泵实现的。选择性干扰胃壁细胞的 H^+,K^+-ATP 酶的药物已被用来有效地抑制胃酸分泌,成为新一代抗溃疡药物。

2. 胃液分泌的调节

胃液的分泌受多种因素的影响:有的起兴奋性作用,有的则起抑制作用。进食可刺激胃液分泌,它通过神经和体液因素调节胃液的分泌。

(1)刺激胃酸分泌的物质有内源性物质、乙酰胆碱、胃泌素、组胺等。

(2)消化期的胃液分泌。进食后胃液分泌的机制,一般按接受食物刺激的部位可分为 3 个时期来分析,即头期、胃期和肠期。但必须注意,这 3 个时期是人为划分的,实际上 3 个时期几乎是同时开始、相互重叠的。

①头期胃液分泌。头期的胃液分泌是由进食动作引起的,因其传入冲动均来自头部感受器(眼、耳、口腔、咽、食管等),故称为"头期"。头期胃液分泌的量和酸度都很高,而胃蛋白酶的含量尤其高。资料表明,头期胃液分泌的多少与食欲有很大的关系。

②胃期胃液分泌。食物进入胃后,会对胃产生机械性和化学性刺激,继续刺激胃液分泌,其主要途径为:胃扩张刺激胃底、胃体部的感受器,通过迷走神经长反射和壁内神经丛的短反射引起胃腺分泌;胃扩张刺激胃幽门部,通过壁内神经丛作用于 G 细胞,引起胃泌素的释放;食物的化学成分直接作用于 G 细胞,引起胃泌素的释放。此期分泌的胃液酸度也很高,但胃蛋白酶含量却比头期分泌的胃液少。

③肠期胃液分泌。将食糜提取液、蛋白胨液由瘘管直接注入

十二指肠内,也可引起胃液分泌的轻度增加,说明当食物离开胃进入小肠后,还有继续刺激胃液分泌的作用。直接机械扩张游离的空肠袢也可使胃液分泌增加。肠期胃液分泌的量不大,大约占进食后胃液分泌总量的1/10,这可能与食物在小肠内同时还存在许多对胃液有抑制性作用的分泌调节有关。

④胃液分泌的抑制性因素。正常消化期的胃液分泌还受到各种抑制性因素的调节,实际人体表现的胃液分泌正是兴奋性和抑制性因素共同作用的结果。在消化期间,抑制胃液分泌的因素除精神、情绪因素外,主要有盐酸、脂肪和高张溶液3种。

(李兰亚　夏永祥)

第四节　小肠的结构和功能

小肠(Small Intestine)可分为十二指肠、空肠和回肠3个部分。小肠是进行消化和吸收的重要器官。小肠内消化是消化过程中最重要的阶段。在小肠内,食糜受到胰液、胆汁和小肠液的化学性消化及小肠运动的机械性消化。食物通过小肠后,消化过程基本完成,许多营养物质也在这一部位被吸收,未被消化的食物残渣则从小肠进入大肠。食物在小肠内的存留时间与食物的性质有关,一般为3~8h。

一、十二指肠

十二指肠(Duodenum)介于胃与空肠之间,因其长度相当于十二个横指并列的长度而得名。十二指肠呈C形,包绕胰头,可分上部、降部、水平部和升部。十二指肠降部的后内侧壁上有胆总管和胰腺管的共同开口,胆汁和胰液由此流入小肠。十二指肠上部近幽门约2.5cm的一段肠管,壁较薄,黏膜面较光滑,没有或甚少有环状襞,此段称"十二指肠球部",是十二指肠溃疡的好发部位。

二、空肠与回肠

空肠(Jejunum)和回肠(Ileum)上端起自十二指肠空肠曲,下端与盲肠、空肠和回肠一起被肠系膜悬系于腹壁,合称"系膜小肠"。有系膜附着的边缘称"系膜缘",其相对缘称"游离缘"或"对系膜缘"。

空肠和回肠之间无明显分界,组织在形态和结构上逐渐发生改变。

三、小肠壁的结构

小肠由黏膜层、黏膜下层、肌层和浆膜层共 4 层构成。约 2% 的成人在距回肠末端 0.3～1cm 范围的回肠对系膜缘上,有长 2～5cm 的串状突起,自肠壁向外突出,称"Meckel 憩室",是由胚胎时期未完全消失的卵黄囊管形成的。Meckel 憩室易发炎或合并溃疡穿孔,并因其位置靠近阑尾,故症状与阑尾炎相似。

四、小肠的消化功能

小肠内消化是消化过程中最重要的阶段。在小肠内食糜受到胰液、胆汁和小肠液的化学性消化及小肠运动的机械性消化,食物通过小肠后,消化过程基本完成,许多营养物质也在这一部位吸收,未被消化的食物残渣则从小肠进入大肠。食物在小肠内存留时间与食物的性质有关,一般为 3～8h。

小肠具有消化吸收、分泌及运动三大功能,其中以消化吸收功能和分泌功能为主。

1. 小肠的消化吸收功能

在消化系统中,小肠是主要的吸收部位。食物在口腔和食管内实际上不能被人体吸收。人的小肠长 5～7m,它的黏膜具有环状皱褶,并拥有大量指状突起的绒毛,因而使其吸收面积增大 30

倍,达 10 m²;食物在小肠内停留的时间也相对较长,这些都是对小肠吸收非常有利的条件。

2. 小肠的分泌功能

小肠的另一主要功能是分泌功能。小肠内有两种腺体:十二指肠腺和肠腺。十二指肠腺又称"勃氏腺"(Brunner's Gland),是分布在十二指肠范围内的一种分支管泡状腺,位于黏膜下层内。十二指肠腺分泌碱性液体,内含黏蛋白,主要功能是保护十二指肠的上皮不被胃酸侵蚀。肠腺又称"李氏腺",分布于全部小肠的黏膜层内,肠腺的分泌液是小肠液的主要成分。

3. 小肠的运动功能

小肠的运动功能是靠肠壁的两层平滑肌完成的。肠壁的外层是纵行肌,内层是环行肌。

(1)小肠的运动形式。小肠的运动形式包括紧张性收缩、分节运动和蠕动 3 种。

(2)小肠运动的调节。

①内在神经丛的作用。位于纵行肌和环行肌之间的肌间神经丛对小肠运动起主要调节作用。当机械刺激和化学刺激作用于肠壁感受器时,通过局部反射可引起平滑肌的蠕动运动。如果切断小肠的外来神经,则小肠的蠕动仍可进行。

②外来神经的作用。一般来说,副交感神经兴奋能促进小肠运动,而交感神经兴奋则产生抑制作用。但上述效果还依肠肌的状态而定,如果肠肌的紧张性高,则无论副交感神经还是交感神经兴奋,都使之抑制;相反,如果肠肌的紧张性低,则这两种神经兴奋都有增强其活动的作用。

③体液因素的作用。小肠壁的神经丛对各种化学物质具有广泛的敏感性。除重要的神经递质乙酰胆碱和去甲肾上腺素外,还有一些肽类的激素和胺,如 P 物质、脑啡肽、5-羟色胺等,都有促进小肠运动的作用。

小肠内容物向大肠的排放,除与回盲括约肌的活动有关外,还与食糜的流动性和回肠内的压力差有关:食糜越稀,通过回盲瓣就越容易;小肠腔内压力升高,也可促进食糜通过回盲瓣。

(何浩明　刘忠伦)

第五节　大肠的结构和功能

大肠(Large Intestine)是消化管的下段,起自右髂窝,全长1.5 m,全程围绕于空肠、回肠的周围,可分为盲肠、阑尾、结肠、直肠和肛管5个部分。

除直肠、肛管和阑尾外,结肠和盲肠具有3种特征性结构,即结肠带、结肠袋和肠脂垂。

一、盲肠

盲肠(Caecum)是大肠的开始部,位于右髂窝内,左接回肠,上通升结肠,下端为盲端。

回肠末端向盲肠的开口称"回盲口",此处肠壁内的环行肌增厚并覆以黏膜,形成上下两片半月形的皱襞,称"回盲瓣"。回盲瓣可以阻止小肠内容物过快地流入大肠,利于食物在小肠内的消化吸收,并可防止盲肠内容物逆流入回肠。

二、阑尾

在盲肠下端的后内侧壁伸出一条细长的阑尾(Vermiform Appendix),其末端游离,外形酷似蚯蚓,又称"引突"。阑尾的长度因人而异,一般长5～7 cm,内腔与盲肠相通,偶有长约20 cm或短至1 cm者。阑尾缺如者少见,成人阑尾的管径多为0.5～1.0 cm,并随年龄的增长而缩小,容易被肠石阻塞导致阑尾炎。

阑尾的位置主要取决于盲肠的位置,一般阑尾与盲肠一起位于右髂窝内,少数情况下可随盲肠的位置变化而出现异位阑尾,如高位阑尾、低位阑尾及左下腹阑尾等。阑尾根部的体表投影点通常在右髂前上棘与脐连线的中、外 1/3 交点处,称"麦氏点"(McBurney 点)。

三、结肠

结肠(Colon)是介于盲肠与直肠之间的一段大肠。结肠整体呈 M 形,围绕在空肠和回肠周围,可分为升结肠、横结肠、降结肠和乙状结肠 4 个部分。

结肠由黏膜、黏膜下层、肌层和外膜 4 层构成。

四、直肠

直肠(Rectum)是位于盆腔下部的一段消化管,全长 10~14 cm,从第 3 骶椎前方起自结肠下端,沿骶骨和尾骨前方下行,穿过盆膈移行于肛管。

五、肛管

肛管(Anal Canal)的上界为直肠穿过盆膈的平面,下界为肛门,长约 4 cm,男性肛管前方与尿道及前列腺相毗邻,女性则为子宫及阴道,肛管后方是尾骨。肛管被肛门括约肌所包绕,平时处于收缩状态,有控制排便的功能。

肛柱内有直肠上动脉终末支和由直肠上静脉丛形成的同名静脉,内痔即因此静脉丛屈曲、扩张而形成。

六、大肠的消化功能

人体大肠内没有重要的消化活动,大肠的主要生理功能为:吸收水和电解质,参与机体对水和电解质平衡的调节;完成对食物残渣的加工,形成并储存粪便;吸收由结肠内微生物产生的维生素 B

和维生素 K。此外,大肠壁尚有内分泌细胞,能产生数种激素并具有较强的免疫功能,如大肠的免疫组织接受肠道抗原刺激后可产生局部的免疫应答,其产生的抗体主要有分泌型 IgA(SIgA)、IgM 和 IgG 等。

(吴友山　李海英)

第六节　肝脏的结构和功能

肝脏(Liver)是人体中最大的腺体,也是最大的实质性脏器,主要位于右季肋部和上腹部。

一、肝脏的解剖

肝脏是人体的重要代谢器官,血供丰富,呈红褐色,质软而脆,受外力打击易破裂,可引起致命性大出血。成人肝脏重 1200～1600g,相当于体重的 1/50。婴儿的肝脏相对较大,约占体重的 1/20,其体积可占腹腔容积的一半以上,是婴儿腹部隆起的主要原因。

1. 肝脏的位置

肝脏位于上腹部,大部分在右季肋区,充满膈圆顶的全部空间,小部分超越前正中线而达左季肋区。肝脏的上缘在右锁骨中线上交于第五肋间,下缘除在剑突下方的部分突出肋弓之下、紧靠腹前壁之外,右下缘与右肋弓一致,正常时不能触及,而小儿可在肋缘下触及,但一般不超过 2cm。由于肝借韧带连于膈,故当呼吸时,肝可随膈肌的运动而上下移动。

2. 肝脏的形态

肝脏呈不规则楔形,分上、下两面和前、后两缘。上面光滑而隆起,与膈肌相贴,又称"膈面",借镰状韧带分为左右两叶。下面凹陷而不平,与胃、十二指肠、胆囊、右肾、右肾上腺相毗邻,又称

"脏面"。前缘较锐利,后缘较钝圆。脏面借 H 形的结构分成左、右、方、尾 4 叶。右纵沟阔而浅,前部是胆囊窝,容纳胆囊,后部为腔静脉窝,有下腔静脉通过。左纵沟的前部为肝圆韧带裂,后部为腔静脉韧带裂。横行沟为肝门,是门静脉、肝动脉、肝管以及神经、淋巴管的出入处。

3. 肝脏的微细结构

肝脏表面被覆有一层致密的结缔组织构成的被膜。被膜表面大部分有浆膜覆盖。被膜深入肝内形成网状支架,将肝实质分隔为许多具有相似形态和相同功能的基本单位,称为"肝小叶"。成人肝脏由 50 万～100 万个肝小叶组成。肝小叶是肝脏的基本结构单位,一般为 5～6 面的棱柱形,大小约 $1mm \times 2mm$,其中央有一条中央静脉通过,单层排列的肝细胞即肝板(在横断面上称"肝细胞索"),肝细胞以中央静脉为中心呈放射状排列,形成肝细胞索。肝细胞索相互连成网,网眼间有窦状隙和血窦。肝细胞间的管状隙形成毛细管网。因此,肝小叶是由肝细胞、毛细血管网、血窦和相当于毛细淋巴管的窦间隙所组成。

二、肝脏的生理功能

机体靠不断地进行新陈代谢而生存。只要任何一个器官发生故障,代谢出现紊乱,便会破坏机体的生理平衡。因此,除每种内脏器官自身的机能健全外,整个身体的机能也需彼此协调,才能保持生机旺盛、体魄强健。肝脏是人体新陈代谢最重要又非常活跃的器官,因其主要任务是协调各器官的功能,故又称肝脏为"器官功能调节中心"。此外,肝脏作为人体巨大的"化学工厂",在物质代谢、胆汁生成、解毒、凝血、免疫、热量产生及水、电解质调节中起着极其重要的作用。

1. 代谢功能

(1)蛋白质代谢。蛋白质摄入后先在消化道内被分解为氨基酸,通过肠壁毛细血管吸收,再经门静脉进入肝脏,其中约20%进入体循环到达各组织,其余80%则在肝脏内进行分解及合成代谢。

①合成作用:肝脏利用几十种氨基酸重新合成人体所需的各种蛋白质。血浆中的白蛋白、部分球蛋白以及血液凝固过程中所必需的纤维蛋白原与凝血酶原等多种凝血因子均在肝脏中制造。

②脱氨基作用:蛋白质在体内代谢过程中产生氨,在肝脏经鸟氨酸循环将大部分的氨合成尿素,经肾脏排出,一小部分再重新合成氨基酸。

③转氨基作用:肝脏的转氨基作用主要靠肝内的转氨酶来完成。转氨酶能将某些α-氨基与α-酮酸所含的α-氨基和α-酮基互相转换,生成另一种氨基酸与另一种α-酮酸。例如,丙氨酸和α-酮戊二酸经转氨作用产生丙酮酸和谷氨酸。当肝细胞受损时,肝细胞内的转氨酶被释放入血液中,造成转氨酶升高,可据此判定肝细胞的损害程度。除了上述作用外,肝脏还能将氨基酸合成脂肪和葡萄糖,并维持体内蛋白质的动态平衡。

(2)糖代谢。肝脏是维持血糖恒定的主要器官。进食后,食物中的淀粉和糖类消化后变成葡萄糖,经肠道吸收,血糖浓度升高时,肝脏能迅速将葡萄糖合成糖原贮存起来,使血糖浓度降至正常。反之,当空腹运动血糖浓度下降时,肝脏具有调节作用,能将已贮存的肝糖原迅速分解为葡萄糖并释放入血液,以供机体利用。此外,肝脏能将已吸收的葡萄糖、果糖和半乳糖转化为肝糖原。如糖的供应不足、肝糖原贮备减少时,肝脏可以通过糖原异生作用,使一些非糖物质,如蛋白质、脂肪、乳酸、丙酮酸等转化为糖原。

(3)脂肪代谢。肝脏是脂类代谢的中心,能合成和储备各种脂类,不仅供应肝,而且供应全身的需要。肝脏在脂类的消化、吸收、分解、合成及运输等代谢过程中均起重要作用,如中性脂肪酸的合成和释放、脂肪酸分解、酮体生成与氧化、胆固醇与磷脂的合成、脂蛋白的合成和运输等均在肝脏内进行。

(4)维生素代谢。肝组织内贮存着维生素 A、维生素 D、维生素 E、维生素 K、维生素 B、维生素 B_6、维生素 PP(烟酰胺)、叶酸和维生素 B_{12} 等多种维生素,并对其在体内含量的调节起重要作用。肝脏分泌的胆汁是脂溶性维生素吸收的必要条件。许多维生素可在肝内参与某些辅酶的合成。例如,维生素 D 必先在体内活化才能起作用,而其活化过程,就是先后在肝内和肾内进行的。胡萝卜素能在肝内(部分在肠中)转化为维生素 A。维生素 K 亦在肝内参与形成凝血酶原和第Ⅶ因子。还有一些维生素,如维生素 PP 等,要先在肝内代谢才能排出体外。当肝脏严重受损时,会出现维生素代谢异常,如维生素 A 缺乏时,患者可出现夜盲或皮肤干燥综合征。

(5)激素代谢。激素的灭活主要在肝脏进行。肝脏对许多激素的作用和强度起着调控作用。血浆中的多种蛋白质及多肽类激素、氨基酸衍生类激素、类固醇激素(醛固酮、可的松及各种性激素)和抗利尿素等,在肝脏与葡萄糖醛酸或硫酸基结合而失活,再随胆汁或尿液排出体外。当肝脏严重受损时,人体内可出现激素代谢失调以及钠水潴留等变化,其中,出现性激素失调时,往往有性欲减退、腋毛和阴毛稀少或脱落、阳痿、睾丸萎缩、月经失调等以及出现蜘蛛痣、肝掌等。

(6)酶类代谢。酶是活细胞的成分,由活细胞所产生,在细胞内和细胞外起同样的催化作用。新陈代谢过程中的化学变化绝大部分需借酶的催化而迅速进行。肝脏的代谢活动都必须在酶的参与下完成。因此,肝内酶类十分丰富。由于肝脏在体内所处的解剖部位和特殊的血液供应,肝细胞很容易受外环境影响而发生病变,当肝代谢功能受干扰时,血清中的酶活性也发生相应变化。

2. 解毒功能

人体从体外摄入及体内代谢过程中产生的有毒物质均要在肝

脏解毒,其解毒方法有 2 种,即氧化与结合。

(1)氧化解毒。脂肪族有机酸类、醇类和胺类等可通过氧化作用,最后生成二氧化碳和水排出体外。肠内产生的胺类,经肝内单胺氧化酶的催化,先被氧化成醛及氨,醛再被氧化成酸,最后生成二氧化碳和水,氨则大部分在肝中经鸟氨酸循环合成尿素排出。因乙醇主要在肝内氧化,故大量饮酒会加重肝脏负担。

(2)结合解毒。肝细胞内含有各种酶类,参与结合解毒的物质很多,主要解毒的方式有葡萄糖醛酸的结合作用、乙酰化作用和甘氨酸的结合作用。此外,酚类可与硫酸结合,许多有毒的金属离子与谷胱甘肽结合,含氮的杂环化合物与甲基结合等,均为肝脏结合解毒的不同方式。结合解毒的特点是选择性地结合有毒物质,与不同的毒物结合的体内正常物质也不同。通常情况下,由于肝脏解毒功能的存在,所以人体不至于因毒物的产生或进入而中毒,但肝脏解毒作用也有一定的限度,如毒物过多或肝脏解毒功能出现问题,人体仍然会发生中毒现象。

3. 胆汁的生成与排泄

胆汁对于脂肪的消化和吸收具有极大作用。胆汁是由肝细胞制造和分泌的,经总胆管输送到胆囊,并在胆囊被浓缩。当体内消化吸收食物时,胆汁通过胆道排出至十二指肠。正常肝脏每天分泌胆汁 300~700 mL。胆汁呈黄褐色或金黄色,具苦性和黏性。胆汁既是一种消化液,又是一种排泄液,其主要成分是胆汁酸盐、胆红素和胆固醇。此外,胆汁尚含有各种蛋白质、磷脂、脂肪、尿素、无机盐等,除胆汁酸盐外,其他成分多属排泄物。进入机体的药物、毒物、染料及重金属盐等也可随胆汁一起进入肠道,由粪便排出体外。进入肠道的胆汁酸中 95% 在回肠末端被重吸收,经门静脉入肝再经肝排出,此即胆汁酸的"肠肝循环"。当胆道梗阻时,胆汁酸不能排入肠道而在体内蓄积,可引起皮肤瘙痒,同时,血液中的胆固醇、胆红素、碱性磷酸酶等的含量均会增加。85% 的胆红素来自衰老的红细胞分解后的血红蛋白。胆红素的生成、摄取、转运、排泄等一系列重要的生理代谢过程均在肝内进行。摄取：游离胆红素与血浆白蛋白结合并随血液进入肝窦后,在肝细胞表面与白蛋白分离。借肝细胞的胞饮作用,胆红素被摄入肝细胞内并与胆红素受体 Y 蛋白及 Z 蛋白结合。结合：被肝细胞摄取的胆红素在肝细胞的微粒体中与葡萄糖醛酸结合,成为胆红素葡萄糖醛酸脂。通过这一结合作用,能将脂溶性、非结合的胆红素转变为水溶性、结合的直接胆红素。排泄：肝细胞内结合胆红素通过溶酶体、高尔基体、微粒体等转移至近端毛细血管,经由微突与胆汁共同排泄至毛细胆管腔内,然后又通过胆道、肠道、肝肠循环、肾脏等经肝内外一系列复杂过程完成排泄。

4. 血液凝固机能

几乎所有的凝血因子都由肝脏制造,如纤维蛋白原、凝血酶原及其他一些凝血因子,均在肝脏合成。肝脏在人体凝血和抗凝血两个系统的动态平衡中起重要的调节作用。若肝脏受损,致使纤维蛋白原、凝血酶原和凝血因子合成减少,则容易造成出血。因此,肝功能破坏的严重程度常与凝血障碍程度相平行,肝功能衰竭者常死于出血。

5. 调节血容量

肝窦中储存着大量的血液,肝脏是一个很大的储血库,一旦人体急需血液,肝脏能提供 1000～2000 mL 血液,以维持循环血量。

6. 肝脏的其他功能

现已证实,肝脏能产生促红细胞生成素原,在肾脏所产生的促红细胞生成素酶原的作用下,生成促红细胞生成素,促进红细胞生成。肝脏参与热量的产生、水和电解质的调节,如肝脏损害时,可导致人体对钠、钾、铁、铜、钙、镁、锌等电解质的调节失衡,尤其多见的为水钠在体内潴留,引起浮肿,甚至出现腹水。

三、肝脏的再生能力

与心脏或脑等其他器官的细胞不同,肝细胞有极强的再生能力。脑或心脏等器官的细胞一旦受损,就不能恢复,但是肝脏组织如果有一部分被切除,不久以后它还可以恢复到原来的大小。当小鼠的肝脏被切除了 75% 以后,可以在 3 周后恢复到原来的大小。肝细胞虽然具有这样惊人的再生能力,但是仍会受到营养不良、细菌或病毒的感染、毒物的影响而引起肝细胞损伤、坏死,因而产生肝脏疾病。如果病情未能得到控制,肝细胞被破坏后,肝脏会产生广泛的结缔组织增生,导致肝功能衰退,即出现肝硬化。

(秦继宝　冯小娟　安仲武)

第七节　胰腺的结构和功能

胰腺(Pancreas)是人体的第二大消化腺,因胰腺的位置较深,前方有胃、横结肠和大网膜等遮盖,故胰腺病变时,体征常不明显。胰腺由外分泌部和内分泌部组成,外分泌部由腺泡和导管构成。腺泡由锥体形的腺细胞围成。腺细胞分泌胰液,胰液内含多种消化酶,经各级导管流入胰管。内分泌部指散在分布于外分泌部之间的细胞团,称"胰岛"。胰岛可分泌胰岛素并直接释放入血液和淋巴,主要参与糖代谢的调节。

一、胰腺的结构

胰腺可分为头、体和尾 3 部分,各部分之间无明显的界限,头、颈部在腹中线右侧,体、尾部在腹中线左侧,胰腺的总输出管称"胰管",从胰尾行向胰头,纵贯胰腺实质,与胆总管汇合后共同开口于十二指肠大乳头。

1. 胰头

胰头为胰右端膨大的部分,位于第二腰椎体的右前方,其上方、下方和右侧被十二指肠包绕。在胰头的下方有一向左后方的钩突,将肝门静脉起始部和肠系膜上动、静脉夹在胰头、胰颈和钩突之间。

2. 胰颈

胰颈是位于胰头与胰体之间的狭窄扁薄部分,其前上方邻接胃幽门,后面有肠系膜上静脉通过,并与脾静脉汇合成肝门静脉。

3. 胰体

胰体位于胰颈与胰尾之间,占胰的大部分,似呈三棱柱形。胰体横位于第一腰椎体前方,向前凸起。

4. 胰尾

胰尾较细,行向左上方至左季肋区,在脾门下方与脾的脏面相接触。

二、胰液的成分及分泌调节

1. 胰液的成分

胰液是无色无臭的碱性液体。胰液中含有无机物和有机物。在无机成分中,碳酸氢盐的含量很高,由胰腺内的小导管细胞分泌。除 HCO_3^- 外,占第 2 位的主要阴离子是 Cl^-。Cl^- 的浓度随 HCO_3^- 的浓度变化而变化,当 HCO_3^- 浓度升高时,Cl^- 的浓度就下降。胰液中的阳离子有 Na^+、K^+、Ca^{2+} 等,它们在胰液中的浓度与血浆中的浓度非常接近,不依赖于胰液分泌的速度。

胰液中的有机物主要是蛋白质,含量为 0.7%~10.0%。多数蛋白质为酶蛋白和酶原,其余为血浆蛋白、胰蛋白酶抑制物和黏蛋白。蛋白质含量随分泌速度的不同而不同。胰液中的蛋白质主要由多种消化酶组成,它们是由腺泡细胞分泌的。胰液中的消化酶主要有胰淀粉酶、胰脂肪酶、胰蛋白酶和糜蛋白酶等。正常胰液中还含有羧基肽酶、核糖核酸酶、脱氧核糖核酸酶等水解酶。羧基肽酶可作用于多肽末端的肽键,释放出具有自由羧基的氨基酸。核糖核酸酶和脱氧核糖核酸酶则可使相应的核酸部分水解为单核苷酸。

2. 胰液的分泌调节

在非消化期,胰液是几乎不分泌或很少分泌的,进食开始后,胰液才开始分泌。因此,食物是兴奋胰腺的自然因素,进食时胰液受神经和体液双重调节,但以体液调节为主。

(1)神经调节。胰腺受副交感神经和交感神经支配。副交感神经纤维直接从迷走神经升达胰腺,也间接地经腹腔神经节、内脏神经节后胆碱能神经(可能还经十二指肠壁内的神经丛升达胰腺),在消化期间的头相、胃相和肠相调节胰酶和 HCO_3^- 的分泌。胰腺的肾上腺素能神经的多数神经纤维分布于血管,由内脏神经升达胰腺,少数可至腺泡和胰管。

迷走神经兴奋可引起胰液的分泌,其特点是水分和碳酸氢盐含量很少,而酶的含量却很丰富。

内脏神经对胰液分泌的影响不明显,内脏神经中的胆碱能神经纤维可增加胰液分泌,但其肾上腺素能神经纤维则因使胰腺血管收缩,而对胰液的分泌产生抑制作用。

(2)体液调节。调节胰液分泌的体液因素主要有促胰液素和胆囊收缩素。

①促胰液素。促胰液素是强有力的促进胰液和碳酸氢盐分泌的刺激物。促胰液素主要作用于胰腺小导管的上皮细胞,使其分泌大量的水分和碳酸氢盐,从而使胰液的分泌量大为增加,但胰酶的含量却很低。

②胆囊收缩素。胆囊收缩素是小肠黏膜Ⅰ细胞释放的一种肽类激素。引起胆囊收缩素释放的因素(由强至弱)为:蛋白质分解产物、脂肪钠、盐酸、脂肪。糖类没有引起胆囊收缩素释放的作用。

促进胰液中各种酶的分泌是胆囊收缩素的一个重要作用,因而胆囊收缩素又称"促胰酶素";它的另一重要作用是促进胆囊强烈收缩,排出胆汁。胆囊收缩素对胰腺组织还有营养作用,它促进胰组织蛋白质和核糖核酸的合成。

促胰液素和胆囊收缩素之间具有协调作用,即一个激素可加强另一个激素的作用。此外,迷走神经对促胰液素的作用也有加强作用。例如,阻断迷走神经后,促胰液素对胰液分泌的促进作用大大减弱。激素之间以及激素与神经之间相互加强作用,对进餐时胰液的大量分泌具有重要的意义。

(刘忠伦 安仲武)

第二章 消化系统疾病的常见临床表现

第一节 腹 痛

腹痛(Abdominal Pain)是指由于各种原因引起的腹腔内外脏器的病变,而表现为腹部的疼痛。腹痛可分为急性和慢性两类。腹痛的病因极为复杂,包括炎症、肿瘤、出血、梗阻、穿孔、创伤及功能障碍等。腹痛的病因见表 2-1。

表 2-1 腹痛的病因

急性腹痛	慢性腹痛
腹膜急性炎症	腹膜慢性炎症
腹腔器官急性炎症	腹腔器官慢性炎症
腹腔器官梗阻或扩张	腹腔器官慢性梗阻或扩张
腹部器官的穿孔或破裂	腹膜或脏器包膜的牵张
腹部脏器的血管病变	化学性刺激
胸部病变、脊柱病变	肿瘤的压迫或浸润
中毒和新陈代谢紊乱	慢性中毒和代谢障碍
变态反应和结缔组织病	先天性病变
急性溶血	内脏血供异常
神经源性疾病	胃肠道功能紊乱

腹痛的发生机制如下。

1. 内脏性腹痛

内脏性腹痛是由于分布于空腔或实质性脏器的自主神经受到牵张所致。内脏的感觉通过自主神经传导。自主神经又称"内脏神经",由交感神经、副交感神经组成,均有传入和传出纤维。腹腔的内脏感觉由传入神经先传入交感神经节,再通过白交通支,到达后神经根,传入脊髓;传出神经则将神经中枢发放的冲动传递到内脏的平滑肌及腺体。一般认为,交感神经含有痛觉纤维,副交感神经含有牵拉、膨胀等感觉纤维。内脏性腹痛的特点是定位性差,疼痛呈钝性或剧烈绞痛,不伴有皮肤痛觉过敏或腹肌痉挛。内脏性腹痛临床上多见于内脏动力功能异常,如胃肠道、胆道梗阻或痉挛、消化性溃疡、阑尾炎、胆囊炎等。

2. 躯体性腹痛

躯体性腹痛是由分布于壁腹膜的疼痛神经受到化学或细菌刺激所致、通过脊神经传导的疼痛。腹部皮肤、肌层和腹膜壁层由脊神经支配,神经纤维延伸到肠系膜根部和膈肌。当上述部位受到病变刺激后,传入神经将冲动向神经中枢传递,引起相应的脊神经所支配的皮区疼痛。躯体性腹痛的特点是定位准确,与内脏所在的部位相符合,疼痛剧烈而持续,常伴有明显的固定性疼痛、腹肌反射性痉挛甚至强直。躯体性腹痛临床上常见于胃肠道穿孔、化脓性胆囊炎、弥漫性腹膜炎等。

3. 感应性疼痛

当内脏痛觉纤维受到强烈的刺激时,可使内脏神经向心传导的兴奋影响相应节段的脊神经,使之反映在该神经所支配的皮区,因而体表产生疼痛,称"感应性疼痛",又称"放射痛"或"牵涉痛"。不同内脏传入神经与脊髓节段的关系是由大脑确定的,如体表感应性腹痛的特点是痛觉较尖锐、定位明确、相应体表皮肤痛觉过敏和有关脊髓节段的腹肌紧张。内脏病变引起的感应性腹痛可放射至远处体表,如胆石症、胆囊炎除表现为右上腹痛外,还可表现为右肩背部及右上臂疼痛。十二指肠韧带的向心纤维经右膈神经上行进入颈神经所属右颈皮区及臂丛神经所属肩背皮区,右上臂部皮区可产生放射痛;食管病变可出现胸骨后向左锁骨上窝、右腋窝放射痛;胃病变者在心窝、两侧腹部及背部有放射痛;胰腺病变者疼痛可放射到腰背部。

以上 3 种腹痛不是孤立的。内脏早期功能紊乱常先表现为单纯内脏性腹痛,随病情发展继而出现感应性和躯体性腹痛。

(蔡明 何浩明)

第二节 反酸和胸骨后烧灼感

反酸是指胃内容物经食管反流达口咽部,口腔感觉出现酸性物质。胃酸通过食管括约肌反流至食管下部可引起胸骨后烧灼感。有时胆汁或食物中的某些物质反流也会引起胸骨后烧灼感。反酸的病因见表 2-2。

表 2-2 引起反酸的病因

胃食管反流疾病	胃排气障碍
功能性消化不良	食管动力性疾病
贲门失弛缓症	胃轻瘫
弥漫性食管痉挛	肠易激综合征
食管括约肌高压	进行性食管机械性梗阻

1. 发生机制

(1)下食管括约肌功能不全。下食管括约肌通常呈关闭状态,这是防止胃—食管反流的重要屏障。当下食管括约肌功能不全、腹腔压力突然升高时,胃内容物即易反流入食管下端。

(2)胃排空功能降低。胃排空能力降低导致含有消化液特别是胃酸的食物在胃内潴留,引起反酸。

(3) 食管运动减少或障碍。食管具有通过蠕动消除酸性物质的功能,运动减少或障碍导致食管消除酸性物质的能力降低。

2. 症状特点

反酸常伴有嗳气或胸前区疼痛。胸骨后烧灼感常起始于上腹部、剑突下或胸骨后,是一种温热感或酸感,严重时可放射至下胸两侧,甚至颈颌部,偶尔放射到背部。

(夏永祥　刘忠伦)

第三节　吞咽困难

吞咽困难(Dysphagia)即吞咽费力,是指食物从咽至胃贲门运送过程中受阻而使人产生咽部、胸骨后或食管部位的梗阻停滞感,可表现为吞咽时间过长,伴有或不伴有咽部或胸骨后疼痛,严重时甚至不能咽下食物。

吞咽困难可分为机械性与运动性2类,一般由咽、食管或贲门的功能性或器质性梗阻所致。机械性吞咽困难是指吞咽食物通过的食管管腔狭窄或食团体积过大而引起的吞咽困难。正常食管壁具有弹性,管腔直径扩张时可超过 4 cm。当各种原因使食管管腔直径小于 2.5 cm 时,则病人可出现吞咽困难。而当食管管腔小于 1.3 cm 时,则病人必然发生吞咽困难。食管炎症、肿瘤等病变可造成食管管腔狭窄,引起吞咽困难;颈关节病、咽后壁脓肿与包块、甲状腺极度肿大、纵隔肿物等外部的肿块会压迫食管,也可导致吞咽困难。运动性吞咽困难是指各种原因引起的吞咽运动和吞咽反射运动的障碍,以致食管不能正常蠕动,不能将食物从口腔顺利地运送到胃,如吞咽性神经抑制失常引起的食管贲门失弛缓症、食管平滑肌蠕动失常所致的蠕动减弱、原发性或继发性食管痉挛引起的吞咽困难等,此外,还包括口腔病变、口咽麻醉、涎液缺失、舌肌瘫痪、延髓麻痹、重症肌无力、肉毒中毒、士的宁或马钱子碱中毒、有机磷中毒、多发性肌炎、皮肌炎、强直性肌营养不良、狂犬病、破伤风等疾病引起的舌咽困难。由此可见,不仅食管本身的病变可导致吞咽困难,其他部位病变、中毒、肌肉疾病、传染病等也可引起吞咽困难。

(刘书敏　安仲武)

第四节　恶心和呕吐

恶心(Nausea)和呕吐(Vomit)是临床上常见的症状。恶心是一种特殊的主观感觉,表现为胃部不适和胀满感,可伴有迷走神经兴奋的症状,如皮肤苍白、出汗、血压降低等,常为呕吐的前奏,多伴有流涎与反复的吞咽动作。呕吐是一种胃的反射性强力收缩,通过胃、食管、口腔、膈肌和腹肌等部位的协同作用,能迫使胃内容物由胃、食管经口腔急速排出体外。恶心、呕吐可由多种迥然不同的疾病和病理生理机制所引起,两者可以伴随或不相互伴随。恶心、呕吐的病因见表 2-3。

表 2-3　恶心、呕吐的病因

中枢性呕吐	反射性呕吐
中枢神经系统疾病:脑膜炎、脑炎、肿瘤、脑血管病 精神性呕吐:神经官能症、癔症、药物及化学毒物、洋地黄、抗生素、抗肿瘤药物、一氧化碳、有机磷农药 全身性疾病:病原微生物感染、内分泌代谢紊乱、代谢性酸中毒、稀释性低钠血症	消化系统疾病:咽刺激 食管疾病:食管炎、食管憩室等 胃及十二指肠疾病:溃疡、炎症等 肠道疾病:肠梗阻、炎症等 心血管系统疾病:心肌梗死、心力衰竭 泌尿生殖系统疾病:输尿管结石、泌尿系统感染、急性盆腔炎、异位妊娠破裂、卵巢肿瘤蒂扭转、急性输卵管炎 迷路病变:迷路炎、梅尼埃病

(李兰亚　蔡明)

第五节 腹 泻

腹泻(Diarrhea)是一种常见的症状,是指排便次数明显超过平日,粪质稀薄,水分增加,每日排便量超过 200 g 或含未消化的食物、脓血、黏液。腹泻常伴有排便急迫感、肛门不适、失禁等症状,腹泻分为急性和慢性 2 类。急性腹泻发病急剧,病程在 2~3 周。慢性腹泻是指病程在 2 个月以上或间歇期为 2~3 周的复发性腹泻。腹泻的病因见表 2-4。

表 2-4 腹泻的病因

急性腹泻	慢性腹泻
肠道疾病:细菌感染、病毒感染、原虫感染、炎症性肠病、急性肠道缺血、放射性肠炎、变态反应性肠炎 全身性疾病:败血症、伤寒或副伤寒、肿瘤、甲状腺功能亢进、尿毒症、过敏性紫癜、肾上腺功能减退 急性中毒:植物性中毒、动物类中毒、药物中毒	肠源性腹泻:慢性肠道细菌感染、肠道寄生虫病、肠道真菌病、炎症性肠病、肠道肿瘤 胃源性腹泻:慢性萎缩性胃炎、胃癌、胃空肠吻合术后 胰源性腹泻:慢性胰腺炎、胰腺广泛切除术后 肝胆疾病所致腹泻:肝硬化 全身性疾病:肾脏疾病、内分泌代谢性疾病、风湿病、药物或食物过敏性腹泻

腹泻按发病机制又可分为以下几类。

(1)渗透性腹泻。正常情况下,食糜经过十二指肠进入空肠后,其分解产物被吸收或稀释,电解质已趋稳定,故空肠、回肠内容物呈等渗状态。如果摄入的食物或药物是浓缩、高渗而又难消化和吸收的,则血浆和肠腔之间的渗透压差增大,血浆中的水分很快透过肠黏膜进入肠腔,直到肠内容物被稀释成等张状态为止。肠腔内存留的大量液体可刺激肠运动而致腹泻。

(2)渗出性腹泻。肠黏膜发生炎症时会渗出大量的黏液、脓血,可致腹泻。渗出性腹泻的病理生理机制较为复杂,因为炎性渗出物可使肠内渗透压增高,如果肠黏膜有大面积损伤,则电解质、溶质和水的吸收可发生障碍;黏膜炎症可促进前列腺素的生成,进而刺激肠液分泌,增加肠动力,引起腹泻。

(3)分泌性腹泻。肠液的分泌主要是黏膜隐窝细胞的功能,吸收则靠肠绒毛腔面上皮细胞的作用,当肠液的分泌量超过上皮细胞的吸收能力时,可致腹泻。刺激肠黏膜分泌的因子有细菌的肠毒素,如霍乱弧菌、大肠杆菌、沙门菌等产生的毒素;神经体液因子,如血管活性肠肽(VIP)、血清素、降钙素等;免疫炎性介质,如前列腺素、白三烯、血小板活化因子、肿瘤坏死因子、白介素等;去污剂,如胆盐和长链脂肪酸等,通过刺激阴离子分泌和增加黏膜上皮通透性而引起分泌性腹泻,各种通便药如蓖麻油、酚酞、双醋酚丁、芦荟、番泻叶等都属于此类。

(4)运动性腹泻。许多药物、疾病和胃肠道手术可改变肠道的正常运动功能,促使肠蠕动加速,以致肠内容物过快地通过肠腔,与肠黏膜接触时间过短,进而影响肠道的消化与吸收功能,导致腹泻。

(5)吸收不良性腹泻。吸收不良性腹泻是由肠黏膜的吸收面积减少或吸收障碍所致,如小肠大部分切除术后、吸收不良综合征等。

(秦继宝　冯小娟)

第六节　便　秘

便秘(Constipation)是指排便次数减少,7日内排便次数少于3次或排便无规律性,粪质干硬,常伴有排便困难感。正常人的排便习惯因人而异,2～3日1次至每日2～3次不等,故不能以每日排便1次作为正常排便标准。便秘是多种原因引起的常见疾病,便秘的原因见表 2-5。

表 2-5　引起便秘的原因

动力异常	肛瘘
特发性假性肠梗阻：憩室性的急性加重 皮肌炎 肌强直性营养不良 血管功能不全 代谢异常：低血钾、糖尿病酮症酸中毒、甲状腺功能减退、尿毒症等 炎症 肛裂	炎症性肠病等 机械性梗阻：疝、肠扭转、肿瘤、直肠突出、黏连、粪便嵌塞等 饮食因素：进食少、食纤维少、对某些食物特异体质性反应

便秘按病程可分为急性便秘和慢性便秘，按有无器质性疾病分为器质性便秘和功能性便秘；按粪便积留的部位可分为结肠性便秘和直肠性便秘。结肠性便秘是指食物残渣在结肠中运行过于迟缓。直肠性便秘是指粪便早已抵达直肠，但滞留过久而未被排出，故又称"原排便困难"。

（吴友山　蒋玲）

第七节　消瘦和食欲不振

一、消瘦

体内脂肪与蛋白质减少，体重下降超过正常标准 10%，即称"消瘦"(Emaciation)。这里所指"消瘦"一般都是短期内呈进行性的，有体重下降前后测得的体重数值对照，且有明显的衣服变宽松、腰带变松、鞋子变大以及皮下脂肪减少、肌肉瘦弱、皮肤松弛、骨骼凸出等表现。

消瘦的常见原因如下。

1. 食物摄入不足

(1) 食物缺乏,如偏食或喂养不当引起的消瘦,可见于小儿营养不良、佝偻病等。

(2) 进食或吞咽困难引起的消瘦,常见于口腔溃疡、下颌关节炎、脊髓炎及食管肿瘤等。

(3) 厌食或食欲减退引起的消瘦,常见于神经性厌食、慢性胃炎、肾上腺皮质功能减退、急慢性感染、尿毒症及恶性肿瘤等。

2. 食物消化、吸收和利用障碍

(1) 慢性胃肠病,常见于胃及十二指肠溃疡、慢性胃炎、胃肠道肿瘤、慢性结肠炎、炎症性肠病、肠结核及克罗恩病等。

(2) 慢性肝、胆、胰疾病,如慢性肝炎、肝硬化、肝癌、慢性胆道感染、慢性胰腺炎、胆囊和胰腺肿瘤等。

(3) 内分泌与代谢性疾病,如糖尿病等。

(4) 其他,如久服导泻剂或对胃肠有刺激的药物。

3. 食物需求增加或消耗过多

食物需求增加或消耗过多见于生长、发育、妊娠、哺乳、过度劳累、甲亢、长期发热、恶性肿瘤、创伤及大手术后等。

二、食欲不振

食欲不振(Anorexia)是指对食物缺乏需求的"欲望",严重的食欲不振称为"厌食"。食欲不振会直接影响到身体所需要的营养摄入,长时间摄入不足,身体所需的营养得不到及时的补充,会出现体重减轻、身体虚弱、精神不振等情况。

引起食欲不振的原因如下。

1. 神经精神因素

食欲不振常见的神经精神因素有神经性厌食、精神病病人的拒食等。

2. 消化系统疾病

常见原因如胃部疾病中的急性和慢性胃炎、胃癌、胃溃疡,肠道疾病中的肠结核、肠伤寒、结肠癌、慢性痢疾,肝脏、胆道及胰腺疾病中的胰腺癌等。

3. 胃肠道外疾病

常见原因如全身性疾病中的各种原因引起的发热、低血钠、低血氯、酸中毒、严重贫血,心脏疾病如心力衰竭,内分泌系统疾病如肾上腺皮质功能不全、甲状腺功能低下、垂体功能低下等。

(刘忠伦　安仲武)

第八节　消化道出血

消化道出血(Alimentary Tract Hemorrhage)是临床常见的严重疾病。消化道是指从食管到肛门的管道,包括胃、十二指肠、回肠、盲肠、结肠及直肠。上消化道出血是指屈氏韧带以上的食管、胃、十二指肠、上段空肠以及胰管和胆管的出血。屈氏韧带以下的肠道出血称为"下消化道出血"。大量消化道出血是指在短时间内消化道的出血量超过1000 mL或达到机体血容量的20%,常伴有血容量不足的表现。消化道出血的病因见表2-6。

表2-6　消化道出血的原因

上消化道出血	下消化道出血
门脉高压性出血:肝硬化、Budd-chiari综合征、门脉高压性胃病 非门脉高压性食管疾病:食管炎、食管消化性溃疡、食管损伤	肠道原发性病变:直肠、肛管疾病、非特异性直肠炎、直肠息肉、直肠癌 结肠疾病:结肠肿瘤、结肠息肉、阿米巴痢疾、血吸虫病、结肠血管疾病

续表

上消化道出血	下消化道出血
胃及十二指肠疾病：胃溃疡、胃炎、胃息肉、胃肿瘤、十二指肠溃疡、十二指肠肿瘤 全身性疾病 血管性疾病：遗传性出血性毛细血管扩张症、弹性假黄瘤、血液病、血友病、血小板减少性紫癜、白血病 结缔组织病	小肠疾病：肠结核、肠伤寒、寄生虫病、小肠肿瘤、小肠血管疾病 全身疾病累及肠道：白血病、血友病、血小板减少性紫癜、急性传染病、风湿性疾病、结缔组织病

消化道出血的临床表现取决于出血的性质、出血部位、失血量与速度，此外，与患者的年龄、心肾功能等全身情况也有一定的关系。

1. 呕血与柏油样便

急性大量出血多数表现为呕血（Hematemesis），慢性少量出血则以粪便潜血阳性为主。出血部位在空肠屈氏韧带以上时，临床表现为呕血，如出血后血液在胃内潴留时间较久，因经胃酸作用变成酸性血红蛋白而呈咖啡色；如出血速度快且出血量多，则呕血的颜色为鲜红色。柏油样便（Tarry Stool）表示出血部位在上消化道，但如十二指肠部位出血速度过快，血液在肠道停留时间短，粪便颜色会变成紫红色。右半结肠出血时，粪便颜色为鲜红色。空回肠及右半结肠病变引起少量渗血时，也可有黑便。

2. 失血性周围循环衰竭

上消化道大量出血可导致急性周围循环衰竭。失血量大、出血不止或治疗不及时，可引起机体的组织血液灌注减少和细胞的缺氧，进而可因缺氧、代谢性酸中毒和代谢产物的蓄积，造成周围血管扩张、毛细血管广泛受损,以致大量体液淤滞于腹腔脾脏与周围组织,使有效血容量锐减,严重地影响心、脑、肾的血液供应,最终导致不可逆转的休克,致人死亡。

在出血致周围循环衰竭发展过程中,临床上病人可出现头昏、心悸、恶心、口渴、黑矇或晕厥;皮肤由于血管收缩和血液灌注不足而呈灰白色、湿冷;按压甲床后呈现苍白,且经久不见恢复;静脉充盈差,体表静脉往往瘪陷;病人感到疲乏无力,进一步可出现精神萎靡、烦躁不安,甚至反应迟钝、意识模糊。老年人器官储备功能低下,且老年人常有脑动脉硬化、高血压、冠心病、慢性支气管炎等老年基础病,虽然出血量不大,也会引起多器官功能衰竭,增加死亡的风险。

3. 氮质血症

氮质血症(Azotemia)可分为肠源性、肾前性和肾性氮质血症3种。肠源性氮质血症是指在上消化道大量出血后,血液蛋白的分解产物在肠道被吸收,以致血中氮质升高。肾前性氮质血症是由于失血性周围循环衰竭造成肾血流暂时性减少,肾小球滤过率和肾排泄功能降低,以致氮质潴留。在纠正低血压、休克后,血中尿素氮可迅速降至正常。肾性氮质血症是因严重且持久的休克而造成肾小管坏死(急性肾功能衰竭),或失血后加重了原有肾病的肾脏损害,临床上病人可出现少尿或无尿。在出血停止的情况下,氮质血症往往可持续 4 日以上,在补足血容量、纠正休克后,尿素氮不能恢复至正常。

4. 发热

大量出血后,多数患者在 24h 内出现低热。发热的原因可能是因血容量的减少、贫血、周围循环衰竭、血分解蛋白的吸收等因素而导致体温调节中枢的功能障碍。分析发热原因时要注意寻找其他致热因素,如有无并发肺炎等。

5. 血象变化

上消化道大量出血后均有失血性贫血（正细胞正色素性贫血），在出血发生后几小时内，血红蛋白含量、红细胞计数及血细胞比容可无变化，因为急性失血导致血浆和红细胞过量丧失。在随后的 24～72 h，组织液渗入血管内皮使血液稀释，导致血细胞比容下降。出血 24 h 内，网织红细胞百分比可升高，出血后 4～7 日可高达 15%，以后逐渐降至正常。慢性、长期消化道出血可出现血红蛋白含量和红细胞计数降低。

（刘忠伦　何浩明）

第九节　腹　水

腹腔内积聚过多的游离液体称为"腹水"（Ascites）。正常状态下，人体腹腔内有少量液体（一般少于 200 mL），腹水量达 500 mL 时，可用肘膝位叩诊法证实；1000 mL 以上的腹水可引起移动性浊音。大量腹水时两侧肋腹膨出如蛙腹，检查中可有液波震颤；少量腹水则需经超声检查可发现。

腹水是多种疾病的表现，根据其性状特点通常分为漏出性、渗出性和血性 3 类。漏出性腹水常见的原因有肝源性、心源性、静脉阻塞性、营养缺乏性和乳糜性等。渗出性腹水常见的原因有自发性细菌性腹膜炎、继发性腹膜炎（包括癌性腹水）、结核性腹膜炎、胰源性腹膜炎、胆汁性腹膜炎、乳糜性腹膜炎、真菌性腹膜炎等。血性腹水常见的原因有急性门静脉血栓形成、肝细胞癌结节破裂、急性亚大块肝坏死、肝外伤性破裂、肝动脉瘤破裂、宫外孕等。

腹水患者的体征除移动性浊音外，还常有原发病的体征。由心脏疾病引起的腹水，病人查体时可见发绀、周围水肿、颈静脉怒张、心脏扩大、心前区震颤、肝脾大、心律失常、心瓣膜杂音等体征。肝脏疾病，病人常面色晦暗或萎黄无光泽，皮肤巩膜黄染，面部、颈部或胸部可有蜘蛛痣或有肝掌,腹壁静脉曲张,肝脾大。肾脏疾病引起的腹水,病人常面色苍白,有周围水肿等体征。若病人面色潮红、发热、腹部疼痛、腹壁有柔韧感可考虑诊断为结核性腹膜炎。病人有消瘦、恶病质、淋巴结肿大或腹部有肿块等表现,多为恶性肿瘤。

实验室检查是发现病因的重要手段。肝功能受损、低蛋白血症可提示有肝硬化。大量蛋白尿、血尿素氮及肌酐升高提示肾功能受损。免疫学检查对肝脏和肾脏疾病的诊断也有重要的临床意义。通过腹腔穿刺液的检查可确定腹水的性质,鉴别腹水的病因。

第十节 黄 疸

黄疸(Jaundice)是因血清中胆红素升高而导致皮肤、黏膜和巩膜发黄的症状和体征。正常胆红素最高为17.1mmol/L,其中,结合胆红素为3.42mmol/L,临床上不易发觉,称为"隐性黄疸"。血清胆红素超过34.2mmol/L时,病人可出现黄疸。

黄疸的临床症状和体征如下。

1. 溶血性黄疸

一般黄疸为轻度,不伴皮肤瘙痒,主要为原发性疾病表现。例如,急性溶血病人可有发热、寒战、头痛、呕吐、腰痛,并有不同程度的贫血和血红蛋白尿,严重者可有急性肾功能衰竭。慢性溶血多为先天性,病人多有贫血、脾大。

2. 肝细胞性黄疸

病人皮肤、黏膜呈浅黄色至深黄色,可伴有轻度皮肤瘙痒,其他为肝脏原发病表现,如疲乏、食欲减退等,严重者可有出血倾向。

3. 胆汁淤积性黄疸

病人皮肤呈暗黄色,完全阻塞者颜色更深,甚至呈黄绿色,并有皮肤瘙痒及心动过速、尿色深、粪便颜色变浅或呈白陶土样等表现。

(蔡明　何浩明)

第十一节　腹部肿块

腹部肿块是指在腹部检查时可触及的异常包块,常见的病因有脏器肿大、空腔脏器膨胀、组织增长、炎症黏连及肿瘤等。

按性质腹部肿块大致可分为以下6种。

(1)生理性肿块。生理性肿块并非是真正的疾病,但有时误认为病理性肿块。除子宫、膀胱、粪块外,发达的腹直肌腱划间的肌肉、消瘦者的脊柱或骶骨岬和自发性痉挛的肠管等,都可能被误诊为病理性肿块,甚至腹壁松软或薄弱者的腹主动脉,也会被误诊为"搏动性肿块"。

(2)炎症性肿块。此类病人多伴有发热、局部疼痛、白细胞计数升高等征象,如阑尾周围炎包块、肠系膜淋巴结核、肾周围脓肿等。

(3)肿瘤性肿块。肿瘤性肿块多为实质性肿块:恶性肿瘤病人占多数,特点为发展快,晚期伴有贫血、消瘦和恶病质;良性肿瘤病人则病史长,其瘤体较大、光滑且有一定的活动度。

(4)囊性肿块。囊性肿块多呈圆形或椭圆形,表面光滑,有波动感,常见的有先天性的多囊肝、多囊肾、脐尿管囊肿、滞留性的胰腺囊肿、肾盂积水,肿瘤性的卵巢囊肿,炎症性的胆囊积液、输卵管积水、包囊性积液,寄生虫病性的包虫囊肿等。

(5)梗阻性肿块。胃肠道的梗阻性肿块可引起腹痛、腹胀、呕吐或便秘、不排气等;梗阻胆道的肿块引起无痛性黄疸,病人一般不发热;梗阻尿路系统的肿块常引起腰部胀痛。严格地说,淤血性脾大和淤胆性肝大也属于梗阻性肿块。

(6)外伤性肿块。常见的外伤性肿块有左上腹部的脾破裂血肿、上腹部的假性胰腺囊肿、下腹部或盆腔的腹膜后血肿等。

腹部肿块的一般症状和体征如下。

1. 症状

(1)根据肿块发生的部位、时间和伴随的症状,如有无腹痛、发热、局部不适等,以及有无外伤史、肿瘤家族史等,可以大致判断肿块的性质。肿块发生前有短暂的腹痛,局部腹膜刺激征和全身感染性症状者,应疑为炎性肿块。病人曾患过肺结核、长期体热、食欲不振,伴有腹痛,则腹内肿块可能为结核性。肿块出现很久且生长很慢,患者无其他不适,多为良性肿瘤;反之,若肿块生长迅速,患者显著消瘦,多为恶性肿瘤。

(2)有无消化道症状。因消化系统在腹部占了很大空间,有此类症状者多为消化道本身肿瘤或肠外肿块压迫引起。例如,反复呕吐提示胃窦部或十二指肠病变;呕吐物为咖啡样残渣多见于胃癌;结肠肿块可引起便血和排便习惯改变;右上腹肿块伴有黄疸多提示肝脏或胆道附近的病变。

(3)其他伴随症状。若为泌尿系统的肿块,患者多有尿血、尿频等症状,如肾癌常伴有腰痛和肉眼血尿;女性生殖系统肿块多伴月经改变或阴道出血,如子宫肌瘤患者可有月经量增多或不孕的症状。

2. 体征

腹部肿块主要依靠触诊检查。触诊如果发现肿块,应注意肿块的位置、大小、形态、质地、有无压痛及移动度,借此来鉴别肿块的来源和性质。

(1)腹部肿块的位置。确定肿块的位置可了解肿块的来源。某个部位的肿块多来源于该部位的脏器。如右上腹的肿块多来源于肝脏、胆囊或肝曲结肠。带蒂包块或肠系膜、大网膜的包块位置多变。肠管分布区的较大肿块,如果伴有梗阻,肿块可能为该段肠管内肿物;如果不伴有梗阻,肿块多来源于肠系膜、大网膜或腹膜后脏器。多而散发者常见于肠系膜淋巴结核、腹膜结核或腹腔转移癌。

(2) 肿块的大小。压脐周围触到的较小肿块,可能为肿大的肠系膜淋巴结。巨大的肿块多发生于肝、脾、胰腺、肾脏、卵巢及子宫等脏器,以囊肿多见。如肿块大小变化不定,甚至可消失,则可能由充气的肠曲引起。

(3) 肿块的形态。肿块多为表面光滑的圆形肿块,以囊肿为多。形态不规则、表面不光滑、坚硬者多为恶性肿瘤、炎性肿瘤或结核肿块。管状肿块、短时间内形态多变者,可能为蛔虫团或肠套叠。右上腹触到的光滑的卵圆形肿块,可能为胆囊或肾脏,若是肿大的脾脏,可以触到脾切迹。

(4) 肿块的硬度和质地。肿块如果质地硬,多见于肿瘤、炎性或结核性肿块,如胃癌、肝癌及结核性腹膜炎形成的肿块。肿块若为囊性、质地柔软,多为囊肿。

(5) 压痛。炎性肿块有明显压痛,如位于右下腹的肿块,疼痛明显者多为阑尾脓肿。肝大、有明显压痛者可能为肝脓肿。

(6) 移动度。如果肿块随呼吸上下移动,可能为肝、脾、肾、胃或这些脏器的肿块。此外,胆囊、横结物的肿块也可随呼吸上下移动。如果肿块能用手推动,可能来自胃、肠或肠系膜。移动范围广、距离大的肿块,多为带蒂的肿瘤、游走脾、游走肾等。腹膜的肿瘤及局部炎性肿块一般不移动。

(秦继宝 蒋玲)

第三章 消化系统疾病的有关检查和应用

第一节 内镜检查

内镜检查是20世纪消化病学革命性的进展,现已成为消化系统疾病诊断的一项极为重要的检查手段。应用内镜可直接观察消化道腔内的各类病变,并可取活组织作病理学检查,还可将之摄影、录像并留存以备分析。根据不同部位检查的需要,将内镜分为胃镜、十二指肠镜、小肠镜、结肠镜、腹腔镜、胆道镜、胰管镜等。其中,以胃镜和结肠镜最为常用,可检出大部分的常见胃肠道疾病。胃镜或结肠镜检查时镜下喷洒染色剂,即染色内镜,可判别轻微的病变,提高早期癌症的诊断率,如结合放大内镜,可进一步提高早期癌症的诊断水平。应用十二指肠镜插至十二指肠降段可进行逆行胰胆管造影(Endoscopic Retrograde Cholangio-pancreatography,ERCP),这是胆道、胰管疾病的重要诊断手段,并可同时进行内镜下治疗。经内镜导入超声探头,即超声内镜检查,可了解黏膜下病变的深度、性质、大小及周围情况,并可在超声引导下进行穿刺取样活检。胶囊内镜检查,即受检者通过吞服胶囊大小的内镜,由该内镜在胃肠道进行拍摄并将图像通过无线电发送到体外接收器进行图像分析。该检查对以往不易发现的小肠病变的诊断有特殊价值,如小肠出血、早期克罗恩病(Crohn病)等。双气囊小肠镜的发明大大改进了小肠镜插入的深度,逐渐成为小肠疾病诊断的重要手段。

（吴友山　蔡明）

第二节　影像学检查

一、超声检查

B型实时超声（简称"B超"）普遍用于腹腔内实体脏器检查，因为具有无创性且检查费用较低等特点，在我国被用作首选的初筛检查。B超可显示肝、脾、胆囊、胰腺等，从而发现这些脏器的肿瘤、囊肿、脓肿、结石等病变，并可了解有无腹水及腹水量，对腹腔内实质性肿块的定位、大小、性质等的判断也有一定价值。B超对靠近腹壁的结构观察较理想，如胆囊结石诊断的敏感度可达90%，观察胆总管有无扩张可初步作出肝内、外梗阻的判断。但B超信号易受腹壁脂肪及胃肠气体的影响，因此，对肥胖者、胃肠胀气明显者检查准确性较低，尤其对腹膜后结构如胰腺的准确性最低。此外，B超还能监视或引导各种经皮穿刺，辅助诊断和治疗。彩色多普勒超声可观察肝静脉、门静脉、下腔静脉，有助于门静脉高压的诊断与鉴别诊断。

二、X线片检查

普通X线片检查依然是诊断胃肠道疾病的常用手段。腹部平片可判断腹腔内有无游离气体、钙化的结石或组织以及肠曲内气体和液体的情况。通过胃肠钡剂造影、小肠钡剂灌肠造影等X线片检查，可观察全胃肠道；气—钡双重对比造影技术能更清楚地显示黏膜表面的细小结构，从而提高微小病变的发现率。通过这些检查可发现胃肠道的溃疡、肿瘤、炎症、静脉曲张、结构畸形以及运动异常等，对于膈疝和胃黏膜脱垂的诊断优于内镜检查。口服及静脉注射 X 线胆道造影剂可显示胆道结石和肿瘤、胆囊浓缩和排空功能障碍以及其他胆道病变,但黄疸明显者显影不佳。经皮肝穿刺胆管造影术在肝外梗阻性黄疸时可帮助鉴别胆管的梗阻部位和病因,尤其适用于黄疸较深者。数字减影血管造影技术的应用提高了消化系统疾病的诊断水平,如门静脉、下腔静脉造影有助于门静脉高压的诊断及鉴别诊断;选择性腹腔动脉造影有助于肝和胰腺肿瘤的诊断、鉴别诊断以及判断肿瘤的范围,并可同时进行介入治疗;此外,该技术对不明原因消化道出血的诊断也有一定的临床价值。

三、电子计算机 X 线体层显像(CT)和磁共振显像(MRI)

该类检查因为其敏感度和分辨力高,可反映轻微的密度改变,对病灶的定位和定性效果较佳,所以在消化系统疾病的诊断上越来越重要。CT 对腹腔内病变,尤其是肝、胰等实质脏器及胆系的病变如肿瘤、囊肿、脓肿、结石等有重要的诊断价值,对弥漫性病变如脂肪肝、肝硬化、胰腺炎等也有较高的诊断价值。对于空腔脏器的恶性肿瘤性病变,CT 能发现其壁内病变与腔外病变,并明确有无转移病灶,对肿瘤分期也有一定价值。因为 MRI 所显示的图像能反映组织结构而不仅仅是密度的差异,所以对占位性病变的定性诊断较好。应用螺旋 CT 图像后处理可获得类似内镜在管腔脏器观察到的三维动态图像,称"仿真内镜";MRI 图像后处理可进行磁共振胰胆管造影术(Magnetic Resonance Cholangio-pancreatography, MRCP),用于胆、胰管病变的诊断;磁共振血管造影术(Magnetic Resonance Angiography, MRA)可显示门静脉及腹腔内动脉。上述 CT 或 MRI 图像后处理技术为非创伤性检查,具有良好的应用前景,其中 MRCP 已成为一项成熟的技术,临床上可代替侵入性的逆行胰胆管造影(ERCP)用于胰胆管病变的诊断。

四、放射性核素检查

^{99m}Tc-PMT 肝肿瘤阳性显像可协助原发性肝癌的诊断。静脉注射 ^{99m}Tc 标记红细胞对不明原因消化道出血的诊断有特殊价值。放射性核素检查还可用于研究胃肠运动,如胃排空、肠转运时间等。

五、正电子发射体层显像(PET)

PET 反映人体的生理功能而非解剖结构,根据示踪剂的摄取水平能将生理过程形象化和数量化,用于消化系统肿瘤的诊断、分级和鉴别诊断,可与 CT 和 MRI 互补,提高诊断的准确性。

第三节 活组织检查和脱落细胞学检查

一、活组织检查

取活组织进行组织病理学检查具有确诊价值,对诊断有疑问者尤应尽可能进行活检。消化系统的活组织检查主要是内镜窥下直接取材,如胃镜或结肠镜下钳取食管、胃、结直肠黏膜病变组织,或腹腔镜下对病灶取材。超声或 CT 引导下细针穿刺取材也是常用的方法,如对肝、胰或腹腔肿块的穿刺。也可较盲目地穿刺取材,如采用 1 秒钟穿刺吸取法行肝穿刺活检、经口导入活检钳取小肠黏膜等。手术标本的组织学检查也属于此范畴。

二、脱落细胞学检查

在内镜直视下冲洗或擦刷胃肠道、胆道和胰管,检查所收集的脱落细胞,有利于发现该处的肿瘤。收集腹水查找癌细胞也属于此范畴。

三、其他检查

1. 脏器功能试验

脏器功能试验有胃液分泌功能检查、小肠吸收功能检查、胰腺外分泌功能检查、肝脏储备功能检查等,可分别用于有关疾病的辅助诊断。

2. 胃肠动力学检查

胃肠动力学检查对胃肠道动力障碍性疾病的诊断有相当的价值。目前,临床上常做的胃肠动力学检查有食管、胃、胆道、直肠等处的压力测定,食管 24h pH 监测,胃排空时间及胃肠经过时间测定等。

3. 剖腹探查

对于疑似重症器质性疾病而各项检查又不能肯定诊断者,可考虑剖腹探查。

(吴友山　李兰亚)

第四章 临床检验诊断技术进展

第一节 免疫学诊断技术

利用抗原抗体反应这一免疫学基本原理检测患者体内相应的抗原或抗体,以确定患者的病原诊断,是免疫学最早用于临床的典范,也是免疫学建立和发展的基础。近年来,随着免疫学技术的迅速发展,各种特异而敏感的检测方法相继问世,使过去难以诊断的疾病也能得到较早诊断。下面介绍几种主要的免疫学诊断技术。

一、间接血凝技术

间接血凝试验(Indirect Hemagglutination Assay,IHA)是从凝集反应发展起来的一种免疫学检测方法。直接凝集反应是抗原和相应抗体直接起反应,如肥达反应。间接凝集反应是将可溶性抗原吸附到无关的载体颗粒上,使之成为致敏载体,再与相应抗体结合而出现凝集现象。间接凝集反应的载体可以是人或羊的红细胞,也可以是聚苯乙烯乳胶、皂土、细菌、酵母菌及药用炭等。以红细胞作为吸附抗原载体的凝集反应称为"间接血凝试验"。该法为定性试验,根据凝集现象出现与否判定阳性或阴性结果,也可将标本进行系列倍比稀释后做半定量检测。

间接血凝试验的原理如下:绵羊或人O型红细胞经醛化后在蛋白结合剂作用下,吸附预先制备的特异性抗原,使它成为致敏红细胞,在与相应抗体结合后,红细胞被动凝集,呈现肉眼可见的凝集现象,故又称"被动血凝试验"(Passive Hemagglutination Assay,PHA)。用新鲜红细胞做间接血凝试验,敏感性好,但不易保存,需临用时致敏,极不方便,且批次差异较大。醛化红细胞保存时间长,且不失其原来吸附抗原的特性,敏感性与新鲜红细胞无异,在真空冻干后可长期保存,因而提高了其临床实用价值。

红细胞的醛化可用甲醛、戊二醛、丙酮醛或双醛(丙酮醛+甲醛或丙酮醛+戊二醛)。醛化后的红细胞并不影响细胞表面化学基团对抗原或抗体的吸附,但与新鲜红细胞一样,不能直接吸附蛋白质抗原或抗体,蛋白质抗原或抗体经蛋白质结合剂处理后可结合或吸附于红细胞表面。目前已有多种方法,如鞣酸法、联苯胺法、金属阳离子法、铬鞣法等,可使蛋白质抗原或抗体吸附于红细胞表面,也可采用直接法使双醛化红细胞致敏。

反向被动血凝法(Reversed Passive Hemagglutination Assay,RPHA)的载体红细胞吸附的是抗体,用以检测标本中的相应抗原。因与传统的以红细胞吸附抗原检测抗体的方法相反而得名,其基本原理与间接血凝相同。

间接血凝抑制试验(Indirect Hemagglutination Inhibition Assay,IHIA)和反向间接血凝试验都是由间接血凝试验衍生而来的,是在待检标本中先加入已知的抗原或抗体,再加入致敏红细胞。由于标本中抗原或抗体已先行结合,所以抑制了血凝现象的产生。其特点是阳性结果时不出现细胞凝集现象,阴性结果时细胞凝集。目前,该试验已在临床上得到广泛的应用,如乙肝病毒表面抗原、抗体、各种类型的细菌性痢疾、流行性脑膜炎、丝虫病、囊虫病、梅毒抗体等的检测。间接血凝抑制试验的最大特点是快速、灵敏、简便,它是目前国内仍在应用的方法,特别适合于基层实验室开展有关项目的检测。

二、免疫扩散和免疫电泳技术

免疫扩散和免疫电泳技术(Immunodiffusion and Immunoelectrophoresis Methods)是沉淀反应的应用和发展。

1. 琼脂免疫扩散试验

这是沉淀反应中最早和最基本的试验,分为单扩散和双扩散两个基本类型,可在试管、平皿和玻片上进行。该试验可对某单一的或多个的抗原-抗体系统进行定性和定量分析。用于扩散的载体常用的是琼脂、琼脂糖、明胶和聚苯烯酰胺等。单扩散法是将一定量的抗血清均匀混于已溶化的琼脂内,倾注于玻片或平板上,打一系列孔洞,孔中加待检抗原标本。在一定的温度和时间内,抗原呈单辐射状单项扩散,在抗原、抗体比例适当的区域两者结合形成沉淀圈,可以根据沉淀圈的大小,半定量测定被检抗原的含量。双扩散法是在琼脂平板的对应孔中分别放置抗原和抗体,使抗原、抗体相对扩散,在比例合适的区域内形成沉淀线,根据沉淀线的有无、位置、形态,判断被检抗原或抗体的性质、比例关系及相对含量。此法可以按需设计打孔的形式,同时鉴定1种以上抗原或抗体的性质。

2. 对流免疫电泳技术

该技术是由免疫扩散技术发展而来的,需时短(45~60min即可完成),亦称"加快的免疫扩散",它利用了蛋白质可带电荷且在电场中可随电流泳动这一基本原理。在碱性溶液中,抗原蛋白质随电流向正极泳动,但抗体蛋白质多为γ-球蛋白,其相对分子量大,等电点高,极性基因暴露极少,在上述溶液中泳动很慢甚至不泳动,又由于溶液的电渗作用,使之向电泳相反方向移动,流向负极。抗原与抗体"对流"形成肉眼可见的特异的沉淀线。该实验受抗体本身所带电荷、电场强度、溶液pH、相对分子质量、黏度、电渗等因素所影响。近年来该实验中又引入酶标记技术,建立了酶标记对流免疫电泳（ELACIE）和双向酶标记对流免疫电泳（TD-ELACIE）技术，可分别或同时检测标本中相应的抗原和抗体。由于已知的抗原或抗体已事先与辣根过氧化物酶结合，再与待检的特异性抗原或抗体相遇，形成免疫复合物，在相应底物（如联苯胺）处理下，由于酶的催化作用，使无色底物产生氧化反应，呈现棕红色线条，可目测结果。

3. 火箭免疫电泳

火箭免疫电泳是单扩散与电泳技术相结合的技术，其方法简单、出结果迅速、能定量、重复性好。其原理是在电场作用下，抗原通过含有抗体的琼脂凝胶时，与相应的抗体形成抗原抗体复合物，在两者比例恰当的部位沉淀下来。此法中抗体在琼脂凝胶中基本不移动，抗原则随电泳向前移动，两者形成锥形沉淀峰，因形状如火箭而得名。因在抗体浓度不变的情况下，沉淀峰的高低与抗原含量成正比，故可作为抗原定量的检测。但在检测前，应预先试验抗原与抗体的最佳比例，并注意载体的质量、电泳时间、电压、电流等影响因素。目前，该项目主要用于检测免疫球蛋白，如 IgG、IgA、IgM 的含量及分型，各种急性期反应蛋白的含量及甲胎蛋白（AFP）定量等。

三、免疫标记技术

免疫标记技术是标记技术与抗原抗体反应相结合的一类检测技术，即在抗原或抗体上用某种物质标记，可检出极微量的标记物，因而大大提高了免疫分析的灵敏度。常用的免疫标记技术有荧光素标记的免疫分析技术、放射性标记的免疫分析技术以及酶标记的分析技术等，其共同的特点是快速、灵敏、特异，即可定性、定量及定位。标记免疫分析技术需具备 4 个基本要素：高特异性和高亲和力的抗体、高比活性的标志物、高纯度的标准品及高质量的检测仪器，前两个要素尤为重要。

1. 荧光免疫分析技术

荧光免疫分析技术的原理是将荧光色素,如常用的异硫氰酸盐荧光黄(绿色荧光)或四甲基异硫氰酸罗达明(橙色荧光)与特异性的血清抗体(免疫球蛋白)经化学方法结合起来,但不影响该血清抗体的免疫特性,然后将此荧光的标记抗体作为一个试剂在特定的条件下浸染标本,使其与标本中相应的抗原发生结合反应。这个反应的结果是含有荧光标记的抗体与抗原结合物可用荧光显微镜来观察,常用的方法有直接荧光抗体法和间接荧光抗体法两种。

直接荧光抗体法是利用荧光色素标记的特异性抗体直接与相应抗原结合起来检测未知抗原,其优点是方法简便、快速、特异性好,但只能检测抗原,不能检测抗体,且须具备多种特异荧光标记抗体。

间接荧光抗体法是应用抗球蛋白试验的原理,用荧光色素标记抗球蛋白抗体,检测未知抗原或未知抗体。其操作分两步,先将已知抗体加进未知抗原标本或将未知抗体加到已知抗原上,使抗原抗体特异结合,一定时间后洗去未结合的抗体,再加入荧光标记的抗球蛋白抗体。如果第一步抗原抗体特异结合,抗球蛋白就会和已结合的抗体发生反应,从而推知抗原(或抗体)的存在。一般称第一步中未标记的抗原为"第一抗体",荧光素标记的抗球蛋白抗体为"第二抗体",第一抗体相对第二抗体就是抗原。因此,间接荧光法又称"双抗体法"。此法的优点是既可查抗原,也可查抗体,同一种荧光标记抗球蛋白抗体可检测多种球蛋白抗体的复合物,灵敏度较直接法高 5~10 倍,不足之处是非特异性反应较直接法多,须设多种对照,比较费时。

免疫荧光抗体检测几乎可以快速鉴定全部传染病的病原体,在细菌方面可以快速鉴定乙型溶血性链球菌、脑膜炎双球菌、致病性大肠杆菌、痢疾杆菌等,对螺旋体、病毒、寄生虫等均可采用此法。该技术虽然具有快速、应用范围广、能将特异性和形态学进行结合等优点,但也有不足之处:只能看到细胞的荧光,不能对组织进行细微的观察;荧光易消退,难以得到永久性标本;非特异性的干扰较多,结果判断的客观性差;需高精密度的荧光显微镜设备等,这些使其的应用受到一定限制。

2. 放射免疫分析技术

放射免疫分析技术是利用放射性核素的特点和免疫学技术相结合的一种检测方法。免疫分析的本质是抗原抗体反应,抗原如标记上放射性核素等,就可成为标记抗原,但仍可以与相应抗体起特异的抗原抗体反应。当只有抗原和特异的抗体时,只产生抗原抗体复合物,并可保持可逆的动态平衡。例如,在反应液中同时加入未标记抗原,则标记抗原抗体复合物的形成受未标记抗原含量的影响。加入未标记抗原的量越多,对标记抗原抗体复合物形成的抑制程度越明显,产生的标记抗原抗体复合物就越少,这种抑制的数量关系就是放射免疫分析的定量基础。在上述反应过程中,如果标记抗原和抗体的含量比例适当,两者就可结合形成标记性抗原抗体复合物,但必然有少量的标记抗原或抗体未被结合而呈游离状态。在检测时,应将结合的标记抗原抗体复合物和游离的标记抗原分开,才能得出确切的结论。分离的方法有双抗体法和硫酸铵法。通常使抗原抗体复合物沉淀,而游离的标记抗原仍溶解于血清中,最后通过检测沉淀中的放射性强度,就可以计算出待检物的含量。

免疫放射分析技术与放射免疫分析技术不同的是,前者采用标记抗体,观察抗原与过量抗体的非竞争反应。以往由于纯化抗体供应困难,从而限制了本方法的发展。近年来,单克隆抗体的问世为制备大量的纯化抗体提供了可能,从而大大地推动了本法的应用。

具体方法有：

①直接法。抗原与过量标记抗体作用后，用抗原免疫吸附剂除去剩余的标记抗体，上清液中标记抗原抗体复合物的放射性就代表了抗原的含量。

②间接法。抗原与过量抗体作用后，用固相抗原除去剩余抗体，加入标记的第二抗体，测定的抗原双抗体复合物的放射性即代表抗原含量。

③夹心法。先将抗体包被在固相多孔板上，然后与抗原反应，最后加入标记抗体孵育，洗去剩余的标记抗体后，测定固相多孔板上的放射性。目前，放射免疫分析技术已在临床上广泛应用。放射性标记的特点：一是灵敏度高，可检出 $10^{-12} \sim 10^{-9}$ g 的蛋白质，体内极微量的生物活性物质均可检测，可以测定体内各种激素的含量，也可检测乙肝两对半等抗原、抗体的含量，其应用范围已随单克隆抗体的发展而日益广泛；二是特异性强，采用单克隆抗体后其分辨能力更好，应用范围广，操作简便。但放射性核素对人体有一定的损害，须注意个人防护，并要有一定的设备，因此，不宜在设备不足的单位应用。

3. 酶联免疫分析技术

酶联免疫分析技术是继荧光免疫分析技术、放射免疫分析技术之后发展起来的一项灵敏、特异、快速且可实现自动化的新技术。由于具有安全、稳定、容易观察等优点，该技术在近几年来发展得十分迅速。此实验的基础是：抗原或抗体结合到固相载体表面后，能保持其免疫活性，而抗原或抗体与酶结合后也能保持免疫学和酶的活性。酶结合物与相应抗原或抗体形成复合物，在底物的催化下发生显色反应，可根据加入酶底物溶液后的显色深浅，判定有无相应的免疫反应及测定抗原或抗体的含量。

具体方法有：

①间接法。首先将抗原吸附于固相支架聚苯乙烯微孔板上

(致敏载体),加待检血清(抗体)到致敏载体上,经孵育、洗涤剩余血清;再加酶标记抗球蛋白,使酶标记抗球蛋白与抗原抗体复合物结合在一起;最后加底物显色,根据显色强度可测定抗原的含量。

②竞争抑制法。将特异性抗体吸附于固相载体上,加上特异性抗原,孵育后冲洗,同时加入待检血清(抗体)和酶标记特异抗体,两者竞争抗原,洗涤后底物显色。若待检血清中含特异抗体,则其与特异抗原结合,酶标记抗体被冲洗掉,加底物后显色浅(呈阳性反应);若待检血清中不含特异抗体,则酶结合抗体与特异抗原结合,加底物后显色深(呈阴性反应)。

酶联免疫分析技术除要求有高纯度的抗体外,对所使用的酶也要求很高,一种适用的酶必须具备以下条件:纯度高、特异性强、稳定、可溶、与抗体结合后保持活性、与底物显色易观察、测定方法简便而快捷、价廉等。碱性磷酸酶、辣根过氧化物酶、葡萄糖氧化酶和半乳糖甘氨酸酶均符合以上条件,国内较常用的是辣根过氧化物酶。酶联免疫吸附试验在临床上已得到广泛应用,在传染病学方面,如乙型肝炎、细菌感染、真菌感染、螺旋体感染等,均可用此法进行检测,因而其具有十分广阔的应用前景。

4. 化学发光免疫分析技术

化学发光免疫分析技术的原理是:应用某种化学物质标记抗体,在反应中加入触发剂后,化学发光物质立即以光子形式释放出能量。其优点是反应速度快,但发光持续时间短,同时还存在信号强度弱、易受干扰、本底高、操作繁琐等问题。近年来,通过不断的改进,全自动的分析仪已经问世,该仪器具有反应时间快、信号强、发光时间长等优点,克服了易干扰和本底高等问题,已经在经济发达地区得到了普遍的推广和应用。另外,国内也已有增强化学发光酶免分析仪、电化学发光分析仪等仪器问世。它们各有利弊,相信在不久的将来,定能在我国得到广泛的应用。

5. 各种标记免疫分析技术的评价

(1)放射免疫分析技术。放射免疫分析技术泛指应用放射性核素示踪的免疫学分析技术。它的最大特点是灵敏度高,稳定的测定范围为 $10^{-12} \sim 10^{-9}$ g,使过去一些无法分析的极微量物质得以精确定量。由于抗原物质提取纯度高、制备的抗原抗体特异性高、在体液复杂的环境下可准确识别靶抗原、无交叉结合反应、特异性强,因而保证了测定结果的准确性。此外,体外测定过程简单、安全、迅速,标本用量少,易于规范化,同时应用范围非常广泛,尤其是免疫放射分析(IRMA)的应用,使测定结果的准确度进一步提高,重复性好,便于进一步的推广应用。但放射免疫分析也存在不足之处,主要是测定的自动化程度难以达到规范要求,且放射性核素或多或少会对工作人员和环境造成一定的影响。有的核素半衰期短,标记物不能久放,否则会对结果造成一定的影响。此外,放射免疫分析技术的质量控制难以达到国家的规范化要求。因受多种因素的影响,目前对病毒或细菌抗原的标记还存在一定的困难,故这些抗原难以得到纯品供应。

(2)荧光免疫分析技术。荧光免疫分析技术是标记免疫分析技术中发展较早的一种。1958 年,Riggs 成功合成异硫氰酸荧光素,使得这一技术成为简便、稳定和可靠的实验方法。近年来,利用现代化电子和激光技术研制成功的流式细胞仪更使这一基本方法的适用范围由原来的固定标本检验扩大为活细胞的分类检测,成为目前应用较为普遍的荧光抗体技术。其基本原理是将合适的荧光素以化学方法与特异性抗体通过共价键牢固结合,此结合的荧光素抗体不仅保留原有的特异性反应,而且具有示踪作用,即当其与特异性抗原结合后,可使后者显示荧光。例如,原先在一般组织切片或涂片中难以查到的细菌、病毒和其他抗原成分,若经荧光抗体处理,抗原成分会迅速显示在荧光显微镜下,在黑暗的环境下,呈现明亮的特异荧光,抗原定位和特异性鉴定可一次完成。荧光分析存在的不足之处为:经荧光染色的标本必须当天镜检,不宜存放,镜下观察的时间也不宜太长(特别是紫外激发);因荧光会逐渐消退,故标本宜用缓冲甘油和盖玻片封埋,并采用无荧光镜油;荧光显微镜检查必须在通风良好的暗室中进行,透射式照明适用于低倍观察,而落射式照明可用于高倍观察。

(3)酶联免疫分析技术。酶联免疫分析技术是以酶标记的抗体或抗原作为主要试剂的免疫检测方法,是标记免疫分析技术的一种。酶联免疫分析技术具有高度的特异性和敏感性,几乎所有的抗原抗体系统均可检测,它的最小测定值可达 ng 水平。与放射免疫分析相比,酶联免疫分析技术的优点是标记分析试剂稳定,无放射性危害。因此,酶联免疫测定在临床上发展得很快,目前,应用较广的有双抗体夹心法以及享有盛誉的生物素—亲和素酶联免疫吸附测定法(ELISA)——将生物素和亲和素结合(特异性强、亲和力大),两者一经结合便极为稳定,因此,把生物素和亲和素系统与 ELISA 偶联起来,就可以大大地提高 ELISA 的灵敏度。1987年,Burnet 建立了酶联免疫电转移印迹法,该法具有高度的特异性和敏感性,是一种有效的分析手段,在蛋白质化学方面应用广泛。它不仅用于分析抗原组分及其免疫活性,还可用于疾病的诊断。酶联免疫分析技术也存在不足之处,如测定步骤复杂、质量较高的试剂制备较为困难,只有应用符合要求的试剂和标准化操作,才能获得满意的结果。另外,定量测定需要在酶标仪上进行。ELISA 的准确性还与 ELISA 板的平整度与透明度、比色计的质量有关。

(4)化学发光免疫分析技术。化学发光免疫分析技术最大的优点是反应速度快。但化学发光免疫分析也有明显的不足之处,如仪器昂贵、试剂均需进口、成本高等。目前,该技术只在国内少数大医院推广应用,而在基层医院难以推广。

(刘忠伦　夏永祥)

第二节 分子生物学诊断技术

一、分子杂交技术

分子杂交技术包括核酸探针标记及分子杂交两个过程。该项技术的基本原理是根据核苷酸链碱基严格互补配对的特征,用放射性或非放射性物质标记的已知核酸探针通过放射自显影或非放射性监测系统(酶促显色反应和荧光检测体系)检测体液组织细胞及染色体中特定的 DNA 或 RNA。目前,该技术已用于传染病、寄生虫病的诊断,人和哺乳类动物的基因定位,外源性基因在染色体上的整合部位、肿瘤基因定位及基因表达的研究。

1. 核酸探针标记

选择合适的标记物对于提高核酸探针的质量至关重要。理想的标志物至少应具备以下几个条件:标志物易于同核酸牢固结合,并能产生容易检测的较强信号;标志物不影响探针与其互补核酸的杂交复性;在杂交过程中升高温度时,标志物仍能保持其固有的稳定性。目前采用的标志物有放射性和非放射性 2 类,前者应用得最多的是核素 ^{32}P、^{125}I、^{35}S,这类标志物的经典标记方法为缺口翻译法。该方法是一种酶促反应,将单链 DNA 与标记有核素的六聚核苷酸混合在一起,使之随机配对,或先将探针 DNA 克隆化、单链植入载体 M_{13} 噬菌体中再进行拷贝。采用这种方法获得的探针为单链 DNA,可避免杂交时互补 DNA(cDNA)与探针互相竞争样品的 DNA,将进一步提高探针的敏感性与特异性。放射性核素标记探针最大的优点是灵敏性高,如用 ^{32}P 标记探针可检出 5×10^{-18} mol 的核酸。但也有其无法克服的缺陷,主要是半衰期短,标记的探针难以长期保存;放射自显影所需时间长,不利于快速诊断；易致环境放射性污染等。由于上述原因，近年来有专家在积极开发非放射性核素凝集探针，常用的非放射性标记物有生物素、酶、荧光素及地高辛等。这类探针的灵敏性虽略逊于放射性核素标记探针，但具有性能稳定、可长期保存、检测周期短等优点，且无环境污染。非放射性核素探针的标记方法分直接法和间接法两种，直接标记法适用于辣根过氧化物酶、碱性磷酸酶和荧光素，通过偶联剂或某些化学反应使之以共价键与核酸相连。例如，碘化盐可使辣根过氧化物酶表面部分糖分子氧化生成醛基，与DNA上加层的脱氧胸腺嘧啶发生反应，从而达到与DNA相连接的目的。最简单的间接标记方法是，先制备抗核酸杂交体的特异性抗体，然后用带有标记的第二抗体对核酸杂交体—抗体复合物进行检测。另一种间接标记法是在DNA分子上连接1/2抗原，然后再接上能同该抗原特异结合而带有标记的蛋白，常用的半抗原有生物素、地高辛和三硝基苯等。

2. 分子杂交类型

杂交过程是指2条有力互补的多核苷酸链，其中1条带有标记物，在一定温度、离子强度和pH等条件下，按碱基配对的原则结合成双链核酸。可有DNA与DNA、DNA与RNA以及寡核苷酸探针与DNA或RNA杂交等，常用的分子杂交技术有5种。

(1)斑点杂交。斑点杂交又称"打点杂交"，其过程是将适量的标本，如血清、细胞或组织匀浆提取物在抽滤状态下直接点在固相材料硝酸纤维素膜或尼龙膜上，经变性、中和、固定后与液相中经变性处理的标记探针进行杂交，通过放射自显影或酶显色反应判定结果。该方法简便、快速，敏感性可达1pg水平，检测标本中如存在大量蛋白质、多糖等大分子物质，可引起非特异性反应，降低检测的敏感性。因此，宜在杂交前将样品进行抽取核酸处理，以消除一些干扰因素。

(2)原位杂交。原位杂交是指在甲醛(福尔马林)固定的石蜡切片、冷冻切片组织或无损伤单层细胞涂片上进行分子杂交,主要用于检测组织细胞中的特异性核酸。通过特殊处理使细胞或组织既保留供探针杂交用的 DNA,又不破坏细胞的整体形态,以便确定特异性核酸存在的位置。原位杂交有如下特点:可快速特异地检测细胞中的病毒核酸,特别是对至今体外培养尚未成功的病毒更有实际意义;由于是检测细胞内的核酸片段,所以保留细胞的形态结构和组织的立体构型,从细胞及亚微结构水平上分析,克服了斑点杂交的缺点,适用于核酸定位和分布的研究,对于阐明病毒的致病机理有独特的作用。原位杂交方法比其他杂交方法敏感,可在 1% 受感染细胞中检出病毒核酸序列,而其他杂交方法要经过核酸抽提,且会被感染的宿主细胞的正常核酸稀释,难以检出如此微量的感染细胞。原位杂交目前主要用于病毒性疾病的研究,在各型病毒性肝炎的研究中应用尤为广泛。

(3)转印杂交(印迹技术)。转印杂交包括检测 DNA 分子的印迹技术,其过程是先通过酚/氯仿抽提标本中的核酸,再经限制性内切酶消化,通过琼脂糖凝胶电泳,再将 DNA 或 RNA 转印到纤维素膜上与探针杂交,用于各种组织的抽取物和重组 DNA 的分析与鉴定。转印杂交的最大优点是可判断检测 DNA 或 RNA 相对分子质量大小及其存在的状态,但操作步骤较繁杂,且需要的标本量大。

(4)菌落杂交。菌落杂交类似于原位杂交,将培养分离的菌落或菌落肉汤混悬液抽滤固定在滤膜上,通过酶或强碱处理使 DNA 释放,再与探针杂交。这种方法可免去菌落生化检验和细菌株再接种等步骤,缩短杂交时间,广泛用于细菌尤其是生长缓慢细菌的鉴定与诊断。

(5)"三明治"杂交。"三明治"杂交是采用 2 种衍生于目的 DNA 上的两处相邻但非重叠的单链核酸片段作为检测试剂,其中一个片段先固定在滤膜上,另一片段加以标记作为液相探针,液相中存在的目的 DNA 同时与固定在滤膜上的 DNA 片段和探针发生杂交,形成"三明治"杂交体。该方法最大的优点是敏感性高,但需要 2 个核酸片段作为反应剂,且操作较复杂,目前尚未得到广泛应用。

3. 探针种类及应用

(1)细菌性探针。这类探针用于弯曲菌属、肠毒性大肠埃希菌、军团菌、肺炎支原体、淋球菌、铜绿假单胞菌、沙门菌属、志贺菌属、弧菌属等的鉴定与诊断。

(2)病毒性探针。这类探针可用于腺病毒、巨细胞病毒、肠病毒、EB 病毒、HAV、HBV、HCV、HDV、HIV、HSV 及水痘病毒等的诊断。

(3)寄生虫与真菌探针。这类探针可用于马来丝虫、利什曼原虫、克鲁斯氏锥体虫、曲霉菌属及白色假丝酵母菌(白色念珠菌)等的诊断。

二、聚合酶链反应

聚合酶链反应(Polymerase Chain Reaction,PCR)又称"体外 DNA 扩增技术",由美国 Cetus 公司和加利福尼亚大学于 1958 年联合发明。该技术由于敏感性高、特异性强、方法日臻完善,在传染病、遗传性疾病及肿瘤检测等领域里已得到广泛应用。

1. 基本原理

所谓"PCR",本质上是模拟天然 DNA 的复制过程,在体外进行特异性 DNA 扩增,在试管中经过 30～40 次循环,靶序列可被扩增上百万倍,因而大大地提高了灵敏度。过去要几天、几周或数月才能完成的工作,通过 PCR 扩增技术几小时就可完成,对待检标本要求也不太严格,用 1 个细胞、1 根头发、1 滴血、1 块精斑乃至上万年前的尸骨残骸就可以进行检测。因此,有人称 PCR 技术为"分子生物学上的一次革命",是体外"分子克隆"或"无细胞系克隆"。理论上，只要有一段高度保守的 DNA 或 RNA 片段，就可以作为靶序列设计引物进行 PCR。PCR 扩增的特异性依赖于 2 个寡核苷酸引物，这对引物位于靶 DNA 两侧并分别与对应的 DNA 形成互补。PCR 包括 3 个基本步骤，即 DNA 热变性，加热使靶 DNA 双链解离；引物复性（又称"退火"），当温度降低时，两个引物分别与模板 DNA 两条链的 3′末端杂交；引物延伸，在 DNA 聚合酶的催化下，引物沿着模板 DNA 的 3′末端向 5′末端方向延伸，合成一条与模板 DNA 完全互补的新链。新合成的 DNA 双链经变性解离后又可作为模板与剩余引物杂交，在 DNA 聚合酶的催化下引导合成新的靶 DNA 链，完成第二轮循环，如此重复上述变性、复性及延伸过程，使靶 DNA 量不断增加。被扩增的 DNA 片段长度由两个引物 5′末端 DNA 靶序列限定。PCR 扩增倍数为 $(1+X)^n$，其中，X 为每次循环中模板与引物的结合率，一般为 70%～100%，n 为循环次数。如循环 30 次，靶 DNA 可被扩增 10^6～10^7 倍。PCR 的体外扩增过程遵循酶的催化动力学原理，靶 DNA 片段的扩增最初表现为直线上升，随着靶 DNA 片段的逐渐积累，当引物—模板—DNA 聚合链达到一定比例时，酶的催化反应趋于饱和，此时靶 DNA 产物不再增加，即出现所谓的"平台效应期"。达到平台期所需 PCR 循环次数取决于起始底物拷贝数（Copies）、PCR 扩增效率及 DNA 聚合酶种类等因素。起始靶 DNA 的拷贝数越多，PCR 扩增效率越高，达到 PCR 平台期所需循环次数就越少。

2. 基本条件及方法

进行 PCR 需要耐热的 DNA 聚合酶、特异性引物、靶 DNA 片段、4 种 dNTP 底物及适当的反应条件。

(1)耐热的 DNA 聚合酶。尽管有人使用大肠埃希菌克林诺酶或 T_4 聚合酶进行 PCR，但每次循环后由于热变性时酶被灭活，核苷酸错配发生率较高，进行下一循环时需要追加酶，所以，需要酶的量较大,操作也不方便,使得PCR这一技术难以进入实用阶段。目前,这类酶已被耐热DNA聚合酶(Taq-DNA)所取代,大大地简化了PCR的操作,提高了特异性,使PCR成为简便可行的实用技术。Taq-DNA聚合酶是从嗜热性细菌中分离出来的,具有类似大肠埃希菌克林诺酶的DNA聚合酶活性,可耐受高达95℃的高温且活性不受影响,适合于反复加热变性模板、结合引物及延伸合成新链的反应环境。

(2)引物。进行PCR的必要条件是2条具有3′羧基末端的人工合成脱氧寡聚核苷酸片段,分别与目的基因片段双链DNA的3′末端高度同源互补。为获得全长扩增,引物最好位于待扩增片段模板链的两端,长度最好大于20bp,引物太短则与模板结合不牢固。

(3)待扩增的DNA模板。根据目的不同,可以扩增各种标本DNA或cDNA。引物的高度特异性决定PCR对扩增产物的高度特异性,不受反应体系中无关DNA及RNA的影响。因此,PCR对所扩增模板DNA的纯度要求不严,模板DNA不必经过特别纯化处理。

鉴于PCR灵敏度极高,样品或试剂中污染极微量的模板DNA即可造成假阳性。为了防止假阳性的出现,必须采取有力的措施,如设置不加模板的阴性对照等。重组质粒是实验室污染的主要来源,可合成与质粒载体部分互补的引物进行对照试验。PCR操作中应防止其他非质粒来源物如PCR产物或游离病毒等的污染,准备工作与扩增工作应分室进行。

3.临床应用

(1)艾滋病(AIDS)。PCR问世后不久即被用于AIDS的诊断。目前,AIDS的诊断主要采用血清学方法检测特异性抗体。虽然血清学试验可以确定是否接触过人类免疫缺陷病毒(HIV),但不能肯定是否存在HIV感染。要确定HIV感染,必须从血清抗体阳性患者体内分离HIV。因为HIV感染者的外周血淋巴细胞（PBL）中仅万分之一白细胞含有病毒RNA，所以需要采用体内培养使HIV增殖（细胞依赖性扩增），但这种方法往往需要3~4周，而且结果不稳定。如果采用PCR技术扩增HIV核酸的保守序列（非细胞依赖性扩增），然后用寡糖核苷酸限制方法鉴定，则不仅使诊断的敏感性大为提高，而且将诊断的时间缩短到了3日以内。有研究者应用这种方法从11例HIV抗体阳性但HIV培养阴性的血标本中仅检测出7例病毒核苷酸阳性，检出率为64%。还有研究者同时应用寡糖核苷酸限制PCR方法（PCR-OR）和Southern印迹技术检测HIV病毒，结果用PCR-OR法从19例有逆转录酶活性的细胞DNA标本中鉴定出17例标本有HIV病毒核酸，而用PCR-OR方法从18例逆转录酶阳性细胞的DNA标本中只鉴定出11例有毒DNA，而且用PCR-OR方法还从41例逆转录酶阴性细胞DNA样品中鉴定出9例含有HIV核酸序列。通常认为，如果培养细胞系的逆转录酶活性为阴性，即表明HIV阴性。PCR的应用纠正了这种看法，提高了检测的敏感性。

（2）病毒性肝炎。HIV感染是应用PCR最成功的范例之一。随着PCR用于HBV-DNA检测结果的积累，这项技术大大地丰富和更新了人们对HBV感染的认识。HBsAg阴性肝病的患者HBV-DNA的检测：怀疑HBsAg阴性肝病的患者，可用分子杂交技术从血清或肝组织中检出HBV-DNA，但其敏感性低，难以评价HBsAg阴性者HBV感染的真实状态。应用PCR技术可以发现低水平HBV感染者。有学者应用PCR检测HBsAg阴性的慢性活动性感染，发现67%的病例HBV-DNA呈阳性，进一步分析发现，单项抗-HBc或抗-HBs阳性及HBV标志物均阴性的慢性活动性感染患者HBV-DNA的检出率分别为92%、44%和60%，显著高于正常人群。还有学者采用PCR检测原发性肝癌合并慢性肝炎患者肝组织中HBV-DNA，在血清抗HBs阳性和HBV标志物全部阴性的患者中,同样也有多数病例可以检出 HBV-DNA。这些结果提示,HBsAg 阴性的慢性肝病患者仍以 HBV 感染为主,持续病毒复制是肝脏病变活动的主要原因。

(3)重新评价 HBV 感染的自然史和 HBV 标志物的意义。临床上常通过测定 HBV 的抗原和抗体来判断 HBV 感染的不同阶段。一般认为,感染最早出现 HBsAg,随后出现 HBeAg 和抗-HBc,表示患者处在病毒复制的活跃阶段;当 HBeAg 转为抗-HBe 时,提示 HBV 复制停止;当 HBsAg 转阴后伴随抗-HBs 产生,预示 HBV 感染的结束。但有文献报道,PCR 检测出 88.9%的抗-HBe 阳性患者血清中存在 HBV-DNA,提示 e 系统血清转换后,HBV-DNA 并非完全消失,甚至 50%的抗-HBs 阳性慢性肝病患者的血清 HBV-DNA 呈阳性。因此,从 PCR 检测 HBV-DNA 结果来看,以 s 系统和 e 系统持续来评价 HBV 自然感染史、划分病毒复制和非复制阶段、分析肝炎是否活动等,均存在一定的局限性。

(4)病毒复制和表达的研究。有学者应用 PCR 检测 28 例 HBsAg 阴性的原发性肝癌患者肝组织,发现 17 例 HBV-DNA 阳性,其中 8 例血清抗-HBs 或抗-HBc 阳性,9 例血清 HBV 标志物为阴性,抽提其中 5 例肝组织 RNA,经逆转录合成 cDNA,然后用 PCR 扩增 S 区片段,发现 4 例阳性,提示 HBV 感染标志物阴性的肝癌组织中有 HBV-DNA 存在,其基因转录活跃但翻译缺陷,说明 HBV 可能存在表达缺陷型。Ulrich 等对 1 例 HBsAg 和抗-HBc 阳性而 HBeAg 阴性的重症肝病患者用 PCR 扩增前 C 区片段,将扩增的 DNA 片段克隆后转染 HepG-2 细胞,转染后 HepG-2 细胞质中有病毒核心颗粒,且可分泌 HBcAg,但不分泌 HBeAg,提示 HBeAg 的表达并非病毒复制所必需,同时说明 HBeAg 不是免疫细胞致肝细胞受攻击的重要靶抗原。

(5)HBV 变异株的研究。应用 PCR 可选择性扩增 HBV-

DNA 的某一片段,将扩增产物纯化后,进行克隆和序列分析。此法不需建立基因文库、筛选目的基因和克隆等体外扩增步骤,只需几小时扩增反应制备模板即可用于病例分析,既简便快速,又节省人力和物力。借助于 PCR 技术,已陆续发现了前 S、S、前 C 和 P 区基因突变的 HBV 变异体,其中前 C 区基因突变备受重视。Okamato 等系统地研究了 3 例无症状 HBsAg 携带者 HBeAg 阳性转为抗-HBe 阳性过程中的基因变化,通过 PCR 扩增后进行病例分析,发现当携带者 HBeAg 阳性时,几乎无前 C 区第 28 位突变终止密码,当携带者为抗-HBe 阳性时,约 97% 的 HBV 克隆有突变株。Gerken 等把 1 例肝癌患者血清用 PCR 扩增前 S 片段后进行序列分析,发现前 S 基因有缺损,提示同一患者体内可有多种形式的前 S 区基因突变,推测前 S 区突变可能与免疫消除 HBV 障碍有关,从而导致 HBV 持续感染。采用逆转录 PCR 或近期建立的套式 PCR 方法检测病毒 RNA 在 HCV 感染的诊断中开始得到有效应用。由于抗-HCV 出现晚(一般在病人感染 HCV 后 15～21.9 周),血浆及感染肝细胞中 HCV-RNA 含量甚微,采用印迹技术也不易检出,而使用 PCR 技术,可早至感染 HCV 后 1 周就可检测到 HCV-RNA,这对于丙型肝炎的早期诊断及献血员的筛选具有重要意义。PCR 用于 HAV 和 HDV 感染的诊断还处在探索阶段,其确切意义尚待进一步验证。

4. 巨细胞病毒感染

巨细胞病毒(CMV)通常被认为是一种机会致病性病毒,当人体免疫功能降低时才引起疾病。血清抗体检测仅能明确既往有过 CMV 感染,并不能明确体内有无 CMV 存在。有学者对 28 例组织培养 CMV 阳性标本用 PCR 检测 CMV-DNA,发现均为阳性,27 例 AIDS 患者用此法检测有 14 例 CMV-DNA 阳性。PCR 检测较组织培养敏感,且所需时间短,适用于快速诊断。用 PCR 检测 CMV-DNA,其敏感性可达 0.15fg 水平,相当于 6 个拷贝基因,用该法直接对尿液标本检测 CMV-DNA,阳性率明显高于 ELISA、分子杂交和病毒分离。

5. 单纯疱疹病毒感染

PCR 技术用于单纯疱疹病毒(Herpes Simplex Virus,HSV)感染诊断的病例不多,但从有限的检测结果分析,该法具有较好的特异性。对 11 例皮肤活检的石蜡包埋切片用 PCR 检测 HSV-DNA,其中 7 例病理改变为 HSV 所致,HSV-DNA 均为阴性,而 1 例水痘带状疱疹病毒感染病人皮肤活检的石蜡包埋切片和 3 例正常切片 HSV-DNA 为阴性。有人用 PCR 检测单纯疱疹病毒脑炎脑脊液(CSF)中的 HSV-DNA,4 例该病患者的 CSF 上清液 HSV-DNA 为阳性,6 例其他脑炎患者 HSV-DNA 阴性。

6. 人乳头瘤样病毒感染

目前对人乳头瘤样病毒(HPV)感染的诊断主要依靠细胞培养,所需时间长且阳性率低,难以在临床上应用。用 PCR 检测可以确定有无 HPV 感染。有学者对 102 例正常妇女的宫颈及阴道上皮细胞用 PCR 法检测 HPV-DNA,发现有 43 例(42.2%)阳性,12 例宫颈癌患者癌组织的 HPV-DNA 为阳性。这说明宫颈癌和 HPV 感染有关。Melchers 等用 PCR 法对 17 例男性尖锐湿疣患者的尿液检测 HPV-DNA,发现 15 例(88%)HPV-DNA 阳性,而 14 例健康男性无一例阳性,这说明尖锐湿疣和 HPV 关系密切。Shibata 等抽取石蜡包埋的切片组织 DNA,应用 PCR 扩增及 cDNA 探针杂交,只需 1 片厚 5 μm 的组织切片即可作出诊断,结果特异、快速(24h 以内)、敏感,存在 20 个拷贝的病毒即可被检出。

7. 其他感染性疾病

肺炎支原体是呼吸道系统疾病的常见病原体,主要引起支原体性非典型肺炎。目前应用培养分离病毒和血清学检查均不能达到快速诊断的要求。尽管已有 DNA 探针可用于诊断,但其敏感性差,仍有漏诊。Bernet 等成功地将 PCR 技术用于支原体 DNA 检测,初步研究结果证实,PCR 检测支原体 DNA 具有安全、方便、快速等特点,可作为常规方法应用。钩端螺旋体感染的早期诊断对指导治疗极为重要。目前,钩端螺旋体病缺乏快速实用的早期诊断方法。Vaneys 等用 PCR 检测了 21 例牛尿标本的钩端螺旋体 DNA,同时与其他标本进行比较,发现有 10 例血清抗体阳性,PCR 法检测结果也均为阳性;11 例血清抗体阴性标本中,PCR 法检出了 3 例阳性,而快速印迹法仅发现 2 例阳性。PCR 用于检测钩端螺旋体 DNA 时,其敏感性和特异性均较佳且检测速度快,尤其适用于钩端螺旋体病的流行病学调查和早期诊断。此外,还有少量文献报告 PCR 在肾病综合征、出血热、结核病、疟疾及伤寒等传染病诊断中的应用,由于病例较少、方法不统一,所以过渡到临床还需要一个过程。

三、DNA 指纹图谱分析

DNA 指纹图谱分析是 DNA 分子的限制性核酸内切酶酶切位点排列顺序分析,因而也被称为"限制性核酸内切酶图谱分析",主要用于细菌种系和菌株的鉴定。指纹图谱的测定方法有多种,其中以部分酶切法和 2 种不同专一性的限制性核酸内切酶交叉组合应用的酶切法最为常用。

1. 部分酶切法

首先用多种限制性核酸内切酶完全水解 DNA,然后测定完全酶解后的片段数目和每个片段的相对分子质量。选择合适浓度的琼脂糖凝胶或聚丙烯酰胺凝胶作为载体进行电泳,把绝大多数酶切片段分开。这些片段的分子量以泳动的距离来判断。在合适的条件下,DNA 片段泳动的距离与该片段的分子量对数成正比。一般是将完全酶解片段与标准片段(如人 DNA 的 HindⅢ、EcoRⅠ的酶切片段)一起电泳,以标准片段的泳动距离对它们的分子量对数作图并得到一条曲线,然后根据待测片段的泳动距离从标准曲线上查出该片段的相对分子质量。如果 DNA 片段是放射性核素 ^{32}P 标记的,那么也可以从每个片段的放射性占整个 DNA 分子放射性的百分比来推算出其片段的相对分子质量。完成第一条测定后,再将 DNA 用限制性核酸内切酶进行部分酶切,并测定这些酶切片段的相对分子质量,将这些片段相对分子质量和完全酶切片段相对分子质量进行比较,便可推测哪些完全酶切片段是相邻的。

2. 交叉酶切法

该法是顺序地或交叉地用两种限制性核酸内切酶水解底物 DNA,然后分析这些酶解产物,从而确定这两种酶切点的关系。利用这种方法不仅可以得到 2 种或多种限制性核酸内切酶指纹图谱,而且可以相互比较,使结果更加可靠。一般先建立产生片段较少的限制性核酸内切酶的指纹图谱,然后再在这个基础上建立产生片段较多的限制性核酸内切酶的指纹图谱。

3. 改进的部分酶切法

如果 DNA 片段上的酶切点太多,这时部分酶切片段的数目要远多于完全酶切片段的数目,会给分离带来很多的困难。目前有一种改进的部分酶切法,可使测定方法简化。该法首先将待测的 DNA 分子用放射性核素 ^{32}P 进行 $5'$ 末端标记,然后进行部分酶切后电泳,做放射性自显影,只有这样,带放射性标记的片段才能出现在放射性自显影图谱上。谱线的数目相当于完全酶切的片段数目,相邻谱线的碱基对数目之差就是两个邻点之间 DNA 片段的大小。

(秦继宝　李兰亚　蒋玲)

第三节 单克隆抗体诊断技术

"克隆"一词是从英文 clone 音译而来,意为"无性繁殖细胞系",指由一个祖先细胞分裂而形成的一个细胞群体。机体经抗原刺激后,体内 B 细胞呈克隆增殖,不同 B 细胞克隆可产生不同特异性抗体,但即使是单一抗体,由于它本身具有多个不同抗原决定簇(一个抗原决定簇激活一个 B 细胞),所以可激活许多个 B 细胞,产生许多特异性和亲和力不同的抗体。因此,血清中的抗体常呈高度异源性,用普通制备抗血清的方法得不到高度特异、均一的抗体。早年单一免疫球蛋白的唯一来源是多发性骨髓瘤患者的血清。多发性骨髓瘤患者由于骨髓内浆细胞的恶性增殖,分泌大量单一的某种免疫球蛋白或其片段,常是单克隆,但来源有限。采用实验方法选出具有合成和分泌某种特异性抗体能力的 B 细胞,并令其增殖为一株淋巴细胞系即为"单克隆",它所合成的抗体即"单克隆抗体"(Monoclonal Antibody,McAb)。

单克隆抗体杂交瘤技术是 1975 年 Kohler 和 Milstein 首先报道的一种产生 McAb 的技术。该技术先利用肿瘤细胞的高度增殖率和 B 细胞合成抗体的功能,借助融合剂的作用将两个细胞融合成新的杂交细胞,即"杂交瘤细胞"。它既具备瘤细胞能在体外培养传代的特点,又保留浆细胞分泌特异性抗体的功能。产生 McAb 的杂交瘤为 B 淋巴细胞杂交瘤,由脾细胞中 B 淋巴细胞与骨髓瘤细胞融合而成,多数是小鼠—小鼠杂交瘤,这种细胞融合技术称为"杂交瘤技术"或"单克隆抗体技术"。

一、杂交瘤技术的基本原理

骨髓瘤细胞和脾细胞的融合形成除了有骨髓瘤细胞—脾细胞外,尚可有骨髓瘤细胞—骨髓瘤细胞、脾细胞—脾细胞间的融合。

另外，还有一些未融合的以单细胞形式存在的骨髓瘤细胞和脾细胞。从这些细胞中选取骨髓瘤细胞—脾细胞融合的杂交瘤细胞，主要是依靠选择性培养基来完成。含有次黄嘌呤(H)、氨基蝶呤(A)和胸腺嘧啶(T)的细胞培养基称"HAT 培养基"。

细胞合成 DNA 有 2 个途径，当细胞内鸟嘌呤核苷的主要途径被叶酸拮抗剂——氨基蝶呤阻断时，细胞需依赖"补救"酶——次黄嘌呤—鸟嘌呤磷酸核糖转移酶或胸腺嘧啶核苷激酶(TK)的作用来合成 DNA。缺乏其中之一，DNA 合成即终止。任何细胞若缺乏次黄嘌呤磷酸核糖转移酶(HGPRT)，在 HAT 培养基中主要合成 DNA 的途径就被切断，又不能利用次黄嘌呤和胸腺嘧啶经旁路合成 DNA，此细胞就将死亡。目前，适合融合的骨髓瘤细胞系如 NS-1、SP2/0 等皆为 HGPRT 缺陷型突变株，在 HAT 培养基中不能生长，融合骨髓瘤细胞—骨髓瘤细胞及单个骨髓瘤细胞均要死亡。脾细胞含有 HGPRT，但在体外难以生长繁殖，一般在 2 周内自然死亡，唯有与 HGPRT 阳性的供体脾细胞融合而获得 HGPRT 补充的杂交瘤细胞可利用补救途径在 HAT 培养基中繁殖生长，然后借助敏感的检测技术，从诸多杂交瘤细胞中筛选出能够产生特异性抗体的杂交瘤细胞。

二、杂交瘤技术实施中的几点原则

产生单克隆抗体的杂交瘤技术包括一系列实验步骤和操作流程，如动物免疫、细胞培养、细胞融合和杂交瘤选择、杂交瘤细胞系克隆和再克隆、抗体检测和扩增以及杂交瘤细胞株的冷冻保存和复苏。几乎每一个步骤都可采用不同的技术方案，而下述一些原则是发挥或保证杂交瘤技术成功的关键。

1. 淋巴细胞(脾细胞)供体动物的选择

小鼠和大鼠是迄今最常用的免疫亲代淋巴细胞(脾细胞)供体动物。小鼠通常是首选的供体动物，因为其来源方便、易于饲养，尤其是已有许多适宜作融合对象的小鼠骨髓瘤细胞株可供选择。目前,用于杂交瘤技术的小鼠骨髓瘤细胞株均来源于 BALB/c 鼠系,故 BALB/c 小鼠应被首选为免疫亲代淋巴细胞的供体动物,其所产生的杂交瘤也可在 BALB/c 小鼠体内生长,有利于抗体的扩增。

一般应选择与提供骨髓瘤细胞株的动物同一品系的供体动物,避免因组织相容性抗原不相配等原因而不能获得稳定的杂交瘤细胞株,或因无法扩增得不到相应的、足够应用的抗体。

除小鼠—小鼠杂交瘤以外,已有大鼠—大鼠、大鼠—小鼠、人—鼠、人—人等杂交瘤技术的报道,其中,人源性单克隆抗体的制备最引人注目,它为标本技术应用于临床实践开辟了一条新途径,只是其技术难度大,极难获得稳定而又高分泌的杂交瘤细胞株,采用 EB 病毒转化人 B 细胞与小鼠骨髓瘤细胞杂交技术,应有较好的应用前景。

2. 融合用骨髓瘤细胞株的基本要求

骨髓瘤是一种抗体生成细胞肿瘤,通常被称为"浆细胞瘤"(Plasmacytoma)或"骨髓瘤"(Myeloma),可合成瘤细胞本身的重链和轻链特异性免疫球蛋白,在杂交瘤中必然会产生大量的与骨髓瘤重链或轻链组成的不能结合特异性抗原的混合分子,使目标特异性抗体的滴度大大降低。为充分发挥杂交瘤技术潜力,要求这些骨髓瘤细胞系至少满足 2 个基本要求,即本身不产生骨髓瘤特异性免疫球蛋白,但不妨碍杂交后免疫亲代供体特异性抗体的产生;本身次黄嘌呤—鸟嘌呤磷酸核糖转移酶缺陷或对 HAT 选择性培养基敏感,使未形成杂交瘤的瘤细胞迅速凋亡,以免淹没杂交瘤细胞,影响其生长。目前已有一系列适合融合的小鼠系骨髓瘤细胞株可供选择,皆来自 BALB/c 小鼠。

3. 免疫亲代供体动物的免疫

免疫亲代供体动物的免疫方法可能是决定抗原特异性抗体形

成细胞数量和适合融合的分化阶段的重要因素。无论采用何种免疫方法,其免疫程序应包括预免疫和加强免疫2个步骤。预免疫虽可刺激动物产生抗体,并可作为检测是否产生特异性反应的指标,但更重要的目的在于增加抗原特异性、记忆状态的B细胞数量,宜以小剂量、间隔时间长、多次给药为宜,加强免疫则宜在细胞融合前3天以较大剂量抗原从静脉给予,使活化记忆细胞群呈同步化状态(即母细胞化)而适合融合(即与骨髓瘤融合的B细胞应处在利于融合的分化状态,不要已形成分泌抗体的成熟浆细胞)。

4. 细胞融合

使骨髓瘤细胞和免疫亲代脾细胞互相融合成杂交瘤细胞是本项技术的关键步骤。目前用于细胞融合的促进剂是聚乙二醇(Polyethylene glycol,PEG),相对分子质量为1 000~6 000 Da。应注意的是,PEG的浓度以40%~50%为宜。PEG浓度在30%以下,细胞融合率低;PEG浓度超过50%;则毒性过大。pH为8.0~8.2时细胞融合率最高。细胞融合时间与PEG浓度密切相关,若PEG浓度为50%,则作用时间不超过2 min。此外,温度、细胞数量、脾细胞与骨髓细胞比例等都直接影响细胞融合的成功率。至今未能解决从一次或多次细胞融合中筛选出能分泌目标特异性单克隆抗体的杂交瘤细胞株的随机性,不能根本改变杂交瘤技术的异型细胞融合率低这一固有的局限性。

5. 杂交瘤克隆化

早期克隆和反复再克隆是获得稳定杂交瘤细胞系的重要保证,在选择杂交瘤过程中,一旦细胞培养板一侧有阳性生长孔,就应尽快进行克隆化操作,目的是保证杂交瘤细胞培养的单克隆性,确保其所分泌的抗体是单克隆,保证分泌目标抗体的单克隆杂交瘤细胞株的稳定性。目前,进行克隆化大多应用有限稀释法,克隆化操作至少进行2次,以保证所得的产物是单克隆,并减少细胞株因染色体丢失而成为抗体分泌变异株。

6. 筛选特异性目标单克隆抗体

筛选特异性目标单克隆抗体,应采用一种简便、快速、敏感、稳定而又特异的检测方法,以便能在较短时间内对上百份标本(杂交瘤培养上清)进行特异性鉴定。ELISA 因能满足绝大多数目标抗体的筛选要求,已在杂交瘤技术的初筛和再克隆中得到广泛应用。

三、单克隆抗体在传染病学中的应用

单克隆抗体技术问世已 30 多年,显示出了强大的生命力,几乎渗透到生物医学的各个领域,推动着医学科学向前发展。在传染病范围内,单克隆抗体技术亦同样得到了广泛应用,并日益发挥其不可估量的作用。现就其在传染病的病原学、发病机制、诊断、治疗及预防等方面取得的成就介绍如下。

1. 在病原学和发病机制上的应用

单克隆抗体技术使几乎所有的抗原物质可以采用本技术获得针对某一抗原决定簇的单克隆抗体,解决了过去采用多克隆抗体(血清)的手段因异质性和效价低等原因而达不到目的的问题,如可以确定某些病毒病原体的变异性、病原体的结构特点及发病机制等。有些病毒如狂犬病病毒、腮腺炎病毒一向被认为较为稳定、抗原化单一,经用 McAb 检测后,不但揭示了它们本身抗原性方面存在差异,而且因发现狂犬病毒株和制备疫苗的固定毒株之间存在明显的抗原差异、缺乏足够的交叉保护,阐明了过去由于疫苗质量或注射时间太晚使其保护作用不好的原因。流感病毒可发生变异,采用 McAb 研究其变异性时发现,它们的变异均发生在血凝素多肽 N 端的单个氨基酸上,提示氨基酸的替换与抗原改变之间的关系。在研究抗原结构和特性上,应用 McAb 技术发现,霍乱弧菌肠毒素是一个由 A 亚单位和 B 亚单位以非共价键结合的寡聚体。A 亚单位有 A1 和 A2 两个片段,B 亚单位由 5~6 个相同的多肽聚合而成。McAb 技术不仅能更精确可靠地证实疟原虫在红细胞内不同发育阶段的变化,并能证实其中相对分子质量为 $25×10^4$ Da 的蛋白具有保护功能(与裂殖子的侵入功能有关),在诱导和表达免疫反应中起重要作用。2 种或数种不同来源的抗原若能与某一种 McAb 发生反应,表示它们存在共同的抗原决定簇,可用作病原进化亲缘关系的调查。在发病机制方面,用 McAb 可观察到单纯疱疹病毒在裸鼠耳廓上繁殖后,沿神经途径扩散到神经节、脊髓、脑和肾上腺的情况。

2. 在诊断上的应用

正是由于 McAb 具备 PcAb 所缺乏的特异性、匀质性、敏感性、精确性和可重复性,所以它在传染病诊断中已得到了广泛的应用。目前,McAb 诊断试剂已替代绝大多数常规抗血清。McAb 可直接检测临床标本并能快速鉴定,从而解决了病原学的早期诊断问题;McAb 还解决了同属异种病毒间的交叉反应问题,如流行性乙型脑炎病毒和登革病毒两种病毒同属虫媒病毒,存在明显的交叉反应,在两种病毒同时存在一个地区可造成诊断和流行病学监测上的困难。上述两种病毒 McAb 的获得只需用免疫荧光法就可以区分。McAb 还可用来观察机体内某些抗原、抗体消长的情况,典型的例子是乙型肝炎病毒曾被认为 HBsAg 和抗-HBs 间有一"窗口",即 HBsAg 消失后抗-HBs 出现前,血清既查不到 HBsAg,也没有抗-HBs,使用 McAb"转阴"的血清又可检出 HBsAg,直到抗-HBs 出现。这是因为 McAb 敏感性高,提高了 HBsAg 的检出率,更重要的是,它可以检测已形成 HBsAg 抗-HBs 复合物中的 HBsAg。

3. 在治疗学上的应用

目前,将 McAb 用于治疗仍处于实验探索阶段,但已有不少动物实验证实应用 HSV-1 McAb 可保护感染 HSV-1 24h 的小鼠不发生脑炎并全部存活,对照组则有 50% 死亡,使用流行性乙型脑炎病毒 McAb 皮下注射治疗感染该病毒 24~28h 的小鼠,治疗率分别为 60%～100% 和 60%～84%。McAb 也可作为载体（生物导弹）使有效药物直接作用于靶抗原,既避免全身反应,又可发挥最大的效力。McAb 用于临床治疗,需要注意防止异种 McAb 引起的过敏反应,应尽可能使用人源 McAb,也可采用木瓜酶处理小鼠 McAb,从中分离 Fab,以减少异种动物抗体的副作用。人源 McAb 用于被动免疫治疗白喉等疾病。McAb 纯度高、特异性强,具有疗效好、安全等优点,将逐步取代抗血清。

4. 在预防医学上的应用

在传染病的预防中,McAb 的作用包括以下几个方面:直接用于免疫预防,如狂犬病、破伤风、病毒性肝炎等;用于流行病学鉴定和监测许多病原体抗原性的漂移和变异;及时预防疾病的流行并指导制备相应的变异株疫苗;筛选病原体中具有保护功能的抗原,制备亚单位疫苗。

（何浩明　夏永祥　刘忠伦）

第五章 消化系统疾病的一般检测项目和临床意义

第一节 粪常规检查和临床意义

一、粪常规检查

［概述］

粪常规检查是临床常用化验方法之一，可以了解消化道及消化系统的一些病理现象。食物的种类、质和量以及胃肠、胰腺、肝、胆的功能状态或某些器质性病变可影响粪便的颜色、性状与组成。粪常规检查包括肉眼检查和显微镜检查。送检标本要新鲜，尽量取肉眼观察异常部分送检。

［正常值和临床意义］

1. 颜色

正常人粪便为黄褐色，婴儿粪便呈金黄色；食用大量绿色蔬菜后粪便可呈绿色；柏油样便（黑而富有光泽）见于上消化道出血；无光泽、灰黑色粪便可因服用活性炭、铋、铁剂或中草药所致；红色血便见于结肠癌、直肠或肛门出血；粪便表面附有新鲜血液或点状血斑多为痔出血；阿米巴痢疾或细菌性痢疾患者的粪便可为酱色；胆绿素从粪便中排出时，粪便呈绿色，见于乳儿消化不良；胆汁缺乏患者的粪便呈灰白色，上消化道 X 线钡餐造影后人体排出的粪便也可呈灰白色，婴儿粪便内常含有白色凝乳块，为乳汁消化不良所致。

2. 性状

正常人排出的粪便为成形软便,硬便为便秘所致。羊粪样硬便见于痉挛性便秘、直肠狭窄;粪便呈细条状或扁条状见于直肠癌;液状便见于急性肠胃炎;米汤样便见于霍乱、副霍乱;脓血便因脓与血多少而不同,血中带脓似果酱样见于阿米巴痢疾,脓中混有鲜血见于细菌性痢疾;胃肠道消化吸收功能不良时,粪便内可见到大量的不消化食物,如饭粒、脂肪、肉类等。

3. 细胞

正常人粪便内偶见少量上皮细胞和白细胞;大量红细胞见于肠道下段炎症或出血,如结肠炎、急性菌痢、急性阿米巴痢疾、急性血吸虫病、结肠癌、息肉或痔出血;大量白细胞见于急性细菌性痢疾;大量上皮细胞见于慢性结肠炎;吞噬细胞多见于急性细菌性痢疾,偶见于溃疡性结肠炎。

4. 食物残渣

正常粪便中可见少量淀粉颗粒、肌肉纤维、脂肪滴、植物细胞等,粪便中出现较多的淀粉颗粒见于碳水化合物消化不良;大量脂肪滴出现,提示脂肪消化不良;大量肌肉纤维出现,提示蛋白质消化不良。

5. 结晶

正常粪便偶见 3 价磷酸盐结晶,夏科－雷登晶体(Charcot-Leyden Crystal)见于阿米巴病痢疾、急性出血性坏死性小肠炎和肠道溃疡。

6. 寄生虫卵

寄生虫卵见于各种寄生虫病患者粪便中,常见的有蛔虫卵、钩虫卵、华支睾吸虫卵、姜片虫卵、蛲虫卵和鞭虫卵等。

7. 原虫、鞭毛虫和纤毛虫

急性阿米巴痢疾和慢性阿米巴痢疾急性发作患者粪便可检出阿米巴滋养体;慢性阿米巴痢疾患者粪便可检出阿米巴包囊;蓝氏

贾第鞭毛虫感染,于腹泻时检查患者粪便可检出蓝氏贾第鞭毛虫滋养体,腹泻停止时可检出蓝氏贾第鞭毛虫包囊,该虫还可引起胆道感染。此外,若粪便内检得迈氏唇鞭毛虫、结肠小袋纤毛虫及人肠滴虫,则提示有这些寄生虫感染,患者可有腹痛、腹泻或腹胀症状。

二、粪隐血试验

[概述]

当红细胞被破坏,血红蛋白释放出来并变性,此时用肉眼或显微镜都不能从粪便中查出血液,只有用化学方法才能在粪便中检出血液时,称为"隐血"。常用的类隐血试验(Fecal Occult Blood Test,FOBT)有联苯胺法、愈创木酚法和匹拉米洞法。联苯胺法敏感性好,易受多种因素的影响,假阳性率高;愈创木酚法敏感性低,受干扰因素少,假阴性率低;匹拉米洞法的敏感性介于两者之间。近来常用反向被动血凝法检测粪隐血,该法较其他方法更为优越,特异性高,几乎为 100%。

[正常值]

阴性。

[临床意义]

上消化道出血时,FOBT 为阳性,常见于胃及十二指肠溃疡活动期、胃癌、钩虫病等;消化性溃疡治疗好转或在稳定期时,FOBT 转为阴性;胃癌时,FOBT 持续阳性。由于 FOBT 简单易行,所以可作为消化道肿瘤的普查指标。在判断粪便是否隐血时,要排除食物或药物因素所引起的假阳性,如食用动物血、肝、瘦肉及大量绿色蔬菜等,必要时应限制以上食物(所谓"隐血饮食")3 日再让患者复查。

三、粪胆素定性试验

[概述]

正常情况下,胆红素随胆汁进入肠道后转变为粪胆原,粪胆原氧化为粪胆素,使粪便着色。粪胆素定性试验(Fecal Urobilin Qualitative Test,FUQT)可用于检测阻塞性黄疸。

[正常值]

氯化高汞试验呈阳性反应(红色)。

[临床意义]

阻塞性黄疸患者的粪便为灰白色,这是因为粪便内缺乏胆红素,氯化高汞试验呈阴性反应。

(冯小娟　李海英)

第二节　胃分泌功能检查

一、胃液分析

[概述]

胃液分析(Gastric Juice Analysis)是研究胃的基础分泌和受刺激状态下胃的分泌情况,主要是盐酸分泌量,通过胃液分析可帮助诊断胃疾病和判断手术治疗的效果等。目前,胃液分析时使用的胃液分泌刺激剂有组织胺、五肽胃泌素(Pentagastrin)和试餐(馒头或面包)。

[试验方法]

1. 加大组织胺法

试验日早晨空腹插胃管抽取胃液,弃去,再收集基础胃液1h,在收集到30min时,肌注抗组织胺药(非那更25mg或苯海拉明50mg),以消除组织胺引起的血管扩张及支气管和胃肠道平滑肌的痉挛作用。收集基础胃液后,皮下注射磷酸组织胺,剂量为 0.04 mg/kg。注射加大剂量的磷酸组织胺后,持续引流胃液,每 15 min 留一次标本,连续 4 次,共 1h。

2. 五肽胃泌素法

收集胃液的方法同加大组织胺法,将皮下注射磷酸组织胺改为肌肉注射五肽胃泌素,剂量为 6 μg/kg。

[正常值]

基础胃液量为 10~100 mL,基础排酸量(BAO)为 (3.28±1.89) mmol/h,最大排酸量(MAO)为 (19.34±10.05) mmol/h;胃液清晰、无色,有轻度酸味,含少量黏液、乳酸,隐血、细菌检查均为阴性,有少量白细胞和上皮细胞。

[临床意义]

加大组织胺或五肽胃泌素试验,在下列情况下有参考价值。

(1) 区别胃溃疡是良性还是恶性。可参考 MAO 进行区分,如果证实是胃酸缺乏,应高度怀疑癌性溃疡。

(2) BAO>15mmol/h,MAO>60mmol/h。若 BAO 与 MAO 比值大于 60,提示患者有胃泌素瘤。

(3) 其他检查不能作出诊断,而加大组织胺或五肽胃泌素试验发现 MAO>40mmol/h,提示患者有十二指肠溃疡。

此外,萎缩性胃炎、胃癌、恶性贫血患者胃酸均低。部分患者胃切除术后,胃酸分泌减少,若术后出现吻合口溃疡,则胃酸分泌可接近正常。乳酸定性阳性见于胃癌、萎缩性胃炎及幽门梗阻。胃癌伴幽门梗阻时,患者胃液内可见 Boas-Oppler 氏乳酸杆菌。

二、血清胃蛋白酶原检查

[概述]

胃分泌功能检查除需测定壁细胞的泌酸功能外,尚可检查血清胃蛋白酶原(Serum Pepsinogen,SPG)含量,以了解主细胞分泌胃蛋白酶原的能力。应用琼脂电泳法可从胃黏膜提取液中分离出7种胃蛋白酶原(同工酶原),按其免疫原性不同可分为两个亚群,即PGⅠ(包括PG1~5)和PGⅡ(包括PG6~7),PGⅠ来源于胃底腺黏膜的主细胞和腺体颈黏液细胞。除上述部位外,胃窦幽门腺细胞、贲门腺细胞及十二指肠的Brunner腺细胞均能分泌PGⅡ,此外,PGⅡ还可以由异位胃黏膜分泌,前列腺亦可分泌PGⅡ并释放入精液内。用放射免疫法可测定血清PGⅠ和PGⅡ含量。

[正常值]

SPGⅠ:$(74.3\pm2.5)\mu g/L$;SPGⅡ:$(19.0\pm0.9)\mu g/L$;SPGⅠ/SPGⅡ:4.34 ± 0.15。

[临床意义]

1. 慢性胃炎

SPGⅠ和SPGⅡ的含量、SPGⅠ/SPGⅡ比值能精确反映各型胃炎胃黏膜组织学情况,敏感性为87.5%,阳性预示值为77.8%,均高于五肽胃泌素法胃泌酸功能测定,因此,有人认为SPG可起到胃底脉黏膜血清学活检(Serologic Biopsy)的作用。SPGⅡ含量和SPGⅠ/SPGⅡ比值增高可视为慢性胃炎的亚临床指标。慢性浅表性胃炎的SPGⅠ和SPGⅡ含量均高于正常值,SPGⅠ/SPGⅡ比值低于正常值。SPGⅠ、SPGⅡ含量升高是由于胃体、胃窦的炎症刺激导致胃底腺2种酶原升高。轻、中度萎缩性胃炎的SPGⅠ含量正常,SPGⅡ含量明显升高,SPGⅠ/SPGⅡ比值降低;重度萎缩性胃炎的SPGⅠ含量与正常人相似,SPGⅡ含量明显降低。

2. 消化性溃疡

十二指肠球部溃疡患者的SPGⅠ和SPGⅡ含量高于正常值,可能反映其主细胞数量增多。胃溃疡患者的SPGⅠ/SPGⅡ比值低于十二指肠球部溃疡。SPGⅠ含量升高者,患十二指肠溃疡的几率是患胃溃疡的3倍,而SPGⅡ含量升高者患胃溃疡的几率则是患十二指肠溃疡的3倍。

3. 胃癌

有人提出,将SPGⅠ作为胃癌的预报因子,认为SPGⅠ含量降低可作为胃癌危险因素的亚临床指标,并与肠型胃癌有关。慢性萎缩性胃炎伴广泛肠上皮化生及SPGⅠ含量降低者易患肠型胃癌。

4. 胃切除术

胃全切除术后,残胃浅表性或萎缩性胃炎患者的SPGⅠ和SPGⅡ含量与术前相似,术后残胃萎缩性胃炎患者亦有SPGⅠ含量进行性下降和SPGⅡ含量持续升高的情况。近端迷走神经切断术后,十二指肠溃疡患者SPGⅠ含量下降,SPGⅡ含量则无影响。

5. 肾功能

虽然PGⅠ和PGⅡ均能在血清中测得,但因只有PGⅠ可自尿液中排出,故肾衰时SPGⅠ含量升高。

(蒋玲　刘书敏)

第三节　十二指肠引流液检查

一、十二指肠引流液分析

[概述]

用十二指肠管从十二指肠、胆总管、胆囊和肝脏管引流出来的液体称"十二指肠引流液"。十二指肠引流液分析(Duodenal Content Analysis)可以了解肝、胆、胰的分泌功能和胆道情况,对肝胆疾病的诊断有重要意义。对慢性胆道部分阻塞或感染的某些患者,引流能起到一定的治疗作用。

[试验方法]

(1)试验日早晨,空腹经口插入十二指肠引流管至胃内,将胃内容物全部抽尽。

(2)患者取右侧卧位,床尾垫高约 40 cm,每 1～2 min 将引流管送入 1 cm,约 30 min 可进入十二指肠内。

(3)将管外端置于床缘下,液体自然流出,此液称"D 液"(D 是 Duodenum 第一个字母)。

(4)D 液流完后,将温热的 33％硫酸镁溶液 50 mL 由注射器缓慢从引流管外口注入,注完后用血管钳夹紧管端 5～10 min。

(5)放开血管钳,用注射器轻轻抽吸后液体即可自行缓慢流出。将首先流出的硫酸镁弃去,当金黄色或淡黄色的胆总管胆汁(A 胆汁)开始流出,即用 A 标本瓶盛接,标本量为 10～15 mL。其后流出的棕褐色或棕黄色浓厚液体为 B 胆汁,改用 B 标本瓶盛接,一般接 30～60 mL,有病变时标本量可增多或减少。继续引流,出现淡黄色稀薄液体(称"C 胆汁")时,改用 C 标本瓶盛接。其后的胆汁不再变色,引流 C 胆汁至标本量足够检查时,即将管拔出。

(6)需进行细菌培养时,应准备 3 支无菌培养管,分别标记 A、B、C。在胆汁引流过程中,按无菌操作留取 A 胆汁、B 胆汁、C 胆汁各 1 mL 用于细菌培养。

[正常值]

D 液:10～20 mL,淡黄色,透明或微浊,较黏稠;A 胆汁:10～20 mL,金黄色,比重为 1.007～1.012,透明,略黏稠;B 胆汁:30～60 mL,棕褐色,比重为 1.016～1.032,透明,黏稠;C 胆汁:胆汁量随引流管留置时间长短而异,柠檬黄色,比重为 1.007～1.010,透明,略黏稠。各部分胆汁中均可见少量白细胞,一般不超过 20/Hp,偶见来自胆管或胆囊脱落的柱状上皮细胞,可含有少量胆固醇,但无胆红素结晶、虫卵及细菌。

[临床意义]

(1)无胆汁排出者,常见于胆总管梗阻,如胆结石或肿瘤压迫等。

（2）未用刺激剂前 B 胆汁已排出，呈绿色或黑褐色者，多见于胆道扩张伴感染或胆囊液淤积。

（3）异常浓厚胆汁者见于胆石症有胆囊液淤积，稀淡胆汁见于慢性胆囊炎胆囊浓缩功能减低时。

（4）胆汁混有血液要考虑急性十二指肠炎、胃十二指肠溃疡及胰头癌等。

（5）胆汁内有颗粒状沉淀或胆沙见于胆石症。

（6）十二指肠或胆道有炎症时，胆汁中可出现大量黏液、白细胞和上皮细胞。根据 A 胆汁、B 胆汁、C 胆汁内出现的炎症的细胞的成分及数量，可大体判断炎症的部位和程度。

（7）胆汁中出现大量胆固醇、胆红素和胆红素钙结晶者，应考虑有胆石症。

（8）寄生虫感染者，其胆汁中可找到相应的虫卵。若 B 胆汁中发现细菌，如大肠杆菌、伤寒和副伤寒杆菌等，则其诊断意义较大。

（安仲武　蒋玲）

第四节　小肠吸收功能试验

一、3 天粪便脂肪测定（3-days Stool Analysis for Lipid）

［概述］

小肠吸收不良的重要依据是患者粪便中排出大量脂肪。正常人的脂肪吸收率达 94％，每日进食 100g 脂肪时，由粪便排出的脂肪量应小于 6g。若粪便排出脂肪量每日大于 6g，应视为异常。

［试验方法］

试验前 3 日，每日给予含脂肪 80～100g 的饮食，其后，在继续给予同样饮食的条件下,连续收集3日粪便送检,以测定粪便内的脂肪含量。3日内所收集的粪便标本应不少于300 g,否则,表明粪便标本收集不充分。患者近期内应未做过胃肠钡餐检查,因为钡剂会影响粪便脂肪测定结果。

[正常值]

每日饮食中含脂肪80～100 g时,人体所排出的粪便内脂肪含量应小于6 g。

[临床意义]

粪便内脂肪含量增加见于小肠吸收不良综合征。乳糜泻时,患者粪便内脂肪含量为每日10～30 g。胰腺功能不全和空肠旁路术后,患者粪便内脂肪含量每日可达粪便总量的50%。

二、右旋木糖试验(D-xylose Test)

[概述]

右旋木糖是一种戊糖,很容易在正常人的小肠上段被吸收。虽然右旋木糖的吸收机制尚未明确,但右旋木糖的吸收和整个小肠黏膜上皮功能有密切关系。右旋木糖分布于细胞外液,自肾脏排泄。

[试验方法]

嘱患者早晨空腹状态排尿。将25 g右旋木糖粉溶于250 mL开水内,让患者一次服下,再服用250 mL清水。收集患者服糖后5 h尿液,记录尿液总量,测定尿液中右旋木糖的含量。

[正常值]

5 h尿中右旋木糖排出量大于29.97 mmoL(4.5 g)。

[临床意义]

(1)小肠黏膜病变患者,如乳糜泻或热带口炎性腹泻患者,尿内右旋木糖排泄量明显减少。

(2)尿内右旋木糖排泄量减少见于小肠细菌过度生长综合征

（由于细菌摄入糖所致）和短肠综合征（由于内容物转运过快和肠吸收面积减少所致）。

（3）胰腺功能不全患者，右旋木糖吸收正常。

（4）细胞外液容量增加（如腹水）或肾功能衰竭患者，尿内右旋木糖排出量也可减少。

三、胆汁酸呼气试验（Bile Acid Breath Test）

[概述]

小肠内细菌过度生长和末端回肠病变可使胆盐的吸收出现障碍，在结肠内增多。正常人口服^{14}C－甘氨酸后，大部分在回肠被吸收，循环至肝脏再排入胆道，仅小部分被排至结肠，其中一部分从粪便排出，另一部分代谢成$^{14}CO_2$并通过肺排出。

[正常值]

正常人口服^{14}C－甘氨酸0.37 MBq（10微居里）后，4h内的$^{14}CO_2$排出量低于总量的1％，24h粪内^{14}C排出量小于8％。

[临床意义]

胆汁酸呼气试验有助于小肠内细菌过度生长及回肠病变引起的吸收不良综合征的诊断。当小肠内有大量细菌生长、回肠功能失调或切除后，肺内$^{14}CO_2$和粪内^{14}C的排出量明显增多，甚至可达正常人的10倍。这是因为这些患者的胃肠吸收功能障碍，口服的^{14}C－甘氨酸在肠腔内被大量去结合（Deconjugation），释出的^{14}C－苷氨酸被细胞代谢为$^{14}CO_2$，迅速地弥散入血液循环系统内，再从肺脏排出。

四、呼气氢测定（Hydrogen Breath Test，HBT）

[概述]

人类仅结肠中的细菌具有使糖发酵产氢的能力，只要有2g左右未被小肠吸收的糖进入结肠，即可受结肠中细菌的作用而发酵产氢,氢弥散入血,经肺呼出。人体小肠吸收功能正常时,可将糖全部吸入,呼气中氢含量极微;人体小肠吸收功能障碍时,呼气中氢含量则会明显增加。因此,测定呼气中氢的含量可准确地反映某种糖的吸收情况。

[试验方法]

受试者实验前一日避免摄入产气食物,晚饭后禁食,实验当日清晨空腹,于试餐前半小时及试餐后定时收集呼气标本,可通过麻醉面罩将呼气标本收集于绝气塑料注射器中。氢气浓度用数字显示式热导气相色谱仪进行测定。几种常见呼气氢含量测定的试餐和标本采集的具体方法如下。

(1)乳糖吸收不良。将50g乳糖(儿科患者为2g/kg)溶于温水内作为试液,每小时收集标本1次,共6次。

(2)蔗糖吸收不良。将50g蔗糖(儿科患者为2g/kg)溶于温水内作为试液,每小时收集标本1次,共6次。

(3)细菌过度生长。

①将50g葡萄糖溶于温水内作为试液,每10~15 min收集1次标本,共4次。

②将10g乳果糖溶于温水内作为试液,每10~15 min收集1次标本,直至出现结肠峰。

(4)胃肠道传递时间测定。将10g乳果糖溶于温水内作为试液,每5~10 min收集标本1次,直至出现结肠峰。

[正常值]

正常人呼气氢含量小于15 ppm。小肠传递时间:(94 ± 15) min(摄入乳果糖10 g后)。

[临床意义]

(1)阳性判断标准:呼气氢含量为15~19 ppm是临界状态,任一标本中呼气氢含量大于20 ppm为异常;呼气氢含量低于25 ppm为轻度糖吸收不良,含量为25~60 ppm是中度糖吸收不良,高于

60 ppm 以上者为重度糖吸收不良。

(2)呼气氢含量增加。

①乳糖吸收不良症,如小肠乳酶缺乏而致的乳糖吸收不良或胃切除术后乳糖吸收不良等。儿童复发性腹痛患者通过 HBT 可证明有相当一部分患者为乳糖吸收不良所致。

②蔗糖吸收不良见于肠道黏膜先天性或后天性的蔗糖酶-异麦芽糖酶缺乏。在发作性腹泻或腹痛的儿科患者中,通过 HBT 可显示有 3% 为蔗糖吸收不良。

③葡萄糖吸收不良见于先天性小肠黏膜刷状缘己糖主动转运基因异常或胃肠道获得性疾病(如胃切除术)引起的葡萄糖吸收不良。有研究显示,肠壁囊样积气症患者口服 50 g 葡萄糖后呼气氢含量明显增加。

④小肠细菌过度生长,正常人小肠内相对无菌。出现盲袢综合征、空肠憩室或糖尿病时,大肠中细菌可在小肠上部生长。口服葡萄糖后 2 h 内呼气氢含量增多,可作为小肠上部细菌污染指标。中、下部小肠细菌污染应采用乳果糖吸收试验,因葡萄糖在到达小肠中、下部时已被吸收。乳果糖到达盲肠前,如果中、下部小肠细菌过度生长或肠功能不良,则呼气氢含量增高并超过 20 ppm(小肠峰)。当乳果糖到达盲肠后,呼气氢含量继续增加,可超出 80 ppm(结肠峰)。乳糖 HBT 也可用于诊断盲袢综合征时小肠细菌过度生长,其特点为基础及口服乳糖后的呼气氢含量明显升高且持续数小时。

(3)胃肠传递时间异常。胃切除术后可发生小肠运动过快的情况。有人报告,胃切除术后肠功能正常者胃肠传递时间为 74.6 min,而胃切除术后伴有慢性腹泻患者胃肠传递时间可达 30.2 min。糖尿病、胃轻瘫者常有小肠通过延缓。

(4)监护作用。HBT 可监护早产儿,防止发生致死性小肠结肠炎。在肠炎发作前,HBT 即能显示呼气氢含量的增多,这有助于该病的早期诊断。

(5)其他。HBT可用于研究药物对小肠动力学的影响和饮食中纤维素在结肠中的代谢情况等。

(刘书敏　冯小娟)

第五节　肝功能检查和临床意义

一、血清转氨酶测定

[概述]

转氨酶亦称"氨基移换酶",它能催化 γ-氨基酸上的氨基转移到 γ-酮酸的酮基位置上,产生新的 γ-酮酸及新的氨基酸。体内活力最强的转氨酶有谷丙转氨酶(Glutamic Pyruvic Transaminase,GPT 或 Alanine Aminotransferase)和谷草转氨酶(Glutamic Oxaloacetii Transaminase,GOT 或 Aspartate Aminotransferase)。两者在组织内的分布次序有所不同。GPT:肝>肾>心>肌肉;GOT:心>肝>肌肉>肾。GPT 主要分布于肝细胞浆内,GOT 则分布于肝细胞浆(60%)和线粒体(40%)中。当肝脏等脏器受损或坏死时,细胞内酶释入血液,使血清内酶的活力增高。胆道梗阻时,胆道内酶反流,血中转氨酶活力也增高。

[正常值]

GPT:5~40U/L(37℃);GOT:8~40U/L(37℃)。

[临床意义]

(1)肝脏疾病。血清转氨酶(Serum Transaminase)是急性病毒性肝炎黄疸出现前最早出现的异常指标。黄疸型肝炎血清转氨酶的阳性率可达100%,无黄疸型肝炎阳性率则为80%左右。慢性持续性肝炎和活动性肝硬化时,血清转氨酶轻度或中度升高。慢活动性肝炎酶活性明显增高。此外,血吸虫病、阿米巴肝病、肝癌、脂肪肝、中毒性肝炎、酒精性肝病、药物性肝炎等,由于肝细胞膜受损或肝细胞坏死,均能使血清转氨酶活力增高。

(2)胆道梗阻。经胆汁排泄的转氨酶逆流或上行性胆道感染引起肝细胞损害,可使血清转氨酶升高,但一般不会超过400U。

(3)其他疾病。能引起血清转氨酶升高的还有急性胰腺炎、消化性溃疡、肌肉疾病、肾梗死、影响到肝脏的传染病(如疟疾、流行性出血热和钩端螺旋体病等)、全身感染、传染性单核细胞增多症、创伤、严重灼伤、使用某些抗凝药物以及心导管检查后。

(4)血清 GOT/GPT 比值对肝病的诊断意义。肝内 GOT 绝对值超过 GPT,正常人 GOT/GPT 比值为 1.15 左右。可逆性肝细胞损伤时,仅从肝细胞浆内释出可溶性酶,若肝细胞严重损害坏死时,线粒体酶也开始释放,可使 GOT/GPT 比值发生变化。急性肝炎早期,大部分 GPT 和胞浆部分 GOT 被释出,使 GOT/GPT 比值降至 0.56 左右;肝炎恢复期,比值逐渐上升至正常,但较转氨酶绝对值恢复时间要晚。肝硬化时 GOT/GPT 比值可增高至 1.44。慢性活动性肝炎由于肝坏死,GOT/GPT 比值常高于正常值。大部分肝癌患者临终前 GOT/GPT>1.5。

(5)血清转氨酶变化没有性别差异,不受进食影响。妊娠后期,因增大的胎盘分泌转氨酶入血内,可使血清转氨酶上升,但一般不超过100U。

二、血清精氨酰琥珀酸裂解酶测定

[概述]

精氨酰琥珀酸裂解酶(Argininosuccinate Lyase,ASAL)是参与尿素合成过程中鸟氨酸循环的重要酶之一。肝内 ASAL 含量最多,其次为肾脏、心、肺、脾、肠等,组织中含量甚微,肌肉内几乎没有。ASAL 的作用是催化精氨酰琥珀酸裂解成精氨酸和延胡索酸。

[正常值]

0～5U/dL(精氨酸比色法)。

[临床意义]

肝细胞受损时,ASAL 由肝细胞内释入血中。肝病时测定 ASAL,其阳性率与转氨酶相似,但比转氨酶更敏感,且特异性更高。急性病毒性肝炎、慢性肝病、肝癌、胆道疾病患者体内 ASAL 含量均可升高。急性病毒性肝炎和肝癌患者体内 ASAL 含量增高最明显,为 40～120U,急性病毒性肝炎患者体内 ASAL 含量甚至可达正常人的 90 倍。此外,在充血性心力衰竭、传染性单核细胞增多症和霍奇金淋巴瘤患者体内,该酶含量也可升高。

三、血清谷氨酸脱氢酶测定

[概述]

谷氨酸脱氢酶(Glutamic Dehydrogenase,GLDH)主要存在于肝脏内,肝脏的 GLDH 含量是心肌的 17 倍、骨骼肌的 80 倍、胰腺的 28 倍。GLDH 仅存在于肝细胞的线粒体中,故被称为"特异性的肝线粒体酶"。肝细胞坏死时,GLDH 进入血中,催化谷氨酸脱氢,形成相应的亚氨基酸,后者自发水解产生 α-酮戊二酸。

[正常值]

0～8U/L。

[临床意义]

临床上常用 GLDH 测定检查肝线粒体受损程度。血清内 GLDH 活力升高时,提示肝细胞严重坏死。(GOT + GPT)/GLDH 比值有助于肝胆疾病的诊断。当出现急性黄疸性肝炎时,该比值>50;慢性肝炎和活动性肝硬化时,比值为 30～40;阻塞性黄疸时,比值为 5～15;肝内转移癌时,比值<10。在肝内阻塞时,GPT/GLDH 比值为 1.5～10;急性肝实质性黄疸时,GPT/GLDH 比值>10。酒精中毒伴肝细胞坏死时,GLDH 升高,且较其他血清酶敏感。

四、血清山梨醇脱氢酶测定

[概述]

山梨醇脱氢酶(Sorbitol Dehydrogenase，SDH)能可逆催化 D-山梨醇氧化为 D 果糖。肝脏中 SDH 含量最为丰富，前列腺次之，肾脏中含量最低。正常人血清 SDH 活性很低，如活性升高，提示肝细胞受损。但由于血清 SDH 不稳定，活性正常不能排除肝脏疾病。

[正常值]

(0.54 ± 0.86)U/L。

[临床意义]

SDH 诊断肝病较转氨酶特异性高，但灵敏度较差。急性肝炎患者血清转氨酶含量出现高峰时，SDH 活性也达最高水平。SDH 活性增高还见于血吸虫病、肝硬化和其他慢性肝病活动期及充血性心力衰竭引起的继发性肝损害。阻塞性黄疸不伴肝细胞损害者血清 SDH 活性不升高。前列腺和肾脏中虽含有 SDH，但这些脏器病变时，血清 SDH 活性并不升高。

五、血清鸟嘌呤酶测定

[概述]

鸟嘌呤酶(Guanine Deaminase，GD)又称"胍酶"或"鸟嘌呤脱氢酶"。它主要存在于肝细胞浆内，肾脏及脑组织中亦有少量。血清中的 GD 能水解鸟嘌呤为黄嘌呤，在鸟嘌呤核苷酸转变为尿酸的嘌呤代谢中起主要作用。

[正常值]

男性:(2.0 ± 1.4)U;女性:(2.0 ± 1.2)U(8-氮杂鸟嘌呤法)。

[临床意义]

急性病毒性肝炎患者血清 GD 活性明显升高,可达正常的 10 倍;阻塞性黄疸和其他肝胆疾病患者血清 GD 活性仅轻度升高,故 GD 测定有助于内科黄疸和外科黄疸的鉴别。心肌梗死、多发性肌炎和皮肌炎患者体内转氨酶活性升高,但 GD 正常,因此,血清 GD 测定对肝受损的诊断比转氨酶测定更具有特异性。

六、血清碱性磷酸酶测定

[概述]

碱性磷酸酶(Alkaline Phosphatase,AKP)是在碱性环境中水解磷酸酯的一组酶类,主要存在于骨骼(成骨细胞)、肠黏膜、肝脏、胎盘和肾脏内,以肝脏和骨骼内最多。

[正常值]

成人正常值为 35～120 U/L(37℃),1.5～4.0 U/dL(Bodansky 法),5～12 U/dL(King-Armstong 法)。儿童因处于骨骼生长期,故正常值可达 25～30 金－阿氏单位/dL 或 1～13 布氏单位/dL。

[临床意义]

(1)黄疸鉴别诊断。肝脏分泌的 AKP 经胆汁排出,胆道阻塞时可导致肝源性血清 AKP 的增加。一般认为,阻塞性黄疸时血清 AKP 含量可先于黄疸之前出现,血清 AKP 含量常在 30 金－阿氏单位以上。胆道持续而完全阻塞的病例,血清 AKP 含量可达 60 金－阿氏单位。

胆汁淤积时,除肝细胞释放 AKP 外,胆道内的酶可经窦状隙返流入血内,同时,胆管合成酶也增加,均使血清中 AKP 活性升高。肝外阻塞时,AKP 活性增高量超过肝内阻塞时的增高量,若血清 AKP 含量持续低值,则阻塞性黄疸的可能性很小。急性肝细胞坏死时,可有少量 AKP 释放入血中,因此,在慢性肝细胞病变而无胆道梗阻时,血清 AKP 含量可略增多。肝细胞性黄疸时,血清 AKP 含量常在 30 金-阿氏单位以下。溶血性黄疸时,血清 AKP 含量一般正常或轻度增多。

(2)肝癌。原发性肝癌约半数病例的血清 AKP 含量增多,转移性肝癌 AKP 含量增多可达 90%。肝癌引起血清 AKP 含量增多,可能是因为癌细胞能生成 AKP;肝癌可合并肝内胆管阻塞,肿瘤周围炎症可刺激邻近肝细胞过度产生 AKP。

(3)骨病。畸形性骨炎、佝偻病、骨软化、甲状旁腺功能亢进、骨质愈合、成骨肉瘤和肿瘤的骨转移等均可引起血清 AKP 含量增多。

(4)其他疾病。血清 AKP 增多还见于结核病、结节病、肉芽肿病早期和肝脓肿。

(5)应用某些药物。氯丙嗪、砷剂、甲基睾丸酮、口服避孕药和某些抗生素等能引起肝内胆汁淤积,使血清 AKP 含量增多。若长期使用这些药物,应定期测定血清 AKP 含量,如有增多,应立即停药。

七、血清碱性磷酸酶同工酶测定

[概述]

根据酶学和免疫学性质,可将碱性磷酸酶同工酶(Alkaline Phosphatase Isoenzyme)分为 3 类。

(1)肝型(一般型)。包括肝、脾、肾、肾上腺、肺、心、胰、胸腺、骨和睾丸等中的 AKP。

(2)成人肠型。包括成人、胎儿肠及胎粪中的 AKP。

(3)胎盘型。

3 类 AKP 由 3 个不同基因位点控制,同一类中各个 AKP 的电泳迁移率及动力学性质各有差异。各型 AKP 在不同情况下都可出现在血清中。

[正常值和临床意义]

在琼脂凝胶电泳上,AKP可分出6种同工酶,从阳极侧按顺序命名为AKP1～AKP6。正常人血清中仅见弱的AKP2和弱的AKP3。有关AKP同工酶的来源及其临床意义见表5-1。

表5-1 AKP同工酶来源及临床意义

琼脂凝胶电泳	脏器来源	临床意义
AKP1	肝(毛细胆管)	阻塞性黄疸、肝转移癌、局限性肝损害
AKP2	肝	肝炎、肝癌、肝硬化
AKP3	骨	骨肉瘤、骨髓炎、成骨转移性癌、甲状旁腺功能亢进
AKP4	胎盘、癌组织	妊娠末期、癌症
AKP5	小肠、成纤维母细胞	肝硬化、高脂肪餐、O型血和B型血者
AKP6	肝(与IgG结合)	溃疡性结肠炎活动期

近年来可用聚丙烯酰胺凝胶电泳将血中AKP分离分离出Ⅰ～Ⅷ活性带,即AKPⅠ～AKPⅡ。正常人、良性肝病、恶性肝外胆道梗阻时,AKP均呈阴性。肝硬化的AKP阳性率为3.39%,原发性肝癌AKP阳性率为24.8%,而AFP阴性肝癌为16.7%。AFP与AKP1间无相关性。AKP1诊断原发性肝癌特异性可高达98.6%,但敏感性差。目前认为AKP1为癌胚蛋白之一,由肝癌细胞产生。

八、血清 γ-谷氨酰转肽酶测定

[概述]

γ-谷氨酰转肽酶(Gamma-Glutamyl Transpe-ptidase, γ-GT)是一种膜结合酶,属于细胞分泌酶,参与蛋白质代谢。在细胞内,γ-GT 与细胞结合,有不溶解部分和可溶解部分,只有可溶解部分才能在体液中测得。γ-GT 能催化谷胱甘肽和其他多肽上的谷氨酸基团转移到合适的受体上去。γ-GT 的确切生物学意义尚不明确,可能与调节组织中谷胱甘肽含量、氨基酸吸收与排泄以及肽链中自由氨基酸的酰化等有关。γ-GT 存在于肾、胰、肝、脾、肠、脑、肺、骨骼肌和心肌等组织中,以肾脏中最多,肝脏和胰腺中亦相当丰富,其他组织器官内很少。在肝脏内,γ-GT 主要存在于肝细胞浆和肝内胆管上皮细胞中,正常人血清中的 γ-GT 主要来自肝脏。

[正常值]

5~40U/L(37℃)。

[临床意义]

γ-GT 的活性改变对于肝胆系统疾病的诊断具有一定价值。在出现阻塞性黄疸、胰腺疾病和肝癌时,γ-GT 活性明显升高,但肝细胞病变时,γ-GT 的敏感性不如 GOT 和 GPT,临床上 γ-GT 可协助某些肝病的诊断或预后的判断。多数原发性或转移性肝癌患者血清 γ-GT 活性呈中度或高度升高,不伴有肝转移的其他癌症患者 γ-GT 活性不升高。阻塞性黄疸患者 γ-GT 活性升高较肝癌患者更显著,可达 400U 以上,但 γ-GT 对于肝内和肝外梗阻性黄疸的鉴别价值不大。急性病毒性肝炎患者处于转氨酶上升高峰期时,γ-GT 活性也可轻度增高,一般不超过 80U。在肝炎恢复期,γ-GT 是唯一升高的酶,提示肝炎尚未痊愈。慢性迁延性肝炎患者的γ-GT活性略高于正常上限,有半数病例在正常范围。慢性活动性肝炎患者的 γ-GT 活性可高于正常 1~2 倍,如血清 γ-GT

长期升高,提示有肝坏死倾向。非活动期肝硬化患者的 γ-GT 活性多属正常,伴有炎症和纤维化时,γ-GT 活性往往升高。原发性或继发性胆汁性肝硬化患者,往往在早期就有 γ-GT 活性上升。药源性肝病患者早期血清 γ-GT 活性就可升高,酒精性肝病患者血清 γ-GT 活性几乎都升高。脂肪肝患者血清 γ-GT 活性也升高。血吸虫病患者若肝功能损害明显,γ-GT 活性升高也很明显。阿米巴肝病和传染性单核细胞增多症患者的 γ-GT 活性亦见增高。肝病患者血清 γ-GT 活性升高的可能机制如下。

(1) 炎症和坏死区邻近的肝细胞合成 γ-GT 亢进或在组织修复中,细胞中微粒体合成 γ-GT 的功能加强,以致释放入血中的酶量增加。

(2) 发生梗阻性黄疸时,从患者胆道排出的酶受阻而逆流至血中。

(3) 肝癌患者的肝细胞由于反分化而类似胚胎期(胚胎期肝内 γ-GT 活性为成人的 30 倍左右),酶生成量增多,同时癌刺激周围的正常肝细胞,使 γ-GT 合成增多。

九、血清 γ-谷氨酰转肽酶同工酶测定

[概述]

虽然 γ-GT 活性测定敏感性高,但特异性差,在肝胆疾病时均可增高,故目前重视其同工酶的研究,特别是肝癌特异性区 γ-GT Ⅱ 更被人们所重视。现已发现肝癌组织中有 2 种形式 γ-GT 分子:一种为膜结合性,用去氧胆酸处理后在圆盘电泳中泳动于 β 区;另一种为肝癌特异性,泳动于 α 区,存在于肝癌组织和胎肝的上清液、微粒体和血清中,非癌性硬化肝组织内不出现。

[正常值与临床意义]

用醋酸纤维素薄膜电泳法,可分离出 4 条 γ-GT 活性带,即 γ-GT Ⅰ~Ⅳ。正常人以 γ-GT Ⅲ 为主。急、慢性肝炎和肝硬化患者

以 γ-GTⅠ为主。应用聚丙烯酰胺凝胶梯度电泳所分离出的肝癌特异性区带阳性率为 25%～60%。采用改良的聚丙烯酰胺凝胶垂直平板电泳可以使 γ-GTⅡ的阳性率提高到 90%，而非癌性肝病和肝外肿瘤假阳性率低于 5%，正常人(包括孕妇)均呈阴性。更有意义的是，低浓度 AFP(50～200 ng/mL)肝癌患者中也有 80% 血清 γ-GTⅡ呈阳性。有学者指出，在其他肝、胆、胰疾病中，尽管 γ-GT 总活性明显增高，但 γ-GTⅡ却几乎全部阴性。

十、血清 5'-核苷酸酶测定

[概述]

5'-核苷酸酶(5'-nucleotidase,5'-NT)是一种特殊的碱性磷酸单酯酶，它只能作用于 5'-磷酸腺苷和 5'-磷酸肌苷，生成相应的核苷和无机磷酸。在肝细胞内，5'-NT 主要存在于胆小管和窦状隙面肝细胞膜内。

[正常值]

0.3～3.2U(Bodansky 法)。

[临床意义]

5'-NT 活性增高见于阻塞性黄疸、肝内占位性病变和浸润性病变，其临床意义类似于 AKP。5'-NT 在骨病时不升高，故对肝胆疾病的诊断价值较 AKP 大。5'-NT 活性和 AKP 活性同时升高说明存在肝胆疾病。若 5'-NT 活性正常而 AKP 活性升高，应考虑 AKP 升高可能是由于骨病所致。应注意的是，妊娠时孕妇血清 5'-NT 活性可升高。此外，类风湿性节炎患者关节滑液中可有 5'-NT 增高。

十一、血清亮氨酸氨基肽酶测定

[概述]

亮氨酸氨基肽酶(Leucine Aminopeptidase,LAP)是一种蛋白酶。氨基肽酶作用于蛋白质和多肽的 N 末端氨基酸,而亮氨酸氨基肽酶对以 L-亮氨酸为 N 末端的多肽作用特别迅速。LAP 也水解以苯丙氨酸、色氨酸、组氨酸或酪氨酸为末端的多肽,它还可以水解由氨基酸形成的酰胺。LAP 能在毛细胞管微绒毛处促进胆红素和葡萄糖醛酸、游离胆红素和白蛋白的结合。LAP 广泛分布于人体各组织中,以肝、胰、胆、肾、小肠和子宫肌层内含量较丰富,各种体液如胆汁、十二指肠液、血液和尿液中都有 LAP 存在。

[正常值]

男性:18.3～36.7U/L;女性:16.3～20.2U/L。

[临床意义]

LAP 测定主要用于协助诊断肝脏疾病和胰腺癌。LAP 活性增高常见于胰腺癌、转移性肝癌及阻塞性黄疸等疾病。LAP 对肝胆疾病诊断的特异性与 $5'$-NT 相似,比 AKP 强。肝炎、肝癌和肝硬化患者血清 LAP 活性轻度到中度升高,胰腺炎和无黄疸的胆囊炎患者血清 LAP 活性亦可升高。此外,胰腺癌和肝外胆道阻塞患者尿液中还可见 LAP 活性升高。

十二、血清异柠檬酸脱氢酶测定

[概述]

异柠檬酸脱氢酶(Isocritrate Dehydrogenase,ICD)是三羧酸循环中的重要酶之一,它能催化异柠檬酸氧化脱羧,生成 α-酮戊二酸。ICD 广泛存在于人体组织内,以肝脏中含量较多,也存在于心肌、骨骼肌及肾上腺等处。因正常人血清中 ICD 活性很低,而红细胞及血小板中的 ICD 含量比血清高百倍,故待测定的标本不能发生溶血。

[正常值]

1.2～7.0U/L(30℃)。

[临床意义]

(1)急性病毒性肝炎患者血清 ICD 活性可增高 4～40 倍,一般于黄疸出现后 3～4 周恢复正常,病变迁延时,可持续增高 4 个月以上。ICD 高峰出现的时间较转氨酶晚,其阳性率也略低。

(2)ICD 活性增高还见于原发性肝细胞癌、肝转移癌、严重心力衰竭伴肝淤血、传染性单核细胞增多症及中毒性肝损害。

(3)肝内胆汁淤积性肝炎的 ICD 活性增高,无并发症的肝外胆道梗阻时 ICD 活性正常,这有利于肝内阻塞性黄疸和肝外阻塞性黄疸的鉴别。

(4)肝外疾病时,ICD 活性通常不增高。

十三、血清腺苷脱氨酶测定

[概述]

腺苷脱氨酶(Adenosine Aminase,ADA)的作用是催化水解腺苷生成肌苷和氨。ADA 广泛存在于各组织中,以盲肠、小肠黏膜和脾脏中含量最高,肝脏中含量为小肠的 7%～10%。肝内的 ADA 90% 存在于细胞质水溶性部分,其余在核内。肾、肌肉、心脏、神经组织和大部分单核－巨噬细胞系统中亦含有此酶。因血细胞内 ADA 活性为血液中的 40～70 倍,故测定血清 ADA 活性时应避免发生溶血。

[正常值]

5～25U/mL(比色法)。

[临床意义]

血清 ADA 测定主要对肝胆系统疾病具有诊断价值。有人认为,由于 ADA 分子较 GPT 小,所以在肝细胞受损时,ADA 比

GPT更易释放入血液中,ADA对反映急性肝损害的残存病变和慢性肝损害情况比 GPT 好。ADA 活性:肝硬化＞慢活肝＞慢淤肝,并随肝硬化程度而增高。除了肝胆疾病和恶性肿瘤外,血清 ADA 活性增高还见于粟粒性肺结核、伤寒、风湿热、溶血性贫血和血色病。

十四、血清核酸酶——脱氧核糖核酸酶Ⅰ(DNaseⅠ)、碱性核糖核酸酶(碱性 RNase)、酸性核糖核酸酶(酸性 RNase)、脱氧核糖核酸酶Ⅱ(DNaseⅡ)测定

[概述]

核酸酶(Nuclease)的主要作用是分解核酸。核酸酶主要集中于肝、胆、胰等器官内,其中,DNase 和碱性 RNase 主要分布于胰腺,酸性 RNase 分布于肝,DNaseⅡ无明显器官分布的特异性。血清 RNase 和 DNase 活性均采用分光光度计微量测定法。

[正常值]

DNaseⅠ:0～17.5mU/mL；DNaseⅡ:0～32mU/mL；碱性 RNase(23.4 ± 1.87)mU/mL；酸性 RNase(21.6 ± 1.93)mU/mL。

[临床意义]

(1)急性病毒性肝炎病初,DNase 活性开始增高,6～10 天达高峰,增高 2～5 倍,10 天后缓慢下降,26～30 天恢复正常。DNaseⅡ活性在病初也开始升高,16～20 天达高峰,其后可在较高水平维持数天之久。酸性 RNase 活性于肝炎整个病程中均升高,甚至恢复期也升高,一般高出正常 2～4 倍。

(2)急性胰腺炎或胆囊炎伴胰腺炎时,病初 DNaseⅠ活性就上升达高峰,为正常上限 3 倍以上,甚至可达 10 倍,且持续到病愈。酸性 RNase 活性于病后 5～6 天上升达到高峰,患者病愈后恢复正常。急性胰腺炎或急性胆囊炎伴胰腺炎患者之间酶活性的不同点:前者 DNaseⅠ明显上升,而 DNaseⅡ和酸性 RNase 升高不明

显;后者除 DNaseⅠ明显上升外,DNaseⅡ和酸性 RNase 也升高。酸性 RNase 在大多数胰腺癌患者血清中都能被检出。

(3)胆总管结石引起的黄疸经手术解除胆管高压后,所有核酸酶活性均明显下降,并可恢复正常。癌性阻塞性黄疸手术恢复胆流后,患者血清 DNaseⅡ活性仍明显增高。

十五、血清醛缩酶测定

[概述]

"醛缩酶"(Aldolase,ALD)是一类催化醇醛缩合反应酶类的总称,是体内碳水化合物代谢糖酵解过程中的重要酶之一,广泛分布于人体组织中,以心和肝内最多。主要功能是将 1,6-二磷酸果糖(FDP)分解成磷酸二羟丙酮和 3-磷酸甘油醛,以及将 1-磷酸果糖(F-1-P)分解为磷酸、二羟丙酮和甘油醛。以 FDP 为基质的醛缩酶称为"FDP 醛缩酶",以 F-1-P 为基质的醛缩酶称为"F-1-P 醛缩酶"。因 ALD 在红细胞和血小板内含量甚高,故送检标本要避免发生溶血。

[正常值]

1.5～12.0U/L(37℃)。

[临床意义]

(1)急性病毒性肝炎患者,血清 ALD 活性比正常值增高 5～20 倍,与 GPT 活性呈平行变化。慢性肝炎、肝硬化、原发性肝癌、转移性肝癌和阻塞性黄疸患者血清 ALD 活性均见增高。

(2)心肌梗死患者血清 ALD 活性增高,其上升与下降的变化与 GOT 相平行。肺梗死、脑梗塞患者血清 ALD 活性也增高。

(3)进行性肌营养不良患者血清 ALD 活性明显增高,破伤风患者血清 ALD 活性也增高。

(4)乳癌、卵巢癌、子宫颈癌、肾癌、前列腺癌、支气管肺癌、急性白血病和淋巴瘤患者血清 ALD 活性均见增高。

(5)血清ALD活性增高还见于恶性贫血、遗传性球形细胞增多症、阵发性睡眠性血红蛋白尿和自身免疫性溶血性贫血等。

十六、血清醛缩酶同工酶测定

[概述]

醛缩酶有A型(肌型)、B型(肝型)和C型(脑型)3个亚单位，由这些不同亚单位组成不同的四聚体，共有9个同工酶。ALDA组织分布以肌肉为主；ALDB组织分布以肝和肾为主；ALDC组织分布以脑和睾丸为主。A型的FDP/F-1-P活性比为50，B型的活性比为1，C型的活性比为10。

[正常值和临床意义]

(1)血清FDP-ALD和F-1-P-ALD比值与肝组织内的大致平行。原发性肝癌和继发性肝癌患者血清以ALDA为主，FDP/F-I-P比值显著增高；肝炎和肝硬化患者血清以ALDB为主，其FDP/F-I-P比值正常或降低。

(2)心肌梗塞患者在病程中因心力衰竭引起肝淤血时，应同时测定ALD和LDH同工酶。若血清ALDA和LDH1增高，应考虑为心肌梗塞引起的血清ALD增高；若血清ALDB和LDH5增高，应考虑心力衰竭引起肝淤血所致的血清ALD增高。

(3)胃癌等消化器官恶性肿瘤的FDP/F-I-P比值明显增高。

十七、血清5′-核苷酸磷酸二酯酶同工酶测定

[概述]

5′-核苷酸磷酸二酯酶(5′-Nucleotide Phosphodiesterase, 5′-NPD)是一种核酸外切酶(Exonuclease)，能水解磷酸酯形成乙醇和核苷酸。5′-NPD广泛分布于哺乳动物各组织中，主要是在细胞的核膜、内质网、线粒体外膜及溶酶体中。研究表明，血清5′-NDP同工酶的检测对原发性和继发性肝癌有一定的诊断价值，可

采用聚丙烯酰胺凝胶电泳进行检测。

［正常值］

5′-NPD 电泳后只出现 4 条区带，由阴极至阳极依次为Ⅰ～Ⅳ；酶带的相对迁移率<0.580。

［临床意义］

原发性肝癌患者血清除出现Ⅰ～Ⅳ区带外，还有一条快速泳动的第Ⅴ带，酶带迁移率>0.58，阳性率为 88%～90%，而 AFP 阴性肝癌的阴性率为 76.9%，因此，5′-NPD 的第Ⅴ带的检查对原发性肝癌，尤其是 AFP 阴性肝癌和转移性肝癌都是较为敏感的指标。此外，部分乙型肝炎表面抗原阳性的肝炎患者，其血清 5′-NPD 第Ⅴ带活性也很高，应予以注意。

十八、血清 β-葡萄糖醛酸酶测定

［概述］

β-葡萄糖醛酸酶（β-glucuronidase，β-GN）是一种水解酶，广泛存在于体内各组织中，在肝、胆、胰中含量相当丰富。当这些脏器发生病变时，β-GN 便被释放入血中。

［正常值］

男性：(110±50)U；女性：(65±35)U。

［临床意义］

血清 β-GN 含量升高主要见于恶性肿瘤和肝病。在恶性肿瘤中，血清 β-GN 含量明显升高者见于胰头癌(80%)。肠癌、乳癌或宫颈癌患者血清 β-GN 含量也增高，恶性肿瘤伴肝转移者更明显。肺癌、淋巴癌和白血病患者血清 β-GN 含量在正常范围。传染性肝炎和中毒性肝炎患者血清 β-GN 含量呈现中等程度升高。胆道阻塞所致肝细胞损害时，β-GN 含量也升高，疾病恢复时此酶恢复正常，但较血清转氨酶、胆红素增高持续时间长。肝硬化患者血清 β-GN 含量有轻度到中度升高，而重度肝硬化患者 β-GN 含量升高

很罕见。严重肝衰竭患者血清 β-GN 含量可骤降至极低水平。此外,妊娠晚期孕妇血清 β-GN 含量呈进行性升高,产后 5 日恢复正常。先兆子痫或子痫患者血清 β-GN 含量可见异常增高。

十九、血清单胺氧化酶测定

[概述]

单胺氧化酶(Monoamine Oxidase,MAO)是一类作用于各种伯胺类化合物(主要为单胺)的含铜酶。在有氧条件下,MAO 能催化多种伯胺,如酪胺、多巴胺和色胺等脱去氨基,生成相应的醛。MAO 广泛存在于体内各组织中,以肝、肾、脑等组织中含量较多。在细胞内,MAO 主要存在于线粒体内,另有少量存在于细胞质内。人血清中的 MAO 是水溶性的,与线粒体中的 MAO 不同。通过电泳可将 MAO 分为 4 种,2 种向阳极移动,2 种向阴极移动。阳极 MAO 来自线粒体,阴极 MAO 来自结缔组织。

[正常值]

12~40U。

[临床意义]

血清 MAO 活性测定对肝硬化的诊断具有重要参考价值。血清 MAO 能反映胶原纤维生成情况。通过腹腔镜检查可以发现血清 MAO 活性与肝表面结节形成的进程相平行。肝组织学检查结果提示 MAO 升高的程度与结缔组织增生、小叶扭曲情况密切相关。血清 MAO 分别来自肝细胞线粒体和结缔组织。电泳结果将 MAO 分为 2 部分,MAO I 主要位于阳极,MAO III 主要位于阴极。暴发性肝炎或急性肝炎伴有肝坏死时,血清 MAO 活性升高,此系 MAO 从坏死的肝细胞线粒体中释出,以 MAO I 为主。肝纤维化时,胶原合成增加,血清 MAO 则以 MAO III 为主。此外,罹患甲状腺功能亢进、糖尿病、肢端肥大症、结缔组织病、严重脂肪肝、慢性右心衰竭伴肝淤血等疾病的人血清 MAO 活性均会升高。

二十、血清胆碱酯酶测定

[概述]

胆碱酯酶(Cholinesterase,ChE)可分为 2 种：一种存在于中枢神经系统灰质、交感神经节、运动终板和红细胞内，主要作用于乙酰胆碱，使之水解为胆碱和乙酸，有一定专一性，被称为"真性胆碱酯酶"或"乙酰胆碱酯酶"；另一种存在于中枢神经系统白质、血浆、肝、胰、肠系膜和子宫等处，生理意义不明，已知除作用于乙酰胆碱外，还可以作用于其他胆碱酯类，被称为"假性胆碱酯酶"或"丁酰胆碱酯酶"。血清中 ChE 属假性胆碱酯酶。

[正常值]

0.5～1.3pHu,(1.89±0.40)U/mL(Ellman 改良法)。

[临床意义]

(1)患肝胆疾病者，如肝硬化、肝炎、长期肝外胆道阻塞、肝转移癌和严重肝细胞性黄疸等，其血清 ChE 活性降低。

(2)患肝外疾病者，如营养不良、恶病质、重度贫血、急性感染、有机磷中毒、癌症和晚期血吸虫病等，其血清 ChE 活性降低。

(3)早期肝外胆道阻塞患者血清 ChE 活性正常。

(4)采用聚丙烯酰胺凝胶电泳法，正常人血清 ChE 可分出 9～11 条同工酶带，肝炎活动期和肝硬化的 1 带相对活动性增高，绝大多数肝病 2～5 带相对活性明显减弱至消失，并随病情加重而越加明显。

总之，血清 ChE 活性是反映肝细胞受损程度的有价值指标。ChE 活性降低程度与肝细胞损害程度相平行，对追踪观察病情和估计预后有价值。

二十一、血清鸟氨酸氨基甲酰转移酶测定

[概述]

鸟氨酸氨基甲酰转移酶(Ornithine Carbamoyl Transferase,OCT)在体内参与尿素合成,它催化鸟氨酸与氨甲酰磷酸反应生成瓜氨酸。瓜氨酸由天冬氨酸代氨、三磷酸腺苷供给能量形成精氨酸。精氨酸在精氨酸酶催化下生成鸟氨酸和尿素。OCT绝大部分存在于肝内,小肠中很少,其他组织中几乎缺如。正常情况下,血清中的OCT浓度仅相当于肝组织中的1/100 000,一旦血清中OCT浓度增高,对肝病诊断价值就较大。目前看来,OCT特异性大致与转氨酶相似,并不优于转氨酶。

[正常值]

8~20 mU/mL。

[临床意义]

(1)急性病毒性肝炎患者出现黄疸时,OCT浓度即升高;黄疸消退时,OCT浓度也不下降;当血清转氨酶已恢复正常时,OCT浓度仍未恢复正常。

(2)肝硬化患者血清OCT浓度呈不规则升高,若持续升高,往往反映肝硬化为进行性。继发性肝癌、阿米巴肝脓肿早期和心源性肝硬化极期,患者血清OCT浓度均明显升高。肝淀粉样变性、血色病和血吸虫病注射锑剂时,患者血清OCT浓度均可升高。急性酒精中毒者血清OCT浓度升高,于戒酒数周后逐渐降至正常。

(3)急性胆囊炎或胆石症患者血清OCT浓度明显升高,而静止性胆总管或胆囊结石患者则正常。

(4)广泛小肠病变、心肌梗塞、脑出血、类风湿性关节炎、胃和十二指肠溃疡、肺炎和某些神经系统疾病及血液病患者血清OCT浓度也常有轻度升高。

二十二、血清甘氨酰脯氨酸二肽氨基肽酶测定

[概述]

甘氨酰脯氨酸二肽氨基肽酶(Glycyl Proline Dipeptidyl Aminopeptidase，GPDA)是水解甘氨酰脯氨酸-β-萘酰胺的二肽萘酰胺酶，生理意义尚不明确，可能对降解胶原所衍生的肽类有一定作用。

[正常值]

(77.5 ± 17.1) IU/L。

[临床意义]

据 Kojima 等报告，在 233 例肝胆疾病患者中，慢性肝炎、肝硬化和胆道疾病患者血清中的 GPDA 浓度比正常人略高，但差异无统计学意义；而 53 例肝癌患者血清 GPDA 浓度为(196 ± 110.4) U/L，此值显著高于健康对照和肝硬化组。在 53 例肝癌患者中，约有 32% 的肝癌患者血清 GPDA 浓度高于 200 U/L。在所有血清 GPDA 浓度高于 200 U/L 的患者中，除 1 例为胆管结石病例外，其余均为肝癌病例。肝癌患者血清 GPDA 浓度高，GPDA 浓度与甲胎蛋白浓度无显著相关性。对于甲胎蛋白不高的患者，测定此酶有助于肝癌的早期诊断。胃癌患者血清 GPDA 浓度升高，提示肝转移。

二十三、血清铜蓝蛋白测定

[概述]

铜蓝蛋白(Ceruloplasmin)又称"铜氧化酶"，是一种含铜的糖蛋白，其中碳水化合物约占 10%。电泳位置在 α_1 和 α_2 球蛋白之间，一般把它划为 α_2 球蛋白。1 分子铜蓝蛋白可与 8 个铜原子相结合，血中约 90% 的铜原子与铜蓝蛋白结合。一般认为，铜蓝蛋白由肝脏合成，一部分由胆道排泄，尿液中含量甚微。

[正常值]

100~300 U(按铜氧化酶活性单位计算),0.93~2.65 μmol/L(14~40 mg/dL)。

[临床意义]

血清铜蓝蛋白测定主要用于肝豆状核变性的诊断。该病患者血清铜蓝蛋白浓度显著降低,可能由于铜过多地沉积于肝脏及基底核等组织,或由铜蓝蛋白合成障碍所致。此外,肾病综合征和营养不良患者血清铜蓝蛋白浓度也减低。如有重症感染、贫血、妊娠、口服雌激素或某些避孕药、胆道梗阻、胆汁性肝硬化、胃癌和肺癌等情况,人体血清铜蓝蛋白浓度均可增高。

二十四、血清 α_1-抗胰蛋白酶测定

[概述]

α_1-抗胰蛋白酶(α_1-Antitrypsin,α_1-AT)是一种糖蛋白,由肝细胞制造,在常规蛋白电泳上为 α_1 球蛋白的最主要成分,其生物学功能是保护身体组织免受胰蛋白酶、糜蛋白酶和其他类似胰蛋白酶活性的组织酶的自身消化作用,尤其是在防护肺组织免受内源性胰蛋白酶的损伤方面起重要作用。

[正常值]

小于 88.8 μmol/L(4.0 mg/dL)(免疫电泳法);23.3~44.4 μmol/L(105~200 mg/dL)。

[临床意义]

α_1-AT 测定的主要价值在于诊断遗传性 α_1-AT 缺乏性肝病,该病属常染色体隐性遗传病。α_1-AT 是一种急性时相蛋白,在组织损伤和炎症后几小时上升,4 日后达高峰,2 周后恢复正常。血清中 α_1-AT 浓度增加见于急性感染、恶性肿瘤、肝炎、肝硬化和外科手术等。免疫电泳法测定 α_1-AT 时,正常人其浓度低于 400 mg/dL,良性肝病患者 3.0%~12.9%超过此值,而原发性肝癌患

者 74.5% 超过此值,且均值亦高。α_1-AT 测定对原发性肝癌诊断的特异性为 93.6%,敏感性为 74.7%,AFP 阴性肝癌患者中有 22.7% α_1-AT 测定结果为阳性。血清 α_1-AT 浓度降低见于慢性阻塞性肺疾病、肺气肿和幼年期肝硬化。

二十五、血清谷胱甘肽 S 转移酶和碱性谷胱甘肽 S 转移酶测定

[概述]

谷胱甘肽 S 转移酶(Glutathione S-Transferase,GST)是一组具有解毒和结合功能的同工酶。GST 占肝脏可溶性蛋白的 2%~10%。在肝细胞内,GST 主要分布于胞浆,少量存在于微粒体内。正常人血浆碱性谷胱甘肽 S 转移酶(Basic Glutathione S-transferase,BGST)含量甚微,半衰期为 1~8h。循环中的 BGST 有少量从肾排泄,大部分在体内代谢。目前的研究表明,人体肝内至少含有 8 型以上的 GST,以希腊字母 α~ω 命名。按等电点不同,人体肝内的 GST 可分为碱性(α~ω)、中性(μ)和酸性(ϕ、ω)3 组。其中,碱性 GST 常被称为"配体素"。GST 有 2 种重要生理功能:一种是催化还原型谷胱甘肽与毒物结合,起解毒作用;另一种是以非共价或共价形式与非底物性配体结合,起到运输作用,或成为解毒的又一种形式。血清 GST 测定方法有 2 种,即酶活性法与放射免疫法,前者测定 GST 的总活性,后者测定血清 BGST 含量。由于 BGST 占肝 GST 的 90%,故 2 种测定方法的结果意义相近。因为放射免疫法可避免血清胆红素和红细胞同工酶对 GST 活性的影响,所以其结果更为可靠。

[正常值]

(13.6 ± 0.4)U/L(GST);(3.1 ± 2.0)ng/mL(BGST)。

[临床意义]

(1)急性和慢性肝病中患者血清 BGST 含量明显升高,并有

较高的阳性率。非肝胆疾病患者血清 BGST 含量无明显增高,而慢性活动性肝炎血清 BGST 阳性率显著高于 GPT,提示 BGST 是一项敏感的肝细胞损伤指标。肝细胞损伤时,血清 BGST 浓度升高是因为其分子量小,肝细胞内含量多,当肝细胞受损时,大量 BGST 进入血内,因而血清 BGST 浓度升高,并且升高早于 GPT 和 GOT。又由于 BGST 的半衰期短,所以峰值出现后迅速下降,通常较 GPT 和 GOT 早降至正常。这一特点既有利于及时识别肝细胞损伤的终止,又有利于观察肝细胞损伤的近期预后。

(2)原发性肝癌和转移性肝癌患者血清 BGST 浓度可升高。肝硬化患者血清 BGST 浓度变化不一,有人认为升高,也有人认为无显著变化。

(3)Gilbert 综合征、Crigler-Najjar 综合征、Dubin-Johnson 综合征和 Rotor 型高胆红素血症患者血清或肝内 BGST 活性多属正常,提示这些疾病的高胆红素血症并非是由 BGST 活性减少或缺乏所致。GST 改变的临床意义和 BGST 相一致。

二十六、血清 α-L-岩藻糖苷酶测定

[概述]

α-L-岩藻糖苷酶(α-L-Fucosidase,AFU)是一种溶酶体酸性水解酶,广泛存在于机体各组织细胞溶酶体、体液和排泄液(如尿液、泪液、精液和阴道分泌物)中。AFU 能水解糖蛋白、糖脂和寡聚糖分子上通过 $α_1$ 糖苷键所结合的岩藻糖,也能水解人工合成底物分子上所结合的岩藻糖。近年来研究发现,该酶对某些疾病的发病机制和临床处理有重要意义,尤其是对原发性肝癌的诊断有较高的敏感性和特异性,因而引起了人们的重视。

[正常值]

(395.8 ± 26.3) nmol/(mL·h)。

[临床意义]

(1)原发性肝癌患者血清 AFU 活性明显高于正常人、转移性肝癌患者和肝硬化患者。国外报道,AFU 诊断原发性肝癌的敏感性为 75%,特异性为 90%;国内报道,其敏感性为 78.8%,特异性为 90.9%;对 AFP 阴性肝癌及小肝癌的阳性诊断率分别为 76.1%~81.8% 和 70.8%。杨甲梅等认为,当血清 AFU 阳性同时又有肝占位性病变证据或 AFU 活性 >600 nmol/(mL·h)时,应该首先考虑原发性肝癌的诊断。

(2)AFU 活性增高还见于转移性肝癌、胃癌、乳腺癌、肺癌、卵巢癌和子宫癌等。

(3)急性病毒性肝炎、酒精性肝硬化患者血清 AFU 活性升高,其机制可能为肝功能不良时,血液中 AFU 的清除率下降,或酶蛋白结构异常使肝枯否氏细胞难以识别,也可能是肝细胞溶酶体膜和细胞膜通透性升高使 AFU 漏入血液中所致。此外,急性胰腺炎患者血清 AFU 活性不升高。

(4)糖尿病患者血清 AFU 活性升高,且与血糖浓度呈正相关,特别表现在 1 型糖尿病,但机理尚不明确。

(5)B 淋巴细胞白血病的白细胞 AFU 活性显著低于其他类型白血病,这与 B 细胞属性无关,而是恶性细胞增殖的产物。AFU 测定将有助于认识不同类型白血病的分化程度,从而指导临床诊断与治疗。

(6)岩藻糖苷贮积病(Fucosidosis)患者血清或尿中 AFU 缺乏活性。该病是一种罕见的常染色体隐性遗传病。患者的组织器官和体液中 AFU 缺乏或活性低下,导致糖蛋白、糖脂等代谢紊乱,使岩藻糖及其衍生物储积于机体组织内,患者从婴儿期起即发现进行性的智力和运动发育迟缓。

(7)血浆 AFU 活性随妊娠周数增加而增加。在自然分娩或人工终止妊娠后,孕妇血清 AFU 活性迅速下降,5 日后可达正常水平。

二十七、血清蛋白测定

[概述]

血清蛋白包括白蛋白、球蛋白、纤维蛋白原、少量核蛋白及黏蛋白。除 γ-球蛋白外,其他所有血清蛋白都是由肝实质细胞合成的,而 γ-球蛋白由包括枯否氏细胞在内的单核巨噬细胞系统合成。血清蛋白测定主要是测定白蛋白和球蛋白。

[正常值]

总蛋白:60～80 g/L(6～8 g/L);白蛋白:40～55 g/L(4～5.5 g/dL);球蛋白:20～30 g/L(2～3 g/dL);白蛋白/球蛋白:(1.5～2.5):1。血清蛋白电泳:白蛋白:0.62～0.71,球蛋白 α_1:0.03～0.04,球蛋白 α_2:0.06～0.10,球蛋白 β:0.07～0.11,球蛋白 γ:0.09～0.18(醋酸膜法);白蛋白:0.54～0.61,球蛋白 α_1:0.04～0.06,球蛋白 α_2:0.07～0.09,球蛋白 β:0.10～0.13,球蛋白 γ:0.17～0.22(滤纸法)。

[临床意义]

(1)血清白蛋白含量降低,可由下列情况引起。

①摄入不足。食物中蛋白质缺乏,或各种疾病造成食欲不振、消化及吸收障碍可导致人体血清白蛋白含量降低。

②消耗增多。消耗增多见于未被控制的糖尿病、甲状腺功能亢进、慢性发热性消耗疾病、外伤、妊娠和哺乳等情况,人体内血清白蛋白含量降低。

③异常丢失。肾脏和胃肠道疾病、严重出血、广泛烧伤以及多发性浆膜炎等都可造成人体内大量蛋白质丢失。

④合成障碍。肝细胞功能减退、白蛋白合成减少,见于慢性肝病,如肝硬化等。正常人的肝细胞内质网每日制造白蛋白 120～200 mg/kg,相当于每日 11.0～14.7 g。肝脏合成白蛋白的速率是

限速性的,仅在人体内过多白蛋白丢失或被破坏的情况下,合成速率才会增加。肝损害时,白蛋白的合成、细胞内运输和释放发生障碍,可引起血清中的白蛋白含量降低。但肝脏分解白蛋白的功能即使在肝损害时,也很少受影响。在严重肝细胞病变时,若肝脏分解代谢速率保持相对恒定,蛋白质摄入和吸收正常,在尿液和其他排泄物中又没有丢失蛋白质的情况,则血清白蛋白含量的降低几乎全是因为肝细胞损害导致白蛋白合成减少。

急性肝坏死时,肝细胞合成白蛋白能力丧失或明显降低,但因白蛋白半衰期较长(17～21天),白蛋白降低常于1周后出现。急性轻型肝炎患者血清白蛋白含量降低较少或呈中度减少;病程较长的重症肝炎患者血清白蛋白含量可明显降低;急性肝坏死和重症肝炎患者的血清白蛋白含量随病情发展而进行性降低,提示预后不良。白蛋白含量减少是肝硬化的特征:在肝硬化代偿期,白蛋白含量轻度减低,在肝硬化失代偿期,白蛋白含量明显减少。

(2)球蛋白。

①$α_1$-球蛋白。肝脏发生炎性病变时,人体内 $α_1$-球蛋白含量常增加,和白蛋白含量的增减呈负相关;肝坏死和肝硬化时,人体内 $α_1$-球蛋白减少;$α_1$-球蛋白含量很低或缺乏时,提示人体内存在 $α_1$-抗胰蛋白酶蛋白缺乏所引起的慢性肝病;肝癌患者体内 $α_1$-球蛋白含量显著上升。

②$α_2$-球蛋白。病毒性肝炎初期(起病1周内)$α_2$-球蛋白含量多数正常,以后逐渐增加;重症肝炎和急性肝坏死时,$α_2$-球蛋白含量常减低;失代偿期肝硬化患者体内 $α_2$-球蛋白含量多半降低。$α_2$-球蛋白含量增高见于急性、慢性血吸虫病、肝脓肿和肝癌等。因 $α_2$-球蛋白含脂蛋白,故胆汁淤积和血脂增高者体内 $α_2$-球蛋白含量也增高。

③$β$-球蛋白。$β$-球蛋白也含脂蛋白,其增高见于胆汁淤积性肝硬化。肝细胞严重受损时,因肝脏合成功能减弱,故 $β$-球蛋白含

量可降低。

④γ-球蛋白。几乎所有肝胆疾病患者体内的 γ-球蛋白含量都增高。明显增高者见于慢性活动性肝炎和坏死后肝硬化。γ-球蛋白含量增高还见于各种感染性疾病、结缔组织病和肿瘤。单株 γ-球蛋白含量增高，即出现 M 蛋白，常见于多发性骨髓瘤和巨球蛋白血症。

二十八、血清胶体稳定性试验

[概述]

肝脏疾病患者体内蛋白质代谢功能障碍可表现在血清胶体稳定性试验(絮状、浊度试验)上。血清白蛋白和 α_1-球蛋白能抑制絮状反应，而 γ-球蛋白、α_2-球蛋白和 β-球蛋白能促进絮状沉淀反应的产生。肝病患者血清中球蛋白含量增多、白蛋白含量减少，可使各种絮状、浊度试验呈阳性反应。临床上常用的胶体稳定性试验有脑磷脂胆固醇絮状试验(Cephalin-Cholesterol Flocculation Test，CCFT)、麝香草酚絮状试验(Thymol Flocculation Test，TFT)、麝香草酚浊度试验(Thymol Turbity Test，TTT)、硫酸锌浊度试验(Zinc sulfate Turbity Test，ZnTT)和卢戈氏碘试验(Iodine Test)等。

[正常值]

CCFT：(−)～(+)；TFT：(−)～(+)；TTT：0～6U；ZnTT：2～12U；卢戈氏碘试验：阴性。

[临床意义]

(1)急性肝损害。各类絮状、浊度试验均可出现阳性反应，总阳性率为 80%～90%，其中以 CCFT 阳性反应出现最早，继之 TTT 也升高；碘试验阳性率最高，ZnTT 的阴性率最低。这些改变在黄疸前期即出现，对急性肝损害有早期诊断价值，但敏感性较血清转氨酶测定差。

(2)阻塞性黄疸。当阻塞性黄疸尚无肝细胞损害时,因各类絮状、浊度试验结果多为阴性,故对黄疸类型的鉴别有一定价值。

(3)判别肝炎的病程经过。急性肝炎患者血清 TTT 变化和血清脂质升降相平行,但随着病情的迁延和慢性化,则与血清 γ-球蛋白变化呈正相关,因此,TTT 持续阳性预示肝脏病变的迁延和慢性化。

(4)判断慢性肝炎的严重程度。通常活动性肝硬化病例的 TTT 阳性率高于非活动性肝硬化病例,酒精性肝硬化病例的 CCFT 阳性率较 TTT 为高,而坏死后肝硬化病例两者阳性率相似。

(5)其他肝病。脂肪肝时,TTT 常升高,而 TFT 多为阴性,脂肪肝患者的 TTT/ZnTT 比值较慢性肝炎高,可作为两者鉴别的参考。转移性肝癌患者 TTT 较原发性肝癌低,仅在诊断时供参考。应注意的是,絮状、浊度试验对肝病无特异性,凡可发生白蛋白减少、γ-球蛋白或 β-球蛋白以及类脂质增加的疾病,如疟疾、结缔组织病、黑热病、亚急性细菌性心内膜炎和多发性骨髓瘤等,均能呈阳性反应。

自美国临床病理学会临床化学委员会于 1965－1966 年提出将 TTT 从常规肝功能检查中摒除后,国外一些学者先后撰文发表自己的观点,认为絮状反应包括 TTT 在内,价值有限。因免疫学试验可提供同样信息,故 TTT 作为常规肝功能试验之一毫无价值,应予摒弃。但国内胡伏莲等通过 200 例肝病和非肝病的 TTT 试验,并与血清蛋白定量、血清蛋白电泳、免疫球蛋白和凝血酶原时间进行对比研究后,提出不同看法。胡氏等的研究结果表明,TTT 升高与血清 γ-球蛋白的含量呈正相关,而与血清白蛋白和 $α_2$-球蛋白的含量呈负相关。TTT 升高与血清 IgG 含量及凝血酶原时间延长也有一定关系,不能以反映血清蛋白质异常的其他试验来代替。这些试验间只能互补,不能相互取代。TTT 还可提供其他信息供临床医师参考,以发现一些潜在性疾病,并且此试验操作简单。胡氏等认为,当前 TTT 仍有继续保留的必要。

二十九、血清前白蛋白测定

[概述]

前白蛋白(Prealbumin,PA)又称"甲状腺素结合蛋白"、"维生素 A 转运蛋白",由肝脏合成,其半衰期为 1.9 日,在 pH 8.6 的条件下,电泳速度比白蛋白快,故称"前白蛋白"。肝细胞受损时,前白蛋白含量降低。在肝脏急性病变时,前白蛋白比白蛋白更为敏感地反映肝实质损害。

[正常值]

$0.26\sim0.37\,g/L(26.48\sim37.24\,mg/dL)$。

[临床意义]

各型肝炎和肝硬化患者体内前白蛋白含量均有不同程度下降。急性肝炎中,黄疸型较无黄疸型降低更明显。黄疸型中,胆红素越高,前白蛋白下降越明显。重症肝炎患者体内前白蛋白含量可处于低值,甚至接近零。根据病理损害,重度慢性活动性肝炎患者血清前白蛋白含量下降最明显,其次为非重度慢性活动性肝炎,而慢性迁延性肝炎下降幅度最小。肝硬化患者血清前白蛋白含量也有明显下降。由此可见,前白蛋白含量下降程度与肝细胞损害程度相一致,肝细胞损害越严重,前白蛋白含量降低越明显。对于预后良好的急性肝炎,随着病情恢复,前白蛋白含量也恢复正常。因此,前白蛋白可作为急性肝损害的一项有价值的随访指标。

三十、血清视黄醇结合蛋白测定

[概述]

视黄醇结合蛋白(Retinol Binding Protein,RBP)为血液中维生素 A 转运蛋白。在人体内由肝合成,广泛分布于血清、脑脊液、尿及其他体液中,在血液中以维生素 A-RBP 复合物形式,转运维生素 A 至需要的组织中去,与该组织细胞表面结合。该复合物与该组织细胞表面结合后,维生素 A 进入细胞内,而失去维生素 A 的 RBP 仍结合在细胞表面,直至另一个维生素 A-RBP 复合物到达细胞表面时才能脱落下来。游离于血液中的 RBP 经肾小球过滤,进入原尿中的 RBP 几乎全被近端肾小管上皮细胞重吸收,并在上皮细胞内分解和释放出氨基酸,供机体使用,仅少量随尿液排出。

[正常值]

男性:(47.2 ± 1.6)μg/mL;女性:(41.6 ± 1.6)μg/mL(放射免疫法),(43 ± 12.1)μg/mL(酶联免疫法)。

[临床意义]

(1)RBP 由肝脏合成。各种因素所致肝脏损害时,RBP 合成功能下降,血中 RBP 含量降低。由于 RBP 半衰期短(3~12h),能更敏感地反映肝脏合成功能和分解代谢的变化,因此,测定 RBP 含量对肝功能损害早期监测治疗效果是一项敏感的指标。

(2)血中 RBP 经肾过滤,在肾小管的近端被分解和代谢。肾脏疾病患者体内肾小球滤过率降低和肾小管功能障碍可导致血清及尿液中 RBP 含量显著增高。测定尿中 RBP 含量比 β_2-微球蛋白稳定,并较肌酐、尿素氮和菊糖清除率准确,能更早发现肾小管损害。

(3)胃肠和营养代谢病患者,血清 RBP 含量有不同程度降低,并对营养性疾病治疗效果的观察有一定价值。

(4)甲状腺功能亢进患者血清 RBP 含量较正常人低,而甲状腺功能减退患者血清 RBP 含量高于正常人。

三十一、血浆纤维连接蛋白测定

[概述]

纤维连接蛋白(Fibronectin，FN)是一种冷凝集糖蛋白，是由体内成纤维细胞、血管内皮细胞、巨噬细胞及肝细胞等合成和分泌的。FN 以 2 种形式存在于体内，即可溶性血浆 FN(PFN)和不溶性组织 FN(CFN)。绝大部分 PFN 由肝细胞合成和分泌。PFN 存在于血液、淋巴液、组织液、羊水及脑脊液中；CFN 存在于结缔组织、基底膜及各种细胞表面。FN 与肝病、糖尿病和肿瘤等疾病有关联。

[正常值]

$(344.50 \pm 67.15) \mu g/mL$。

[临床意义]

(1)急性肝炎患者血浆 FN 含量明显升高，提示机体防御能力改善，吞噬活力加强，预后良好。

(2)肝炎后肝硬化和酒精性肝硬化患者血浆 FN 较低，伴有腹水者更为明显。肝硬化患者体内 PFN 含量下降，可能由于 FN 和纤维蛋白及胶原紧密结合，使大量 PFN 沉积于肝纤维组织中；也可能由于营养不良、多种维生素和微量元素缺乏。血浆 FN 含量低时，吞噬细胞活力减退，机体防御功能低下，易发生感染，因此，FN 可作为预后指标。

(3)国外有报道，慢性活动性肝炎和慢性迁延性肝炎患者血 FN 含量可升高，但国内唐振铎等报告无明显变化。

(4)原发性胆汁性肝硬化及脂肪肝患者血浆 PFN 含量可明显升高，机制尚不明确。

(5)国外有报道，炎性和癌性腹水患者腹水 FN 含量测定结果有明显差异，且数值无重叠现象。凡测定值在 $75\mu g/mL$ 以上者均为癌性腹水，故认为测定腹水 FN 对癌性腹水的诊断价值较大，特异性和敏感性可达 100%。根据国内唐振铎等的测定结果,炎性腹水和癌性腹水测定的数值有少数重叠,分析可能是组内炎性腹水病例多所致,但他仍同意国外报道看法,认为腹水 FN 测定对癌性腹水的诊断有较大参考价值:对测定值大于 125 μg/mL 者可首先考虑癌性腹水;测定值为 70~125 μ/mL,应结合其他化验结果做进一步检查。

三十二、血浆氨基酸测定

[概述]

在机体的含氮物质代谢以及蛋白质的合成和更新中,氨基酸占有重要的地位,氨基酸参与激素、酶、维生素和其他一些生物活性物质的合成。某些氨基酸如甘氨酸、γ-氨基丁酸和谷氨酸是神经递质;另一些氨基酸,如支链氨基酸等,有其特殊的生理功用,如参与脂肪酸和蛋白质合成,并作为体内能量的来源和胰岛素释放的调节物。测定血浆中游离氨基酸可了解人体的营养代谢状况,进一步了解疾病的发病机制,有助于改进治疗措施和改善患者的预后。

[正常值]

正常人的血浆氨基酸(Plasma Amino Acid, PAA)含量有一定差异,现引用国内钱绍诚等的报告结果(见表5-2),以供参考。

表 5-2 正常人血浆氨基酸含量

分类	代号	$\overline{X}(\mu mol/L)$	SD
牛磺酸	TAU	74.5	15
门冬氨酸	ASP	23	9
苏氨酸	THR	614	83
丝氨酸	SER	128	25

续表

分类	代号	$\bar{X}(\mu mol/L)$	SD
谷氨酸	GLU	82	47
甘氨酸	GLY	238	56
丙氨酸	ALA	355	83
胱氨酸	CYS	60	8
缬氨酸	VAL	220	38
甲硫氨酸	MET	39	6
异亮氨酸	ILE	68	13
亮氨酸	LEU	123	24
酪氨酸	TYR	58	14
苯丙氨酸	PHE	73	12
鸟氨酸	ORN	100	33
赖氨酸	LYS	171	41
组氨酸	HIS	86	10
色氨酸	TRP	52	14
精氨酸	ARG	86	19
脯氨酸	PRO	173	40
支链氨基酸/芳香氨基酸	BCAA/AAA	3.2	0.3

[临床意义]

(1)支链氨基酸(BCAA)和芳香族氨基酸(AAA)的比值和慢性肝病、肝性脑病形成有一定关系。正常人该比值为3.0~3.5,而肝昏迷患者为0.6~1.2。比值近于3.0时,患者的中枢神经系统症状就会改善。BCAA/AAA比值与白蛋白、凝血酶原时间百分率和胆碱酯酶活性呈显著正相关,可作为反映肝实质细胞功能较为敏感的指标。

(2)钱绍诚等将肝硬化的 PAA 分为 3 型：Ⅰ型(通常型)，BCAA 降低而 AAA 增高,故 BCAA/AAA 下降,大多数患者属于此型；Ⅱ型(PAA 全体增高型),全部氨基酸在Ⅰ型基础上平行增高,其中 BCAA 也增高,但 AAA 增高更多,故 BCAA/AAA 仍下降；Ⅲ型(甲硫氨酸显著增高型),PAA 呈剧烈改变,AAA 明显上升,BCAA/AAA 显著下降,甲硫氨酸剧烈增高达正常 7 倍以上。Ⅰ型用支链氨基酸效果好,可使大多数患者症状明显好转,合并肝昏迷者大多数于数小时或 1 天内清醒；Ⅱ型由于肠道中积血分解成大量的氨基酸并不断被吸入血内,而使大部分氨基酸平行而均匀地升高,治疗时应以止血及清除肠道积血为主,辅以 BCAA 治疗；Ⅲ型为急骤大量肝细胞坏死的血浆氨基酸变化,它与重症肝炎图型极为相似,以甲硫氨酸极度升高为肝坏死特征性改变,有诊断价值。

(3)急性肝病患者有多种血浆氨基酸增多,甲硫氨酸和 AAA 增多尤为明显,提示预后不良。

(4)尿毒症患者体内氨基酸代谢紊乱主要表现为血浆必需氨基酸和丝氨酸、酪氨酸等的减少,而非必需氨基酸如参与尿素循环的鸟氨酸和瓜氨酸、含硫氨基酸、胱氨酸和牛磺酸、与谷胱甘肽合成有关的甘氨酸和谷氨酸等增多。酪氨酸/苯丙氨酸、缬氨酸/甘氨酸、丝氨酸/甘氨酸和必需氨基酸/非必需氨基酸比值降低,这些变化是提示营养不良的最早信号,其中以支链氨基酸如缬氨酸等的减少较为明显和敏感,这与饮食中蛋白质摄入减少、肌肉等组织利用增多有关,也与维生素 B_6 缺乏有关,因为维生素 B_6 是支链氨基酸转氨酶的辅酶,缺乏时可使支链氨基酸合成减少。

(5)慢性肾功能不全患者在接受透析治疗时,血浆中各种氨基酸含量均倾向于减少。必需氨基酸、非必需氨基酸和氨基酸总量均减少,而以非必需氨基酸含量降低更为明显。

(6)糖尿病患者有特殊的血浆氨基酸变化,患者血浆中的成糖氨基酸,如甘氨酸、丙氨酸、脯氨酸、丝氨酸、谷氨酸、精氨酸和门冬酰胺等比正常人减少50%;成酮氨基酮高于正常人;支链氨基酸增多;必需氨基酸总量无明显改变,非必需氨基酸总量减少。

(7)糖尿病非酮症高渗性昏迷患者血浆氨基酸总量低于正常,其中,精氨酸、牛磺酸、丝氨酸及鸟氨酸均显著降低,而苯丙氨酸和谷氨酸显著增加;酮症酸中毒昏迷患者血浆氨基酸总量高于正常,尤其是必需氨基酸总量明显升高,必需氨基酸与非必需氨基酸比值显著增高,其中,支链氨基酸、α-氨基丁酸、谷氨酸、组氨酸和脯氨酸等增多,牛磺酸等减少;乳酸性酸中毒昏迷者,血浆氨基酸总量也明显增高,超过正常值加3个标准差的氨基酸有16种以上,其中支链氨基酸、丙氨酸、α-氨基丁酸和脯氨酸增高更为显著,其含量高达正常人10倍以上。

(8)酸碱平衡失常,可造成血液氨基酸变化。呼吸性酸中毒时,血浆丙氨酸减少,谷氨酸增多;代谢性酸中毒则相反。在判断一些疾病的氨基酸代谢紊乱时,应考虑这些因素。

三十三、血清胆固醇酯测定

[概述]

胆固醇由肝脏合成并酯化为胆固醇酯。在肝细胞受损的情况下,胆固醇酯的绝对含量及其在胆固醇总量中所占的比例均明显减低,故测定血清胆固醇酯可作为肝病诊断指标之一。

[正常值]

2.23～3.38 mmol/L(90～130 mg/dL,占总胆固醇量的60%～80%)。

[临床意义]

(1)慢性肝病患者血清总胆固醇含量正常或降低,而胆固醇酯含量降低明显,故胆固醇酯/总胆固醇的比值显著降低。

(2)慢性胆道阻塞时,血清总胆固醇和胆固醇酯含量均增高,故胆固醇酯/总胆固醇比值正常。

三十四、血清脂蛋白 X 测定

[概述]

脂蛋白 X(Lipoprotein-X,Lp-X)是存在于阻塞性黄疸、胆汁淤积患者血清中的一种异常低密度脂蛋白,又称"阻塞性脂蛋白"。Lp-X 的生成与胆汁中卵磷脂逆流有关,可作为黄疸鉴别诊断的一种生化指标,对胆汁淤积性黄疸的鉴别诊断也有一定的参考价值。

[正常值]

阴性。

[临床意义]

(1)Lp-X 是诊断阻塞性黄疸的一个灵敏指标,并具有高特异性。各种测定结果均表明,肝内、外胆汁淤积性黄疸的 Lp-X 均值有显著差异,肝内阻塞性黄疸 Lp-X 多在 200 mg/dL 以下。肝外阻塞性黄疸,特别是恶性肿瘤引起者,其 Lp-X 可达 300 mg/dL。

(2)胆汁淤积性黄疸与非胆汁淤积黄疸的 Lp-X 阳性率差异很大。有关文献表明,胆汁淤积性黄疸 Lp-X 阳性率为 90%,非胆汁淤积性黄疸 Lp-X 阳性率为 3%。

(3)胆汁淤积性黄疸在发展过程中,若血清胆红素含量增高、Lp-X 含量急剧下降,则提示预后不良。

三十五、血氨测定

[概述]

在生理情况下,肠道内铵盐与含氮物质经细菌作用产生的氨,体内蛋白质代谢产生的氨基酸经脱氨基作用而形成的氨,以及肾脏对谷氨酰胺及氨基酸的强烈脱氨基作用所形成的氨中的一部分,都在肝内经鸟氨酸循环合成尿素,再随尿液排出体外。肝脏损伤时,由于鸟氨酸循环受影响,所以对氨的解毒能力减弱而导致血氨增高。

[正常值]

5.9～35.2 μmol/L(10～60 μg/dL)(纳氏试剂显色法);27.0～91.6 μmol/L(46～139 μg/dL)(酚一次氯酸盐法)。

[临床意义]

血氨升高见于有严重的肝实质损害或肝硬化者,特别是在肝昏迷时,肝昏迷前期血氨即可升高,昏迷期血氨升高达高峰,好转后血氨下降。由于血氨增高并非肝昏迷的唯一发病机制,所以某些患者虽出现肝昏迷,但血氨可以不增高,如暴发性肝衰竭。

三十六、血清胆红素测定

[概述]

当胆红素产生过多,肝细胞对胆红素的摄取、结合、排泄过程障碍或肝外胆道梗阻时,均可引起血清胆红素含量增高。当血清总胆红素含量在 2.0 mg/dL 左右时,临床上可发现黄疸。如血清中胆红素浓度超过正常范围而肉眼看不出黄疸,称为"隐性黄疸"。

[正常值]

总胆红素:1.71～17.10 μmol/L(0.1～1 mg/dL);直接胆红素(血清 1min 胆红素):0.51～3.42 μmol/L(0.03～0.20 mg/dL);间接胆红素:1.71～13.80 μmol/L(0.1～0.8 mg/dL)。

[临床意义]

(1)溶血性贫血。人体发生溶血时,红细胞大量被破坏,形成过量的间接胆红素,远远超过肝细胞摄取、结合和排泄的能力,加重了肝脏的负担;同时,溶血产生的贫血引起缺氧及红细胞破坏,释放出毒性物质,均能削弱肝细胞的胆红素代谢功能,使间接胆红素潴留于血中而发生组织黄疸。溶血性贫血可见于先天性溶血性贫血,如遗传性球形细胞增多症、遗传性葡萄糖-6-磷酸脱氢酶缺乏、血红蛋白病等;还可见于后天获得性溶血性贫血,如自身免疫性溶血性贫血、异型血输血后溶血、新生儿溶血症,恶性疟疾、某种药物及蛇毒引起的溶血等。

(2)肝细胞性黄疸。因肝细胞受损,其摄取、结合和排泄胆红素能力发生障碍,以致有相当数量胆红素潴留于血中;同时,因肝细胞损害和(或)肝小叶结构被破坏,致使直接胆红素不能正常排入胆小管,从而反流入肝淋巴液及血液中,结果发生黄疸。肝细胞性黄疸可见于各种肝病,如病毒性肝炎、肝硬化、肝癌以及钩端螺旋体病和败血症等。

(3)阻塞性黄疸。在胆汁排泄道路上,不论是肝内的毛细胆管、小胆管,还是肝外的肝胆管、总胆管和乏特氏壶腹,任何部位发生梗阻,都会使阻塞上方的胆道压力不断增高,胆管扩大,胆小管及毛细胆管破裂,致胆汁中的直接胆红素反流入体循环中而出现黄疸。阻塞性黄疸可见于肝外阻塞性疾病,如胆道结石、肿瘤、胆道蛔虫症、胆道瘢痕性狭窄等;还可见于肝内阻塞性疾病,如胆汁淤积性病毒性肝炎、氯丙嗪或甲基睾丸素等药物变态反应和原发性胆汁性肝硬化等。

溶血性黄疸患者血清总胆红素含量增高,一般不超过 5 mg/dL,主要为间接胆红素增高,直接胆红素基本正常。肝细胞性黄疸患者血中直接和间接胆红素都增高。阻塞性黄疸患者血清中直接胆红素增高。在先天性非溶血性黄疸中,血清内间接胆红素增高可见于 Gilbert 综合征和 Crigler-Najjar 综合征;血清中直接胆红素增高者见于 Dubin-Johnson 综合征和 Rotor 综合征。

三十七、血清胆汁酸测定

[概述]

肝脏在胆汁酸(Bile Acid)的代谢中占有重要地位,它参与胆汁酸的合成、结合,维持肠肝循环,调整胆汁酸池的大小和组成等。肝脏合成的胆汁酸有胆酸(Cholic Acid,CA)和鹅去氧胆酸(Chenodeoxycholic Acid,CDCA),称"初级胆汁酸"。胆固醇是胆酸和鹅去氧胆酸合成的唯一前体。在肝脏内,胆固醇的类固醇环改变形成 7α-羟胆甾四烯三酮,侧链进一步氧化后形成胆酸和鹅去氧胆酸。目前,血清胆汁酸测定是最敏感的肝功能检查之一。

[正常值]

空腹:$0.1\sim1.5\,\mu mol/L(0.1\sim1.5\,\mu g/dL)$;CA/CDCA:$1.25\sim1.36$。

[临床意义]

测定血清胆汁酸可用来判断肝功能的好坏。急性肝炎初期患者血清胆汁酸含量显著增高,且以鹅去氧胆酸占优势。当其他肝功能检查结果恢复正常时,血清胆汁酸含量尚未恢复正常,故检测血清胆汁酸很有价值,它可用来评价肝炎是否完全康复。慢性肝炎活动期患者血清中胆汁酸升高较血清转氨酶更早;慢性活动性肝炎患者餐后血清胆汁酸有增高的倾向;慢性持续性肝炎患者血清胆汁酸则在正常范围。通常胆汁酸超过 $100\,\mu g/mL$ 并以胆盐为主,患者为肝实质正常性胆汁淤积性疾病;若胆汁酸浓度为 $40\sim80\,\mu g/mL$ 并以鹅去氧胆酸盐为主,提示有肝硬化。当胆汁酸含量略高于正常时,测定 CA/CDCA 比值意义不大。长期服用苯妥英钠或异烟肼引起药物性胆汁淤积时,患者血清中的胆汁酸也可增高,因此,测定血清胆汁酸含量可早期发现药物对肝脏的毒性作用。发生梗阻性肝病时,患者血清胆汁酸常增加 $10\sim20$ 倍,CA/CDCA 比值也随之增高。

测定胆汁酸还可用来区别胆红素血症和胆汁淤积症。目前认为,胆红素和胆汁酸具有各自的运输系统,根据这一观点,血清胆汁酸含量正常而血清胆红素含量升高者可归类为结合和(或)非结合高胆红素血症;血清胆红素含量正常而血清胆汁酸含量升高者可归类为胆汁淤积症;血清胆红素含量及胆汁酸含量均升高者则归为胆汁淤积性黄疸(胆汁淤积加高胆红素血症)。

(秦继宝 刘忠伦 冯小娟)

第六章 细胞因子检测项目和临床意义

第一节 概 述

细胞免疫学在现代免疫学领域中发展十分迅速,以前认为,细胞免疫仅是一种皮肤超敏反应,随着对迟发型超敏反应的不断探索,相继发现了许多淋巴因子和细胞因子等免疫介质,并在抗感染免疫、移植排斥和肿瘤免疫的研究中,逐步阐明了效应性淋巴细胞的重要功能,同时通过对免疫活性细胞及其亚群相互作用诱导免疫应答的研究,又发现了白细胞介素系统。1979年,在第二届国际淋巴因子研讨会上,专家们决定将介导各种细胞相互作用的因子称为"白细胞介素"(Interleukin, IL),并将由单核/巨噬细胞所分泌的单核细胞因子称为"IL-1",将活化的 T 细胞所分泌的淋巴因子称为"IL-2"。至 1989年,得到公认的 IL 至少有 18 个,分别是 IL-1~IL-18。细胞因子其实是一类细胞(主要是免疫细胞)产生的极微量的、具有广谱的生物学活性的小分子多肽,既不属于免疫球蛋白,也不属于激素。细胞因子在造血、免疫、细胞的发育分化及免疫应答、创伤愈合及再生、某些细胞的激活过程中具有重要的调节作用。20 世纪 80 年代,免疫生物工程技术迅速发展,一系列细胞因子的基因已相继被克隆,并能在原核细胞和真核细胞中进行表达,产生高效的基因工程生物产品。这些制剂使研究不同细胞因子的分子结构和特性成为可能。因为人们发现除了免疫细胞外,其他细胞,如小胶质细胞、成纤维细胞、内皮细胞、肿瘤细胞等均可产生淋巴因子,所以生物医学界创造了"细胞因子"一词来概括各种细胞产生的因子。集落刺激因子、肿瘤坏死因子、干扰素、促红细胞生成素等已有相应的重组产品供实验室研究和临床应用。标记免疫分析技术的广泛应用和发展,加快了抗感染免疫、自身免疫及肿瘤免疫的研究,并已证明细胞免疫在许多疾病免疫的发病机理和疾病防御机制中的重要作用。特别是20世纪80年代以来,随着流式细胞仪在临床医学中的广泛应用,人类对各种细胞因子的研究更加广泛和深入。目前,细胞因子检测在消化系统疾病中的应用已经起步,但还处于初级阶段,相信在今后它的应用一定会越来越广泛和深入。细胞因子检测在消化系统疾病中的应用已有许多报道,它对消化系统疾病的诊断、疗效观察及病情和预后判断方面均有重要价值,在某些消化系统疾病发病机理的研究方面也正在发挥重要的作用。本章着重讨论T细胞亚群、NK细胞、K细胞、LAK细胞及白细胞介素的免疫学活性及其临床应用。

(何浩明　蔡明)

第二节　T细胞亚群

淋巴细胞是构成免疫器官的基本单位,是体内最复杂的一个细胞系。它包括了许多形态上相似而功能不同的淋巴细胞亚群。从大的细胞群体来说,淋巴细胞分为T、B、K、N、NK和D细胞群体,根据其功能和表面标志可进一步分为若干亚群。本节着重讨论T细胞亚群的免疫学活性及临床应用。

一、生物学特性

T细胞亚群按其功能不同分为:T辅助细胞(Th),具有促进B细胞产生抗体和辅助其他T细胞如Te、Ts、Tc等细胞的功能;

T抑制细胞(Ts),具有抑制 B 细胞产生抗体和抑制其他淋巴细胞如 Te、Th、NK 等细胞的功能;T 效应细胞(Te),能释放淋巴因子,激活巨噬细胞及其他淋巴细胞,以发挥和扩大细胞免疫功能;细胞毒 T 淋巴细胞(CLT),或称"杀伤性 T 细胞"(Tk)、"迟发型超敏反应 T 细胞"(Td),参与Ⅳ型变态反应,放大 T 细胞(TA),作用于 Th 和 Ts 细胞以扩大其免疫功能。按表面标记的不同,T 淋巴细胞又可分为 OKT 系统、LEU 系统和 WU 系统。由于目前抗多种淋巴细胞膜单克隆抗体已商品化,生产单克隆抗体的一些公司给予了它各种不同的名称,而且小鼠与人类之间相一致的所谓"相同抗原"也存在不同的名称,显得非常混乱,所以第三次国际白细胞分化抗原会议(Oxford,1986)统一了这些抗原的名称,以分化群(Cluster of Differentiation,CD)这一名称为基础统一命名。其中,CD3 即 OKT3、LEU4、T_3 亚群,CD4 即 OKT4、LEU-3a、T_4 亚群,CD8 即 OKT8、LEU-2、T_8 亚群。

二、检测方法及参考值

利用抗 T 细胞不同表面抗原的单克隆抗体,如抗 CD3、抗 CD4、抗 CD8 对外周血单个核细胞进行检测,依 $CD3^+$(T_3)、$CD4^+$(T_4)和 $CD8^+$(T_8)细胞的阳性率,判定人总 T 细胞、T 辅助细胞(Th/T_1)、T 抑制/杀伤细胞(Ts/Tc)亚群的分布,常用的方法有免疫荧光法、免疫酶法和流式细胞术法。据国内一些研究比较,这 3 种方法所获得的结果基本一致,但流式细胞术法更加简便、客观,各实验室可根据自己的条件加以选择。

1. 免疫荧光法

取肝素抗凝剂 1.5 mL,加 Hanks 液,叠加于 3 mL 淋巴细胞分离液上,分离出单个核细胞层,再洗涤 2 次,配成 5×10^5/mL 细胞悬液,取上述细胞悬液 100 μL,加入 OKT 或国产相应的单抗 100 μL(抗 CD3、抗 CD4、抗 CD8、抗 OKT8)混匀,在 4℃放 45 min。

用 10％FCS-Hanks 液洗 2 次,加入最适浓度兔抗鼠 IgG 荧光抗体 $100\mu L$,混匀,在 4℃反应 30min,同前洗 3 次。滴片,用落射荧光显微镜观察。计数 200 个细胞,以荧光强度大于 2"＋"者为阳性细胞。

参考值:T_3 细胞(总 T_3 细胞)阳性率为$(71.5\pm6.2)\%$,T_4 细胞(Th/Ti)阳性率为$(45.5\pm5.3)\%$,T_8 细胞(Ts/Tc)阳性率为$(27.9\pm5.3)\%$。

2. 免疫酶法

免疫酶法的原理同免疫荧光法,试验中用酶标记兔抗鼠 IgG 抗体取代荧光抗体,加酶底物后,阳性细胞显色。此法用普通显微镜即可观察,参考值同免疫荧光法。

3. 流式细胞术法

取肝素抗凝血 $100\mu L$,加上 $20\mu L$ 分别用 FITC 及 PE 标记的 T_3、T_4 及 T_8 单克隆抗体,室温反应 20min,然后加 $100\mu L$ 溶血素,溶解红细胞,2500r/min 离心 5min,用 PBS(磷酸盐缓冲液)洗一遍,弃上清液后再用 PBS 洗一遍,再次弃去上清液后加少量 PBS 配成浓度约 $5\times10^5/mL$ 的单细胞悬液,上机检测,以阳性百分率计算结果。

参考值:CD3 细胞(总 T_3 细胞)阳性率为$(64.60\pm10.71)\%$,CD_4 细胞(Th/Ti)阳性率为$(36.88\pm8.77)\%$,CD8 细胞(Ts/Tc)阳性率为$(25.66\pm6.46)\%$。

三、临床应用

1. 计数 T 细胞总数

亚群绝对计数及百分数是通过计算 T 细胞亚群所占 T 细胞总数的比例而得到的,可通过此数值了解机体细胞免疫的情况。

2. 研究临床某些疾病的发病机制

健全的细胞免疫功能对限制和排除与组织结合的传染性及非

传染性异物是必不可少的。从抗感染免疫角度讲,适当的细胞免疫反应能防止和消除病原微生物的感染,如病毒、细菌、寄生菌、真菌及寄生虫等。由活化 T 细胞释放的淋巴因子对病原微生物有直接或间接的抑制或杀伤作用,并对病原微生物再感染建立起特异性免疫力。细胞免疫功能缺损者,如 T 细胞总数(T_3)减少、T_4亚群比例下降等,容易形成慢性持续性感染或病原微生物携带状态。

3. 迟发型超敏反应与 T 细胞亚群的关系

迟发型超敏反应是在抗原致敏的宿主体内由致敏 T 细胞与抗原接触而激发。本反应的致敏 T 细胞通常为迟发型超敏反应 T 细胞(TD),并属于辅助性/诱导性 T 细胞亚群(T_4)。TD 因受抗原刺激而活化,增殖并产生和释放淋巴因子,引起比较缓慢的炎症反应,一般接触抗原后 18~72h 出现,如 OT 试验等。

4. T 细胞免疫与肿瘤的关系

一般认为,在排斥肿瘤的免疫反应中,细胞毒 T 细胞(Tc)发挥了重要作用。破坏肿瘤细胞的机制是通过其抗原受体识别肿瘤细胞上的特异性抗原,并与之结合产生特异性的杀伤作用,或通过释放淋巴毒素或其他淋巴因子杀伤肿瘤细胞。但如果肿瘤的抗原性较弱,特异性 T 细胞效应的发挥将受到限制。多数检测结果表明,肿瘤晚期患者 T 细胞总数减少,T_4 和 T_8 比例失调。

5. T 细胞免疫与移植排斥的关系

与一般免疫应答一样,移植排斥反应的物质亦包括调控和致敏淋巴细胞。移植抗原首先由巨噬细胞摄取、处理,然后递呈给 Th 细胞,巨噬细胞同时释放 IL-1,使 Th 细胞激活,活化的 Th 细胞分泌 IL-2,使 Tc 细胞前体分化成熟为 Tc 细胞,对移植物具有杀伤活性。畸形排斥反应的机制早期以细胞免疫为主,主要的病理变化一般是以单个核细胞(主要是 T 细胞)为主的细胞浸润、血管损伤、组织变性及坏死等。

6. 细胞免疫与肿瘤治疗

肿瘤患者自身的、经体外增殖并激活的淋巴细胞在体内积蓄发挥免疫效应,是肿瘤过继免疫治疗的一个途径,这些激活的淋巴细胞多为各 T 细胞亚群。

(李兰亚　夏永祥)

第三节　NK 细胞

一、生物学特征

自然杀伤(Natural Kill,NK)细胞是与 T、B 细胞不同的一类新发现的杀伤细胞。它不需刻意预先刺激,且不需抗体的存在,即可在体内、外杀伤某些肿瘤细胞或病毒感染的细胞。NK 细胞是胞质中有嗜天青颗粒的大型淋巴细胞,故又称为"大颗粒淋巴细胞"(LGL)。NK 细胞有许多表面标志,但大多与其免疫细胞相同,不能完全与其他细胞区分开来。人类 NK 细胞的 NK 抗原(HNK-1)也称"LENT 抗原",是 NK 细胞较特异的表面标志。人的 NK 细胞中 50% 以上有 E 受体(低亲和力),约 1/3 有 C3 受体,大多数 NK 细胞有 Fc 受体,并能介导 ADCC 反应,在功能上与 K 细胞重叠。

二、检测方法及参考值

1. ^{51}Cr 释放法

NK 细胞不依赖抗体就能直接杀伤多种肿瘤细胞。将肿瘤细胞(靶细胞)用 ^{51}Cr 标记后与效应细胞(NK)作用,根据 ^{51}Cr 释放的多少,即可判定 NK 细胞活性。效应细胞:肝素抗凝血,用淋巴细胞分离液按常规方法分离单个核细胞,调整活细胞数为 $5×10^{12}/L$。标记靶细胞:用 K562(慢性白血病细胞株)作为靶细胞,用含

10%~15% FCS 的 RPMI1640 液,于 37℃培养 24h,取 4×10^{11}/0.5L K562 细胞,加 100mCi $Na^{51}CrO_4$,置于 37℃水浴中 90min,洗去游离的 ^{51}Cr,调整靶细胞数为 1×10^{11}/L。实验分为 3 组,在自然杀伤组 2 个试管中加入效应细胞和靶细胞各 0.2mL。自然释放组放入 RPMI1640 培养液及标记靶细胞各 0.2mL。最大释放组放入标记靶细胞及 2%SDS 各 0.2mL。各组都在 37℃条件下放置 4h,再分别加入冷 Hanks 液 0.6mL,终止反应。离心,取上清液 0.5mL,用计数仪测各组 cpm 值。

结果判断与参考值:

(1)计算:

$$自然杀伤率(\%)=\frac{自然杀伤组 cpm 值-自然释放组 cpm 值}{最大释放组 cpm 值-自然释放组 cpm 值}\times100\%$$

$$自然释放率(\%)=\frac{自然释放组 cpm 值-本底 cpm 值}{最大释放组 cpm 值-本底 cpm 值}\times100\%$$

$$^{51}Cr\ 利用率(\%)=\frac{标记靶细胞 cpm 值}{投入总放射性 cpm 值}\times100\%$$

$$靶细胞标记率(\%)=\frac{标记靶细胞 cpm 值}{标记细胞数}\times100\%$$

参考值:自然杀伤率为 47.6%~7.8%;自然释放率<10%~15%;^{51}Cr 利用率为 6.5%~47.8%;标记率>0.1cpm/细胞。

2. 流式细胞术法

具体操作同 T 细胞亚群流式细胞术法的操作。参考值为 $(21.52\pm8.60)\%$。

三、临床应用

1. 抗肿瘤

NK 细胞具有广谱抗肿瘤作用,能抗同系、同种及异种肿瘤细胞,对淋巴瘤和白血病细胞最为有效,对实体瘤作用较差。NK 细胞的发现,使人们认为在某些方面它比 T 细胞的抗肿瘤作用更为重要,因为它不需要抗原的刺激,先于 T 细胞发挥作用,故 NK 细胞处于机体抗肿瘤的第一道防线。临床观察发现,在 NK 细胞活性降低的许多疾病中,恶性肿瘤的发生率较高,提示 NK 细胞在肿瘤免疫中具有重要作用。

2. 抗感染

NK 细胞能抗 I 型疱疹病毒、巨细胞病毒、新型隐球菌、原虫等感染,NK 细胞不需抗体的存在,亦无须经抗原致敏,即可对抗病毒等感染。

3. 参与抗骨髓移植和移植抗宿主反应

NK 细胞由 Th 细胞分泌的 IL-2 激活,成为活化的 NK 细胞,其杀伤能力增强,参与排斥移植物。

4. 参与免疫调节

NK 细胞是一类重要的免疫调节细胞,它对 B 细胞、T 细胞、骨髓干细胞等均有调节作用,并通过释放淋巴因子,如 IFN-γ、IL-1、IL-2 等,对免疫应答进行调节。

(何浩明　蒋玲)

第四节　K 细胞

一、生物学特性

杀伤细胞(Killer Cell)不同于 T 细胞和 NK 细胞,它只能杀伤被抗体覆盖的靶细胞,K 细胞膜上有 IgGFc 受体,当特异性抗体(IgG)的 Fab 段与靶细胞膜的抗原决定簇结合后,其 Fc 段因变构而活化,因而能与 K 细胞上的 Fc 受体结合,触发 K 细胞对靶细胞的杀伤和破坏。结合有 IgG 抗体的靶细胞均有被 K 细胞杀伤的可能性。就此而言,K 细胞本身的杀伤作用是非特异性的,其杀伤作用必须依赖于特异性抗体,称为"抗体依赖性细胞介导的细胞毒作用"(Antibody Dependent Cell Mediated Cytotoxicity, ADCC)。除K细胞外,NK细胞、单核细胞、巨噬细胞亦有ADCC作用。K细胞膜上既无表面膜免疫球蛋白(SmIg),也无单红细胞(SRBC)受体,故不属于T细胞或B细胞,其起源及发育过程未明。有人认为,K细胞是由骨髓多能干细胞直接衍化而来,而不通过胸腺等器官产生。

二、检测方法及参考值

1. LDH释放法

靶细胞(HeLa细胞)与抗靶细胞抗体结合后,K细胞可利用其特有的Fc受体识别带有抗体的靶细胞,将其破坏,释放出胞质LDH,通过测定LDH浓度得知K细胞活性。效应细胞:肝素抗凝血,常规分离单个核细胞,配成2×10^6/mL细胞混悬液。抗HeLa细胞抗体:临用前稀释至亚凝集效价。实验分为3组,测试管加入靶细胞0.1 mL、效应细胞0.25 mL;补加1640液0.65 mL;自然释放管加入靶细胞1 mL,补加1640液0.9 mL;最大释放管加入靶细胞0.1 mL、1% Triton X-100 0.9 mL。上述试管置于37℃、5%CO_2条件下培养18h,低速离心,取全部上清液后,加入新鲜配制的LDH反应液3 mL,测LDH浓度。

计算公式如下:

$$细胞毒指数(\%) = \frac{测试管LDH浓度 - 自然释放管LDH浓度}{最大释放管LDH浓度 - 自然释放管LDH浓度} \times 100\%$$

2. 参考值

参考值为$(55.35\pm14.92)\%$。

三、临床应用

在人外周血中,K细胞数占淋巴细胞总数的5%~10%,但K补体系统破坏靶细胞时,K细胞即可发挥其杀伤作用。K细胞杀伤的靶细胞包括不易被吞噬的较大的病原体（如寄生虫）、恶性肿瘤细胞、受病毒感染的宿主细胞或同种移植物等，主要是通过抗体依赖细胞的细胞毒性（ADCC）反应机制。K细胞在人体内的确切功能尚不明确，可能在抗肿瘤、抗病毒感染或消除自身的衰老细胞方面发挥一定作用，亦可能参与某些免疫疾病的发病过程。

（冯小娟　刘书敏）

第五节　LAK细胞

一、生物学特性

1980年，Yorn等将人和动物的淋巴细胞与IL-2共同孵育3～4d，发现孵育后的淋巴细胞能够溶解杀伤新鲜肿瘤细胞而对正常细胞无影响，后来称该细胞为"淋巴因子激活的杀伤细胞"（Lymphokine Activated Killer，LAK）。LAK细胞属于异质型细胞群，外周来源的单个核细胞或其他多种来源的单个核细胞在IL-2的诱导下即可产生LAK细胞，并具有独特的细胞学特性。LAK细胞在体外有良好的增殖特性，其激活作用与IL-2剂量呈一定的依赖关系，一般在诱导后24h即出现LAK活性，3～5d活性达高峰。不同来源的LAK细胞的活性出现时间和维持时间差别较大，一般LAK细胞活性保持时间为15～20d。LAK细胞在激活过程中，一些T细胞抗原基因启动并表达成熟后的LAK细胞，表达OKT3、OKT8、LEV1，而LAK前体细胞则不表达。成熟后的LAK细胞还表达TAC抗原（TAC抗原为IL-2受体的一部分，OKT9为转铁蛋白受体），OKT9的表达随LAK活性的提高而逐步增加，而OKT1、LEU7（NK细胞的抗原标志）在培养过程中无明显变化。

能独立地溶解、杀伤新鲜肿瘤细胞和NK不敏感肿瘤细胞是

LAK细胞的显著特征之一,另一显著特征是LAK细胞属于重要组织相容性复合物(MHC)非限制性杀伤细胞,不需要识别靶细胞表面的MHC分子即可发挥其杀伤效应。LAK细胞杀伤肿瘤细胞分子的机制包括细胞间接触、直接杀伤和间接杀伤3个方面。主要包括以下几个过程:LAK细胞与肿瘤细胞接触、LAK细胞释放细胞毒颗粒、在肿瘤细胞膜上打孔,详细机制尚未阐明。

二、检测方法

LAK细胞活性测定与NK细胞活性测定相似,均为测定靶细胞与效应细胞混合后靶细胞的死亡率。测定方法一般分为3种,即 ^{51}Cr 释放法、^{125}I 释放法和中性红摄入法。其中,^{51}Cr 释放法是国际通用的测定方法。靶细胞标记方法同NK细胞活性测定,即向96孔圆底培养板的每孔中加入 $100\mu L^{51}$Cr 标记的靶细胞悬液和一定数量的LAK细胞,构成一定效靶比,并设自然释放组和最大释放组,置37℃条件下培养4h,离心,对上清液计数。

$$LAK活性(\%) = \frac{实验组 cpm 值 - 自然释放组 cpm 值}{最大释放组 cpm 值 - 自然释放组 cpm 值} \times 100\%$$

三、临床应用

LAK疗法为肿瘤免疫治疗提供了一条新途径。IL-2/LAK过渡到临床应用经历了3个阶段,在1980—1982年,尚无足够量的以IL-2诱导LAK细胞资料,部分临床资料来自PHA活化淋巴细胞治疗晚期恶性肿瘤的临床资料。1984年,Lotze将IL-2用于临床。IL-2主要由高产株Jurkat细胞分泌,在重组IL-2出现时,I期临床业已完成,在后期实验中,主要采用重组IL-2,并发现IL-2与LAK细胞并用的疗效高于各自单独应用的疗效。关于IL-2/LAK的治疗方案尚无固定的流程,给药的途径依个体情况而定。临床疗效的评价一般采用以下方法:完全反应或完全缓解

(Complete Response，CR)，指所有的肿瘤完全消失；部分反应或部分缓解(Partial Response，PR)，指瘤体最大垂直直径减少 25%～50%；未缓解(No Response，NR)，指病变范围改变不超过 10%。病例的选择要求严格控制适应症，目前尚无统一的选择标准。

（李海英　刘忠伦）

第六节　白细胞介素-1

白细胞介素-1(Interleukin-1，IL-1)主要由活化的巨噬细胞产生，外周血单核细胞、腹腔固有的或渗出的巨噬细胞、人类和小鼠的单核系肿瘤细胞等均发现有分泌 IL-1 的功能。脂多糖抗原抗体复合物、微生物的某些化学成分均能诱导并增强巨噬细胞对 IL-1 的分泌。IL-1 是一种激素样多肽，由一条多肽链构成，其构型紧密，对许多肽链内切酶及肽链端解酶有相对耐受力，在 pH 为 2 的环境中稳定。人与小鼠的 IL-1 相对分子质量为$(1.2\sim1.8)\times10^4$ Da。IL-1 的活性不受 MHC 约束，不带 La 抗原，又无种属特异性。

一、生物学特性

1. 促进胸腺细胞和 T 细胞有丝分裂、释放淋巴因子

特异性抗原对 T 细胞的激活需要 2 个巨噬细胞信号：第一信号是巨噬细胞摄取、处理递呈抗原，只有 La 抗原阳性的巨噬细胞才具有这一特性；第二信号是巨噬细胞产生 IL-1，所有巨噬细胞均可产生 IL-1，它是一种抗原非特异性 T 细胞活化信号。当 OKT4 细胞与 IL-1 结合时，则引起 IL-2 释放并诱导 IL-2 受体阳性 T 细胞分裂增殖，同时有丝分裂原或巨噬细胞上的 HLA-DR 抗原与 OKT4T 细胞上相应受体结合，刺激巨噬细胞合成 IL-1。

2. 对调控分泌细胞的作用

抗体分泌细胞的形成必须有巨噬细胞的参与。IL-1 可直接促进 B 细胞分化并诱导 B 细胞表达一系列表面受体,也可通过增强淋巴因子(如 IL-2)的产生,促进辅助性 T 细胞(Th)的功能而间接作用于 B 细胞。

3. 对巨噬细胞和 NK 细胞的作用

IL-1 是巨噬细胞的趋化性因子,同时又可刺激巨噬细胞合成 IL-1 和前列腺素 E_2(PGE_2),活化其对肿瘤细胞的杀伤作用,PGE_2 可反馈抑制 IL-1 的产生,减少 La 抗原表达。IL-1 不仅能协助 IL-2、干扰素增强 NK 细胞的活性,还能参与细胞识别或溶解肿瘤。现已确认,IL-1 可促进 NK 细胞与肿瘤靶细胞的结合。

4. 在炎症反应中的作用

IL-1 是炎症反应中的重要介质,在生理学上具有内分泌激素的作用,可激发全身抗感染和防御反应,包括促进发热、急慢性免疫反应的各种变化、嗜中性粒细胞增加、免疫反应增强等。

二、检测方法及参考值

1. 放射免疫分析

放射免疫分析由 Dinnallo 等提出,其原理是利用样品 IL-1 与碘标记的 IL-1,竞争结合吸附在 Sepharose 4B 上的多克隆 IL-1 抗体上一定数量的结合位点,现已有试剂盒供应。

2. 淋巴细胞检测法

淋巴细胞检测法的原理是 IL-1 可协同有丝分裂原(ConA)刺激 T 细胞或胸腺细胞发生有丝分裂反应。此法是目前测定 IL-1 最常用而简便的方法,其敏感度为 $10\sim50pg/mL$,主要缺点是缺少特异性。IL-2 同样可以协同有丝分裂原刺激胸腺细胞增殖,具体方法可见有关资料。参考值因方法不同而各异。

三、临床应用

1. IL-1 实验性治疗研究

IL-1 的作用范围比较广泛,作用机制复杂,是一种较难掌握的细胞因子。现主要考虑将 IL-1 作为一种免疫刺激剂,用于治疗继发性免疫功能缺陷性疾病、感染性疾病及肿瘤,它有一定的杀伤作用,可刺激造血功能,使中性粒细胞数量增加。

2. IL-1 与疾病的关系

IL-1 产生不足或过剩与某些疾病的发生关系密切。目前认为,类风湿性关节炎可能由滑膜局部 IL-1 产生过剩所致,用抗 HLA-DR 制剂治疗风湿性关节炎,可以缓解其症状,这可能与它阻断巨噬细胞产生 IL-1 有关。痛风的一些症状也可能是由尿酸盐结晶引起 IL-1 释放所致。一些免疫缺陷患者 IL-1 产生低下,甚至血清中测不出 IL-1。

(刘书敏　安仲武)

第七节　白细胞介素-2

早在 20 世纪 60 年代初,一些学者就发现多种来源于植物的外源凝集素(ConA、PHA 等)对淋巴细胞起着有丝分裂原作用。1976 年,Morgan 等发现传代培养的 T 细胞的生长因子(TCGF)。1979 年,第二届国际淋巴因子会议将 TCCF 命名为"白细胞介素-2"(Interleukin-2,IL-2)。

一、生物学特性

白细胞介素-2 是相对分子质量为 1.5×10^4 Da 的糖蛋白,具有广泛的免疫调节活性和其他生物活性。

1. IL-2 对 T 细胞及细胞毒性细胞的作用

IL-2 是机体最强有力的 T 细胞生长因子,是保障机体正常免疫功能的关键因子。IL-2 具有双重免疫应答能力,一方面具有使淋巴细胞和自然杀伤细胞活化的效应;另一方面具有使活化的 T 淋巴细胞进入凋亡程序,从而产生免疫应答和免疫调控的作用。有报道指出,IL-2 与机体抗肿瘤、抗病毒作用有关,在保障人体正常免疫功能方面起着重要的作用。IL-2 可通过促使某一特定 T 细胞群体的克隆性扩增、T 细胞数目及功能的增加来增强机体的免疫功能。IL-2 可诱导多种细胞毒性细胞产生活性,如 NK 细胞、CTL 细胞、LAK 细胞、TIL 细胞等。

2. IL-2 对 B 细胞的活性

IL-2 对 B 细胞的生长及分化均有一定的作用,现已证实多种 B 细胞表面表达 IL-2 受体。

二、检测方法及参考值

IL-2 的测定方法主要分 2 类:一类为生物活性检测,另一类为免疫定量法。生物活性检测是利用依赖株细胞增殖反应的原理进行测定。IL-2 依赖株细胞(如 CTLL、CTLL-2、CTB6、F12 等)因其生长对 IL-2 依赖,而对 PHA、ConA 等有丝分裂和 IL-2 以外其他细胞因子都无反应的特性,被选用于 IL-2 活性检测,依赖于株细胞的生长与 IL-2 含量成正比。免疫定量法是利用 ELISA 或放射性免疫分析法(RIA)来检测 IL-2 的含量。应用 IL-2 单克隆或多克隆抗体通过酶联免疫夹心法或用亲和素生物素系统增加检测灵敏度来检测 IL-2 含量。由于测定方法不同,所以测定的正常参考值各异,现尚无统一的参考值。正常参考值:RIA 为 $(5.0\pm1.5)\mu g/L$;ELISA 为 $(200.0\pm1.5)ng/L$。

三、临床应用

1. IL-2 的治疗作用

(1) 抗肿瘤。IL-2 的抗肿瘤作用研究较为广泛,现认为治疗有效的包括肾癌、黑色素瘤、非霍奇金病、毛细胞性白血病等。IL-2 与 LAK 细胞合用可增强疗效。

(2) 免疫缺陷病。许多与免疫缺陷有关的疾病都表现为 IL-2 产生减少或异常,给予 IL-2 有助此类疾病的恢复。

(3) 病毒感染性疾病。IL-2 是一种活性很强的免疫增强剂,现已开始用于慢性活动性肝炎的治疗,并取得了一定的疗效。

(4) 自身免疫性疾病。IL-2 可减少系统性红斑狼疮(SLE)等自身免疫性疾病异常抗体的产生。

2. IL-2 检测的临床意义

(1) 血清 IL-2 含量降低,可见于老年人、肿瘤患者、白血病患者和一些免疫功能缺陷的患者。

(2) 测定血清 IL-2 含量可以观察肿瘤和白血病患者的病情变化,预测治疗的效果,对肿瘤免疫的研究有很大的价值。

(3) 消化性溃疡患者的血清 IL-2 含量降低,IL-6、IL-10 含量升高。

(夏永祥 李兰亚)

第八节 可溶性白细胞介素-2 受体

1985 年,Robin 等发现 HUT-102 细胞可自发释放大量游离的 IL-2R,称为"可溶性白细胞介素-2 受体"(Soluble IL-2 Receptor,sIL-2R),其化学结构及抗原性与细胞膜介素-2 受体(mIL-2R)a 链即 P55(Tac 蛋白)相似,相对分子质量略小于 mIL-2R,约为 4.5×10^4 Da。sIL-2R 能以低亲和力结合 IL-2,从而参与免疫调节。sIL-2R 是一种复合型黏蛋白,氨基酸顺序分析显示,其 N 末端与 mIL-2R 相同,不同来源的 sIL-2R 相对分子质量稍有区别,51t-2R 同时具有与抗 Tac 单抗和 IL-2 结合的作用,且与 IL-2 结合不需任何辅助因子。有研究认为,sIL-2R 是存在于淋巴细胞培养上清液和血液循环中的重要免疫因子,是调节机体免疫功能的主要淋巴因子之一,对细胞免疫功能具有重要的调节作用。sIL-2R 在一些自身免疫性疾病、恶性肿瘤患者体内可显著升高,且与病程、疗效和预后有十分密切的关系。血清 sIL-2R 含量作为血液循环中单个核细胞活性的一个敏感的定量指标,也反映某一组织或体液内的免疫细胞活性状态。sIL-2R 释放增多会封闭或抑制机体对肿瘤的免疫应答反应,降低机体对肿瘤的清除作用。因此,检测血清 sIL-2R 含量有助于疾病的观察和治疗。

一、生物学特性

1. sIL-2R 是一种重要的免疫抑制物

sIL-2R 可与 mIL-2R 竞争与 IL-2 的结合,类似于封闭因子,可中和活化 Y 细胞周围的 IL-2,减弱机体的自分泌效应,抑制已活化的 Y 细胞的克隆化扩增。

2. 作为 IL-2 的转运蛋白

sIL-2R 能结合 IL-2 并存在于血液中,可延长 IL-2 在体内的半衰期,并可将 IL-2 运送到远离 IL-2 产生部位的组织,sIL-2R 及 mIL-2 与 IL-2 的结合及释放取决于两者的亲和力,sIL-2R 为低亲和力受体,因此,结合了 IL-2 的 sIL-2R 可释放 IL-2,使之与高亲和力 mIL-2R 结合,从而起到正向免疫调节作用。

3. sIL-2R 的产生是 mIL-2R 廓清的方式

有人推测,sIL-2R 是 mIL-2R 的脱落部分,这种脱落减低了细胞膜上的 IL-2R 密度,有助于活化的 T 细胞恢复为休止期细胞,可见 sIL-2R 可能具有免疫调节的功能。通过影响 IL-2R 依赖的免疫反应,可以改变机体的免疫反应状态。

二、检测方法及参考值

1. 双抗体夹心法

其原理是选择两株针对 sIL-2R 不同位置的单克隆抗体(McAb)包被载体,使待检的 sIL-2R 与之反应,然后加标记的 McAb,标记物可采用酶、核素及生物素等,通过测定结合了 sIL-2R 的抗体标记物计算 sIL-2R 的含量。正常参考值(RIA):(242.77 ± 33.54)U/L。

2. ELISA 竞争法

用活化或重组 IL-2R(P55)蛋白包被微孔板,加入已知量的 IL-2R 单抗,同时加入待检 sIL-2R,待检 sIL-2R 与包被的 IL-2R 蛋白竞争性地与抗 IL-2R 抗体结合,从抗 IL-2R 抗体与包被 IL-2 蛋白结合受体抑制的程度计算待检 sIL-2R 的含量。

三、临床应用

正常人血清中 sIL-2R 含量较低,其含量的异常变化可为某些疾病的诊断、病情鉴别及预后提供依据。

1. 白血病及淋巴系统恶性疾病

血清 sIL-2R 明显升高,病情缓解时 sIL-2R 含量下降。

2. AIDS 与 AIDS 相关综合征

sIL-2R 升高,并且 sIL-2R 含量与 CD4 细胞数量呈负相关。

3. 器官移植排斥

血清 sIL-2R 含量可动态反映患者对移植物的反应,排斥期 sIL-2R 含量明显升高。

4. 其他

一些自身免疫性疾病,如活动期 SLE 患者血清 sIL-2R 含量明显升高。胃癌患者手术治疗前,血清 sIL-2R 含量显著高于正常患者,手术治疗后血清 sIL-2R 含量明显下降。因此,检测血清中 sIL-2R 含量可间接反映患者的细胞免疫状态。

(秦继宝　蒋玲)

第九节　白细胞介素-3

1981 年,Ihle 等报道了 ConA 激活的小鼠脾细胞培养上清液,可使 nu/nu 鼠脾淋巴细胞 20-α-羟固醇脱氢酶(20-α-SDH)阳性率明显升高,20-α-SDH 的表达反映活化 T 细胞前体的分化,是 T 细胞成熟的标志。经初步提纯,发现可致 20-α-SDH 表达的淋巴因子不同于 IL-2,并将其命名为"IL-3"(Interleukin-3)。

目前认为,IL-3 的产生细胞与 IL-2 的产生细胞相同,即同为 Th 细胞。T 细胞有丝分裂原、同种异抗原、特异性抗原等均刺激 TH 细胞产生 IL-3,IL-3 的产生不需要 La 抗原和其他细胞提供 IL-1。1986 年,美籍华人 Yangyu Chang 等获得人 IL-3 cDNA 克隆,成熟的 IL-3 分子含 133 个氨基酸,相对分子质量约为 1.46×10^4 Da。我国学者亦于近年从 PHA 诱导的人 PBL DNA 库中筛选出人 IL-3 cDNA 克隆,获得了相应的重组产品。

一、生物学特性

IL-3 能广泛作用于造血系统未分化细胞,使其分化成熟。IL-3 在体外能维持多种造血干细胞的培养,不仅使其存活,并能刺激细胞分化、增殖,其中包括中性粒细胞、巨噬细胞、肥大细胞、巨核细胞、嗜酸性粒细胞前体的分化增殖。在促红细胞生成素(EPO)存在时,IL-3 参与调节不同发育阶段的红细胞的成熟与扩增。IL-3 能刺激分化良好的肥大细胞分裂,并调节 MHC 的表达;对分化良好的巨噬细胞,也能起到其分裂、增强吞噬的作用,促进肥大细胞和巨噬细胞参与免疫反应。由此可见,IL-3 不仅影响造血功能,还能调节机体的免疫功能。

二、检测方法及参考值

检测方法有依赖株检测法。FDC-P1 细胞及 32DCL-27 细胞均为 IL-3 的依赖株,用 10% IMDM 培养基调整细胞浓度为 5×10^6/mL,取 100μL IL-3 待检物加入 96 孔板,可设一定的稀释程度,最后加入上述细胞悬液,于 5% CO_2、37℃ 条件下培养 24h,每孔加入 ^{3}H-TdR、0.5μCi/20μL 培养 4~8h,用多头细胞收集器收集细胞至滤纸上,烤干纸片后使用。

(李兰亚　何浩明)

第十节　白细胞介素-4

IL-4 的研究首先是从小鼠体内研究开始的。1982 年,Howard 等发现植物血凝素(PHA)刺激的 IL-4 细胞上清液能诱导高纯度的休止 B 细胞进行多克隆增殖。IL-4 产生细胞属于 Th 中的 Th_2 功能亚群。IL-4 是由一条多肽链构成的糖蛋白,相对分子质量约为 2×10^4Da,成熟的 IL-4 分子由 116 个氨基酸组成。

一、生物学特性

(1)目前已证明,IL-4 对 B 细胞反应的调节是多途径的,包括 B 细胞的活化、增殖、分化及分泌免疫球蛋白(Ig),表达 II 类 MHC 抗原。人 IL-4 与其他因子联合应用,具有 B 细胞生长因子的作用,促进已活化的 B 细胞增殖。

(2)促进 IgG1 和 IgE 分泌。IL-4 能促进 B 细胞分化为 Ig 分泌细胞,诱导 IgG1 产生,随剂量不同,它对 Ig 的产生具有调节作用。人 IL-4 能诱导外周血或来源于扁桃体的正常人 B 细胞分泌 IgE,其产生与 IL-4 呈剂量依赖关系。

(3) IL-4 对 T 细胞的作用。IL-4 亦称"T 细胞生长因子-2"(TCGF-2),能促进活化 T 细胞增殖,诱导细胞表面Ⅱ类抗原表达,促进胸腺淋巴细胞增殖为 Tc。

(4) IL-4 对造血系统的作用。许多造血细胞表达 IL-4 受体,提示它们亦是 IL-4 的反应细胞。IL-4 能使肥大细胞增殖,增加巨噬细胞毒性,表达Ⅱ类 MHC 抗原。IL-4 对骨髓造血细胞的作用类似于 IL-3,与其他集落刺激因子一起刺激骨髓细胞增生。

二、检测方法及参考值

双抗体酶标法:其操作步骤同 ELISA 常规方法。首先包被,每孔加入重组抗 IL-4 抗体;于 37℃条件下放置 2h,用 PBS-Tween 洗涤,用 1% BSA-PBS 封闭,加二抗,再洗涤;加底物,显色,测光密度,计算 IL-4 活性。正常参考值:100~150ng/L。

三、临床应用

IL-4 作为 Th 细胞释放的淋巴因子,对免疫系统、造血系统具有广泛调节作用,特别是诱导Ⅱ类 MHC 抗原表达,对免疫反应过程中 T 细胞和 B 细胞互相作用、调节机体免疫都起了重要作用。深入探讨 IL-4 作用的分子基础以及生理、药理、调控途径是今后解决 IL-4 免疫治疗的关键。

(刘忠伦　夏永祥)

第十一节　白细胞介素-5

早在 20 世纪 70 年代,在诱导脾细胞产生抗体的实验中,专家发现 T 细胞的作用可以被 T 细胞上清液取代,以后将上清液中这种活性物质称为"T 细胞替代因子"(TRF)。1985 年,Sand Anderson 报道 B 细胞生长因子Ⅱ(BCGFⅡ)和嗜酸性粒细胞分化因子(EDF)两者生物活性有高度相关性。经纯化证明,TRF、BCGFⅡ、EDF 的生物活性实际归属同一物质,即现在所称的"IL-5"。1986 年,Kinash 等首先从 2.19 细胞 cDNA 库中筛选出小鼠 IL-5 cDNA 克隆。1987 年,人 IL-5 基因组基因确立,由 4 个外显子和 3 个内含子组成。IL-5 酸性糖蛋白活性易被胰蛋白酶破坏,在 IL-5 前体中,鼠有 133 个氨基酸,人有 134 个氨基酸。成熟的 IL-5 是一个高分子二聚体,相对分子质量为 5 000~6 000Da。

一、生物学特性

1. 诱导 B 细胞生长

T 细胞分泌的淋巴因子中,具有诱导活化 B 细胞增殖的因子包括 IL-2、IL-4 和 IL-5。Swan 等推测这几种淋巴因子可能作用于 B 细胞增殖的不同阶段;IL-4 可能作用于增殖早期,IL-5 作用于后期或 IL-4 作用于幼稚细胞,IL-5 作用于记忆细胞。

2. 诱导 B 细胞分化

IL-5 能诱导 B 细胞最终分化为 Ig 分泌细胞,分泌抗体的类型主要为 IgM、IgA 和 IgG。

3. 诱导 IL-2 受体表达

将重组 IL-5 加入到活化的 B 细胞或 T 细胞中培养,能诱导 IL-2 受体的表达。IL-5 具有杀伤细胞辅助因子(KHF)的活性,促进胸腺细胞增殖为 Tc。

4. 诱导嗜酸性粒细胞分化增殖

体外细胞培养实验发现,重组 IL-5 对原始造血干细胞无作用,只作用于母细胞形成克隆,这些克隆大多数是嗜酸性粒细胞。IL-5 还能促其终末分化,维持其生长及成熟。

二、检测方法及参考值

IL-5 的检测类型主要分为生物活性测定和定量测定。

1. 生物活性测定

生物活性测定包括：

①硫酸葡聚糖和 LPS 共同刺激 B 细胞增殖法：以 ^{3}H-TdR 的掺入或 B 细胞分泌的免疫球蛋白作为指标。

②依赖株检测法：依赖株有 BCLI、CH12、B13、T88M，以 ^{3}H-TdR 的掺入为指标。

2. 定量测定

可采用 ELISA 试剂盒进行检测。参考值因检验方法、试剂来源不同而异，ELISA 测得值为 $100 \sim 200\,\text{ng/L}$。

三、临床应用

IL-5 的主要靶细胞是 B 细胞，兼有促进 B 细胞生长和分化的双重功能，调节机体免疫球蛋白的基因表达，提示 IL-5 在机体免疫应答中的作用。分子杂交、基因工程等分子免疫学技术的广泛应用，必将促进细胞因子的各项研究工作的开展，进一步揭示人类免疫功能的奥秘，指导疾病的预防和治疗。

（夏永祥　安仲武）

第十二节　白细胞介素-6

早在 20 世纪 80 年代，就有专家发现人的内皮细胞培养上清液中含有一种因子，能维持体外杂交瘤细胞的生长。Vao Soick 等根据其促进 B 细胞性的杂交瘤/浆细胞瘤生长的特性，将其称为"杂交瘤/浆细胞瘤生长因子"（HPGF）；Ziberstein 等根据其抗病毒活性称之为"β_2-干扰素"（β_2-IFN）；Hirano 等则根据其能促进 B 细胞分化、刺激 B 细胞分泌抗体，将其命名为"B 细胞刺激因子-2"（BSF-2）。随着编码 HPGF、β_2-IFN、BSF-2 的 cDNA 相继克隆成功，人们发现所有这些分子实际上是同一物质，其核苷酸序列及氨基酸排列完全一致,故统一命名为"IL-6"。IL-6 的来源很广泛,产生的细胞主要为单核—巨噬细胞、霍华德 T 细胞,其次是成纤维细胞、内皮细胞、平滑肌细胞。IL-6 的化学本质是一种糖蛋白,由一条单链多肽组成。人和小鼠的 IL-6 无种属特异性。

一、生物学特性

IL-6 具有广泛的生物学作用,对机体多种组织及细胞均有不同程度的作用。

1. 对 B 淋巴细胞的作用

IL-6 作为 B 细胞刺激因子(BSF),能刺激 B 细胞增殖、诱导,其终末细胞分化成免疫球蛋白分泌细胞;诱导 B 细胞克隆形成,促进 B 细胞杂交瘤生长;参与 B 细胞源性恶性肿瘤的发生。

2. 对 T 细胞的作用

IL-6 有 T 细胞活化因子(TAF)特性,是 T 细胞经丝裂原刺激后表达 IL-2 的第二信使,是胸腺细胞增殖的协同刺激物,与 IL-2、γ-干扰素相结合,共同刺激未成熟胸腺细胞分化为细胞毒性 T 细胞。

3. 对造血细胞的作用

IL-6 能促进一些造血原细胞增殖,主要是缩短了静止原细胞的 G_0 期,促进原细胞进入细胞周期,从而加速了依赖 IL-3 原细胞克隆的形成。IL-6 和 IL-3 协同作用,可加快培养中人类造血细胞克隆表达而增加克隆的整体出现率。

4. IL-6 的其他作用

给鼠注射 IL-6 可引起急性期反应蛋白增高,诱导发热,提示 IL-6 参与了机体炎症反应的病理过程。目前,IL-6 与肿瘤恶病质关系的研究正在受到人们重视。此外,IL-6 还有扩大 NK 细胞杀伤靶细胞及抗病毒活性的作用。

二、检测方法和参考值

IL-6 的检测方法分为生物活性测定和免疫定量分析。

1. IL-6 依赖株细胞增殖反应测定法

TTD-1、MH-60、B-9 为常用的 IL-6 依赖细菌株。采用 ^{3}H-TdR 掺入或 MTT 比色法作指标。

2. B 细胞协同刺激分化反应 Ig 测定法

用 NELISA 法测定产生的 IgG 或 IgM 含量代表 IL-6 的活性。免疫分析法是将抗 IL-6 单克隆抗体标记酶或核素,用 ELISA 或放射免疫分析测定 IL-6 含量。

参考值因检测方法不同而各异。ELISA 法的参考值为 (10.8 ± 5.1) pg/mL。

三、临床意义

1. 免疫异常性疾病

这些疾病临床较为常见,患者常有发热、淋巴结肿大、血沉加快、急性期蛋白增高、高 γ-球蛋白血症、自身抗体阳性等表现。近年来研究发现,这些症状与 IL-6 的异常表达密切相关,其病因可能是异常增多的 IL-6 使多克隆或单克隆 B 细胞功能紊乱或亢进,产生大量异常 Ig,导致机体出现一系列病理改变和临床症状。

2. 多克隆 B 细胞异常及自身免疫性疾病

心房内黏液瘤是最早观察到与 IL-6 有关的疾病。Hirano 等发现,心房黏液瘤细胞培养上清液中含有较高浓度的 IL-6,印迹技术亦证实黏液瘤细胞可表达高水平的 IL-6 mRNA。类风湿性关节炎(RA)是常见的自身免疫性疾病,IL-6 在 RA 发病中起重要作用。RA 患者持续产生 IL-6 可部分解释患者局部及全身症状,如自体及浆细胞瘤、多发性骨髓瘤的自分泌生长因子,IL-6 和 IL-6 基因表达失调是该类疾病发病的主要机制。IL-6 的这一病理学效应提示可利用 IL-6 或 IL-6R 拮抗剂治疗这一类疾病。Lennert、sT 淋巴瘤增殖患者来源的 T 淋巴瘤细胞系在体外呈现 M 依赖性生长,IL-6 可替代 M 功能,且抗 IL-6 是抑制 Lennert、sT 淋巴瘤增殖的主要因子。增生性肾小球肾炎(PGN):已发现 IL-6 是 PGN 患者肾小球系膜细胞的自分泌生长因子,在 PGN 患者尿液中可查出高水平的 IL-6,且 IL-6 与该病的预后有关。

3. IL-6 与甲状腺疾病

亚急性甲状腺炎发作期间,患者血中 IL-6 含量明显升高;当病情缓解后,血中 IL-6 含量则恢复正常。胺碘酮(AMD)所致甲减患者血中 IL-6 含量正常,Ⅰ型 AMD 甲亢患者血中 IL-6 含量轻度升高。Ⅱ型 AMD 患者、甲亢患者血中 IL-6 含量明显高于正常,这些都与甲状腺细胞的破坏有密切关系。

4. 其他

IL-6 还与多种临床疾病有关,如急慢性炎症、烧伤、移植排斥等。IL-6 含量的增多与急性期蛋白的出现也有关。因此,IL-6 可作为炎症反应的早期指标。

(秦继宝　冯小娟)

第十三节　白细胞介素-7

1988 年,IL-7 由 Namen 等发现,他们在长期培养骨髓细胞过程中观察到,鼠骨髓细胞(基质)可产生一种能促进前 B 细胞(Pre-B)和原 B 细胞(PRO-B)生长的因子。起初将此因子称为"淋巴细胞生成素 1"(Lymphopoietin-1,LP1),后统一命名为"IL-7"。

一、生物学特性

IL-7 前体含有 177 个氨基酸残基,包括 25 个氨基酸残基的信号肽,成熟的人 IL-7 分子由 152 个氨基酸残基组成。IL-7 对 pH

改变(pH 2.1～8.0)、SDS、热处理等均有一定的抗性。人 IL-7 基因定位于第 8 号染色体上,在氨基酸含量上人与小鼠 IL-7 有 60% 同源性,人 IL-7 可作用于小鼠组织细胞,但小鼠 IL-7 对人组织细胞无作用,这是 IL-7 比较独特的生物学特性。IL-7 尚能促进前 T 细胞和成熟 T 细胞的增殖,诱导 CTL 细胞和 LAK 细胞的产生等,可用于肿瘤免疫治疗。

二、检测方法及参考值

IL-7 能刺激新鲜骨髓中 B220、SmIgM(一)的原 B 细胞和 B220、SmIgM(+)的前 B 细胞的增殖,因此,可选用 BALB/c 小鼠股骨髓制成单细胞悬液,经培养 2 周,大多数不黏附细胞死亡,开始出现黏附滋养细胞层。2～3 周后在黏附层细胞生长的融合团中见有 B 细胞生长和增殖。经 3～5 周细胞增殖至所需量,若细胞群中 B220 原 B 细胞占 30%,SmIgM(+)细胞占 5%～10%,而 B220 前 B 胞占 60%～65%,即可供试验用。该试验的结果具有高度敏感性,目前已知,对 IL-7 应答所用的 B 细胞前体细胞群对 IL-1、IL-6、M-CSF、GM-CSF 等均不起反应,但对 IL-2、IL-4 可起增殖反应。此外,尚有几种克隆的小鼠 T 细胞对 IL-7 起增殖反应,因此,需用相应单克隆抗体进行中和阻断试验,检出特异性 IL-7 活性。

(蒋玲　李海英)

第十四节　白细胞介素-8

在 1986 年以前,人们认为对白细胞有趋化作用的物质主要是补体片段 C5a、白细胞三烯(LTB4)、血小板激活因子(PAF)和 N-甲酰甲硫氨酰-亮氨酸-苯丙氨酸(FM-LP)。1986 年以后,人们发现免疫细胞和一些组织细胞能产生多种对白细胞有趋化作用的细胞因子,且这些细胞因子具有某些相似的性质。

一、生物学特性

人 IL-8 的相对分子质量为 $(0.8\sim1.8)\times10^4$ Da,其前体有 99 个氨基酸。依细胞来源不同,IL-8 成熟分子稍有不同。单核细胞或白细胞产生的 IL-8 成熟分子主要有 72 个氨基酸,而内皮细胞产生的 IL-8 成熟分子主要有 77 个氨基酸。根据其 N 端的差异,IL-8 成熟分子至少可有 4 种不同的形式,分别由 79、77、72、69 个氨基酸组成。其中,以 72 个氨基酸残基组成的 IL-8 活性较好,IL-8 存活的适宜 pH 为 8.0~8.5,耐热耐碱。人 IL-8 基因定位于第 4 号染色体,由 4 个外显子和 5 个内含子组成。IL-8 的生物学作用无明显种属特异性。

多种细胞如单核-巨噬细胞、内皮细胞、成纤维细胞、表皮细胞等受到一定刺激(如 LPS、PHA、IL-1、TNF 等)均可产生 IL-8。IL-8 的主要生物学活性是趋化并激活中性粒细胞,促进中性粒细胞的溶酶体酶的活化和吞噬作用,对嗜碱性粒细胞和 T 细胞也有一定的趋化作用。因上述生物学活性与炎症反应密切相关,故 IL-8 及相关的趋化因子在炎症反应中起更直接的介导作用。目前认为,TNF、IL-1、IL-6 诱发的炎症反应在很大程度上是通过以 IL-8 为代表的趋化因子所介导的。学者对于 IL-8 与某些疾病关系的研究非常重视,已发现 IL-8 含量升高与某些疾病局部浸润的单核细胞和中性粒细胞数量相平行。例如,银屑病局部病灶和类风湿关节炎关节滑液中均含有较高水平的 IL-8,表明 IL-8 参与这些疾病的病理发生过程。但根据 IL-8 可以趋化和激活中性粒细胞等作用,IL-8 若与其他造血生长因子合用,有可能对中性粒细胞减少症、免疫缺陷症、肿瘤等有一定的治疗效果。

二、检测方法

IL-8 的检测方法颇多,有免疫学测定法、C3/Hej 鼠足垫注射试验、中性粒细胞酶释放试验、原位免疫细胞化学测定法、中性粒细胞趋化试验以及 RNA 分子杂交检测细胞内 IL-8 RNA 表达水平等。

1. 免疫学测定法

现已建立双抗体夹心 ELISA 和核素竞争抑制法。前者需先用 LPS 和 PHA 诱导受检细胞产生 IL-8 再行测定,一般可测出每小孔 0.1mg 含量。用脂多糖刺激人肺巨噬细胞或单个核细胞,其培养上清液中 IL-8 含量为 800ng/mL。用抗原或丝裂原刺激人淋巴细胞可得 100ng/mL IL-8。若采用 ELISA 以多克隆抗体包被,酶标记单抗 $F(ab')^2$ 为二抗,其敏感度可达 2.5pg/mL IL-8。放射性核素竞争抑制法可测定生物体液中低浓度的 IL-8,检出下限为 0.6ng/mL,特异性高。

2. C3/Hej 鼠足垫注射试验

给鼠足垫皮内注射 IL-8,可引起剂量依赖性中性粒细胞浸润的急性反应。

3. 中性粒细胞酶释放试验

用明胶法采集富含中性粒细胞的细胞悬液,加受检的 IL-8 样品处理后,再用细胞松弛毒素 B($5\mu g/mL$)处理激活的中性粒细胞,离心收集上清液,测髓过氧化物酶活性或 N-乙酰基 B 葡萄糖胺酶活性,按标准曲线推知 IL-8 含量。

4. 原位免疫细胞化学测定法

该法用于原位测定细胞质内 IL-8 含量。现以人皮肤成纤维细胞为例,将待测贴壁细胞培养于平皿内的盖玻片上,加适当刺激剂(如适量人 IL-La)共育后,取盖玻片经固定后,加适量浓度抗 IL-8 单克隆抗体,按常规做酶免疫组织化学试验后,在光镜下观察。

5. 中性粒细胞趋化试验

先用琼脂糖平板或 Boyden 小室法检测受检样品的趋化活性后,将原来通过抗 IL-8 IgG-SPA Sepharose 株,复测洗脱液中的趋化活性。如不显示趋化活性,说明第一次测得的趋化活性均系 IL-8 中所有,据此计算特异性 IL-8 含量。如洗脱液中仍有同样的趋化活性,表明受检物中无 IL-8 存在。

三、临床意义

在许多感染性疾病中,IL-8 含量升高,如进展期成人呼吸窘迫综合征(ARDS)患者支气管肺泡灌洗液中 IL-8 含量明显高于非 ARDS 患者。早期灌洗液中出现 IL-8 可作为 ARDS 病情恶化的指标。细菌性尿路感染患者体内可见 IL-8 含量升高,其含量与中性粒细胞数量高度相关。据报道,IL-8 还与感染引起的不育症有关,有望成为白细胞性精子不育症的诊断指标。IL-8 还参与多种疾病的病理过程,包括类风湿性关节炎、银屑病、肺纤维化和石棉肺等。因此,检测 IL-8 有临床实用意义。此外,胎盘早剥、子宫内膜异位症、多囊卵巢综合征、妊娠期高血压肾病患者血清 IL-8 含量亦可有明显升高。IL-8 主要是由单核-巨噬细胞、T 细胞、成纤维细胞、内皮细胞分泌的 IL-1、TNF-α、脂多糖(LPS)刺激释放的一种细胞因子,具有调节免疫应答、促进细胞生长、分化的作用,并与机体应激反应等有关。

(李兰亚 何浩明)

第十五节　白细胞介素-9

一、生物学特性

1989年,杨育中在以NTLV-1转化的人T细胞株培养上清液中发现一种能刺激人巨核细胞白血病细胞株Mote增殖的因子,此因子也能维持Th细胞克隆的长期存活。1990年,人们将此因子命名为"IL-9"。人的IL-9前体由144个氨基酸残基组成,含18个氨基酸残基的信号肽。成熟的人IL-9分子由126个氨基酸残基组成,相对分子质量为1.4×10^4Da,是碱性蛋白,有多个N糖基化位点,含有10个保守半胱氨酸,可能形成复杂的二硫键。人IL-9基因长约4kb,由5个外显子和4个内含子组成,定位于第5号染色体。人与小鼠的IL-9之间在氨基酸和核苷酸水平上分别具有56%和67%同源性。与其他细胞因子具有显著不同的一点是,小鼠IL-9可作用于人的组织细胞,而人IL-9对小鼠组织细胞没有生物学作用。IL-9主要由活化的$CD4^+$T细胞产生。IL-9能通过非IL-2和非IL-4途径促进Th细胞在无抗原刺激条件下长期存活,与IL-2协同促进胸腺细胞增殖;与IL-3和IL-4共同作用后,能促进肥大细胞生长,并增强其活性。

二、检测方法

IL-9的生物学检测主要是依赖性细胞株的增殖试验,所用靶细胞为源于C57B/6Th细胞TVC 2.15克隆的TS-1株。它特异性依赖IL-9生长,加入受检的IL-9样品并按常规培养3d后,通过测定氨基己糖酶水平或用^{3}H-TdR掺入法判定细胞是否增殖。

有报道称用源于白血病患儿的巨核胚细胞白血病细胞株Mote做^{3}H-TdR掺入法测定,其^{3}H-TdR掺入值为本底的5~10

倍。在一定范围内,该试验测得的 cpm 值与 IL-9 含量呈剂量相关性。该法可测出 50pg/mL IL-9。但 Mote 株也依赖人 IL-3 或 GM-CSF 生长,且对人 IL-2、IL-4、IL-6 和 IFN-γ 也呈微弱应答。因此,检测含多种细胞因子的人受检样品时,要做抗 IL-9 中和阻断试验。因为鼠 IL-3、IL-4 和 GM-CSF 对人源性 Mote 细胞株无作用,所以测定鼠 IL-9 时则无须如此。

第十六节　白细胞介素-10

1989 年,IL-10 由 Fiorentino 发现,当时他们观察到小鼠 Th_2 细胞株产生一种因子,能在抗原和抗原呈递细胞存在的条件下抑制 Th_1 细胞株分泌细胞因子。因为此新型细胞因子合成抑制因子,所以同年将其更名为"IL-10"。

一、生物学特性

人 IL-10 前体含 178 个氨基酸残基,内含 18 个氨基段残基的信号肽,而成熟的 IL-10 分子由 160 个氨基酸残基组成。人 IL-10 含 1 个 N 糖基化位点和 4 个半胱氨酸残基。人 IL-10 基因定位于第 1 号染色体上,由 5 个外显子和 4 个内含子组成。人和小鼠 IL-10 在氨基酸和核酸水平上分别具有 81% 和 73% 的同源性。人 IL-10 可作用于小鼠组织细胞,而小鼠 IL-10 对人组织细胞无生物学作用。

IL-10 主要由 Th_2 细胞产生。与其他细胞因子不同的是,IL-10 除了能一定程度地促进 CTL 诱导、增强 B 细胞增殖分化外,其主要生物学活性是起免疫抑制作用。因为它能抑制 Th_1 细胞的增殖及 IL-2、IL-3、IFN-γ、GM-CSF 等细胞因子的合成,所以其免疫调节作用依靶细胞不同而表现出反向性。IL-10 可能对于移植排斥反应、炎症等有一定的治疗作用。

二、检测方法

IL-10 可抑制 Th₁ 细胞合成细胞因子能力的 90% 以上,因此,IL-10 曾被命名为"细胞因子合成抑制因子"。其生物学测定法是根据 IL-10 抑制抗原刺激 Th 细胞合成 IFN-γ 的度而设计。由于制备 Th₁ 靶细胞较难,所以现在改用促丝裂原刺激脾细胞产生 IFNγ 为检测系,但 IL-2、IL-4 能增加 IFN-γ 合成,而 TGFB 抑制 IFN-γ 合成,因此,检测含这类细胞因子的样品时,应用相应抗体做中和阻断试验,以检出特异 IL-10 活性。现在已制备出相应的单克隆抗体,可用双抗体夹心 ELISA 检测 IL-10 的含量。

三、临床意义

1. IL-10 与系统性红斑狼疮(SLE)

采用地高辛标记的 cDNA 作为探针,用点杂交法检测发现,SLE 患者 IL-10 mRNA 表达量是正常对照组的 2 倍。这一发现有助于临床采用合适的免疫调节剂治疗 SLE,用 IL-10 拮抗剂治疗 SLE 将取得良好的效果。

2. IL-10 与糖尿病

局部产生的 IL-10 作为一种加速因子,可加速胰岛 β 细胞的免疫损伤,另外还可与 MHC 有协同作用。

3. IL-10 与类风湿性关节炎(RA)和骨关节炎(OA)

用 RA 和 OA 患者的滑膜细胞进行悬液培养,发现 RA 与 OA 患者的 IL-10 含量显著升高,且持续时间长,而对照组水平低于可测限。这一结果提示在 RA 和 OA 的治疗中,IL-10 拮抗剂对前炎症因子的抑制有望得到应用。

4. IL-10 与感染

细胞内病原菌(或病原虫)及机体病毒感染时,IL-10 呈高水平表达,既削弱机体的防御机能,又限制机体过度异常的免疫反应,结果使感染向慢性转化。因此,IL-10拮抗剂对治疗感染有一定的价值。

(刘忠伦　夏永祥)

第十七节　白细胞介素-11

IL-11是1990年由Paul等发现的,他们观察到,IL-1a刺激的灵长类动物骨髓基质细胞株PU-34培养上清液中含有一种能刺激IL-6依赖的小鼠浆细胞瘤细胞系T-1165、T-85、T-2、T-1生长的因子,即使在抗IL-6抗体存在的情况下,此因子仍具有生长刺激作用。此种新型造血生长因子被命名为"IL-11"。

一、生物学特性

人IL-11前体含199个氨基酸,包括21个氨基酸残基的信号肽,而成熟人IL-11分子由178个氨基酸残基组成,不含半胱氨酸残基,亦无潜在的糖基化位点。人IL-11基因定位于第19号染色体,含5个外显子和4个内含子。在氨基酸水平上,人IL-11对灵长类动物和小鼠组织细胞有生物学作用。

IL-11主要由间质来源的黏附细胞(Mesenchymal-derived Adherent Cell)分泌,如骨髓基质细胞、基质成纤维细胞、人胚肺成纤维细胞等。IL-11主要的生物学作用是单独或与其他细胞因子协同刺激骨髓造血干细胞的增殖、分化和成熟,IL-11可以促进巨核细胞系和红细胞系造血生成,与IL-1、IL-6、颗粒细胞集落刺激因子(GCSF)的生物学活性有相似之处。

二、检测方法

通常用依赖性细胞株作^{3}H-TdR掺入法测定,所有靶细胞为T-10细胞株,它是IL-6依赖性鼠浆细胞瘤株T-1165的亚系。对

IL-2、IL-3、IL-4、IL-7、GCSF、干扰素-γ(IFN-γ)均无应答反应,但胸腺体液因子(THF)、人 IL-12、鼠颗粒细胞巨噬细胞－集落刺激因子(GM-CSF)对 T-10 细胞增殖有轻度促进作用,因此,需用相应单克隆抗体进行中和阻断试验。IL-11 的含量为 2×10^6 U/mL,该试验的剂量反应曲线范围为 $0.1\sim10.0$ U/mL。

三、临床意义

IL-11 在促进造血系统恢复、抗感染等方面有潜在的应用价值,有望用于治疗血小板减少症以及放射治疗、化学治疗所致的造血损害,防治感染和出血。

(安仲武　刘忠伦)

第十八节　白细胞介素-12

IL-12 由 Perssi 和 Gately 发现,他们分别将该因子称为"天然杀伤细胞刺激因子"(Natural Killer Cell Stimulatory Factor, NKSF)和"细胞毒性淋巴细胞成熟因子"(Cytotoxic Lymphocyte Maturation Factor, CLMF)。1991 年,其 cDNA 克隆获得成功,证明它是一种新型细胞因子,统一命名为"IL-12"。

一、生物学特性

IL-12 的分子结构比较独特,是由相对分子质量分别为 3.5×10^4 和 4×10^4 的两个亚基通过二硫键连接起来的异源二聚体。其相对分子质量为 7×10^4 Da,pH 为 $4.5\sim5.5$。人 IL-12 的 P35 亚基有 197 个氨基酸残基,含 7 个半胱氨酸和 3 个 N 糖基化位点;人 IL-12 的 P40 亚基有 306 个氨基酸残基,含 10 个半胱氨酸和 4 个 N 糖基化位点。这两个亚基分别由不同基因编码,P35 与 IL-6 和粒细胞－集落刺激因子 G-SCF 有一定同源性。P40 与可溶性 IL-6 受体、G-CSF 受体有一定同源性,提示 IL-12 分子可能是一种细胞因子与可溶性细胞因子受体组成的复合物。IL-12 的生物学作用有种属特异性,人 IL-12 主要由单核—巨噬细胞、B 细胞及肥大细胞所产生。IL-12 对 T 细胞和 NK 细胞具有显著的生物学作用,能促进活化的 NK 细胞、$CD4^+$ T 细胞和 $CD8^+$ T 细胞的增殖,增强 NK 细胞和细胞毒性 T 淋巴细胞 CTL 的杀伤活性,诱导活化的 T 细胞和 NK 细胞分泌 IFN-γ,从而间接地激活巨噬细胞,协同 IL-2 诱导淋巴细胞激活杀伤细胞的活性的产生。IL-12 可应用于肿瘤免疫治疗,与 IL-2 合用可以显著降低 IL-2 的应用剂量。

二、检测方法

IL-12 在体外有很强的诱导 IFN-γ 活性产生的作用,可据此选用相应的检测方法,也可用 ELISA 检测。

(秦继宝 蒋玲)

第十九节 白细胞介素-13

1987 年,Cherwenski 等发现,ConA 刺激的 19 种不同的小鼠 TH 细胞系中,Th_2 细胞系均表达一种 P600 蛋白质分子 mRNA,而 Th_1 细胞系均不表达 P600 蛋白质分子 mRNA。1993 年,Mckenbie 等克隆得到小鼠 P600 cDNA,同年,Mintv 等也从活化淋巴细胞的 cDNA 库中克隆到相同蛋白质分子的 cDNA,遂将其命名为"IL-13"。

一、生物学特性

人 IL-13 前体由 132 个氨基酸残基组成,含 18 个氨基酸残基的信号肽,而成熟人 IL-13 分子由 114 个氨基酸残基组成,含有 5 个半胱氨酸残基和多个 N 糖基化位点。糖基化后的人 IL-13 相对

分子质量为 1.7×10^4 Da。人 IL-13 基因定位于第 5 号染色体上，包括 4 个外显子和 3 个内含子。从核苷酸和氨基酸水平上，人和小鼠的 IL-13 之间分别具有 66% 和 58% 的同源性，因此，IL-13 与 IL-4 在氨基酸水平上具有 30% 左右的同源性，故 IL-13 具有和 IL-4 一样的生物学活性。IL-13 主要由活化的 Th_0、Th_1、Th_2 和 $CD8^+$ T 细胞产生。同 IL-4 一样，IL-13 作用于单核－巨噬细胞和 B 细胞，但与 IL-4 不同的是，IL-13 对 T 细胞无明显调节作用。对于单核－巨噬细胞，IL-13 能延长单核细胞在体外的存活时间，促进单核－巨噬细胞表达 CD23 分子和 MHC I 类、II 类抗原，抑制单核－巨噬细胞分泌一氧化氮（NO）和前炎性细胞因子，包括 IL-1、IL-6、IL-8、IL-10、IL-12 及 MIP-1、MCP，促进 IL-1 受体拮抗剂（IL-1ra）产生。对于 B 细胞，IL-13 能促进 B 细胞表达 CD23、CD71、CD72、膜 IgM、II 类抗原等，促进 B 细胞增强和分泌 IgM、IgG、IgE。此外，IL-13 能抑制 HIV 复制。通过抑制炎性细胞因子产生，IL-13 可望应用于类风湿性关节炎等炎性疾病的治疗。

二、检测方法

IL-3 是由 Th_2 细胞产生的具有调节炎症和免疫应答功能的细胞因子，可用 TF-1 细胞的依赖性增殖试验检测其活性。TF-1 细胞源于红白血病原始骨髓细胞系，能对 GM-CSF、IL-3、IL-6、IL-4 等产生增殖应答，同样适用于 IL-13 的检测。IL-13 具有一定的抗炎作用，能增强 IL-2 的作用以及诱发机体对肿瘤细胞的全身免疫功能。

第二十节　白细胞介素-14

白细胞介素-14 由活化的 T 细胞产生，旧称为"高相对分子质量 B 细胞生长因子"（High Molecular B Cell Growth Factor,

HMW-BCGF)。1993 年,Ambruas 克隆其 cDNA,将其命名为"IL-14"。成熟 IL-14 分子由 468 个氨基酸残基组成,含 3 个 N 糖基化位点,相对分子质量为 5.3×10^4 Da,是一种 B 细胞生长因子,能诱导活化的 B 细胞增殖,但对静息状态的 B 细胞无刺激作用,能抑制活化的 B 细胞分泌 IgG。

第二十一节　白细胞介素-15

1994 年,IL-15 由 Grabstein 等人发现。他们在猴肾表皮细胞系 CV-1/EBVA 的培养上清液中发现一种与 IL-2 活性相似的因子,此因子能维持细胞毒性 T 淋巴细胞系(CTL L-2)细胞增殖。其基因克隆成功后,被证明是一种新型细胞因子,遂命名为"IL-15"。IL-15 主要由黏附性外周血单个核细胞产生,表皮细胞、成纤维细胞都可产生 IL-15。人 IL-15 前体含 102 个氨基酸残基,包括 48 个氨基酸残基的信号。成熟人 IL-15 分子由 114 个氨基酸残基组成,相对分子质量为 $(1.4 \sim 1.5) \times 10^4$ Da。IL-15 具有与 IL-2 相似的结构与功能,可刺激活化的 T 细胞增殖,诱导产生溶细胞性 T 淋巴细胞 CTL 细胞和 LAK 细胞,促进 B 细胞分泌 IgM、IgG 和 IgA。

第二十二节　白细胞介素 16

IL-16 亦称"T 细胞特异性趋化吸引因子"(T Cell-Specific Chemotaxis Tractor Factor)或"淋巴细胞趋化吸引因子"。它是在抗原、丝裂原、组胺或 5-羟色胺(5-HT)的作用下,由外周血单个核细胞中的 $CD8^+$ T 细胞产生并释放。

IL-16 的生物学作用如下。

1. IL-16 是以 CD4 分子作为与之相互作用的受体

IL-16 对于 $CD4^+$ T 细胞、T 细胞株、单核细胞以及嗜酸性粒细胞均有趋化吸收作用,在活化的和静止的 T 细胞中均可显示这种趋化吸引功能,而且这种作用并不需要有结缔组织基质的存在。对于嗜酸性粒细胞和单核细胞,IL-16 则主要表现为趋化作用。

2. IL-16 是 $CD4^+$ 细胞的一种刺激生长因子

IL-16 能发 $G_0 \sim G_1$ 细胞周期变化,但不能诱导细胞分裂。IL-16 也能诱导 IL-2Ra(CD25)和 HLA-DR 的表达以及细胞因子的合成,抑制 MLR,抑制抗原诱发的细胞增殖以及抑制 HIV/SIV 转录过程。对于 $CD4^+$ 嗜酸性粒细胞和单核细胞,它能增强嗜酸性粒细胞与基质蛋白间的黏附作用,诱导 $CD4^+$ 单核细胞上 IFN-γ 非依赖性 HLA-DR 的表达。

3. IL-16 所诱导的信号传导途径和在 T 细胞中的细胞功能与 HIV-1 gp120 在 T 细胞中所致者极为相似

两者均可诱发趋化吸引效应、IL-2R 的表达、磷酸肌醇转化为肌醇三磷酸、细胞内 Ca^{2+} 增多、蛋白激酶 C(CPKC)的转位以及 P56kk 活化。IL-16 诱发的细胞吸引移动效应,需要有 P56 kk 存在和发生物理性的连续,而不需要相关酶的激活,其移动效应与 PKC 的转位有关。此外,PI-3 激酶也被活化,因为 PI-3 激酶抑制物渥曼青霉素(Wortmannin)能够抑制 IL-16 诱导的 T 细胞移动。

4. IL-16 是一种前炎症反应细胞因子(Proinflammatory Cytokine)

IL-16 在炎症反应的形成过程中可能起到一定的作用,如在支气管哮喘患者气道上皮细胞中发现有 IL-16 存在。在经抗原攻击 4h 后的支气管抽取液中即可检出 IL-16,此时约有 80% 的淋巴细胞趋化吸引活性取决于 IL-16,而剩余的趋化活性则归于巨噬细胞抑制蛋白 La(MIP La)。这些很可能发生在过敏性支气管哮喘患病人群中。人体接触了过敏原后,引起肥大细胞活化及血小板活化因子(PAF)和组胺的释放。组胺能直接作用于支气管哮喘患者上皮细胞和 $CD8^+$ T 细胞,使之释放已经形成的 IL-16,IL-16 即可以作为 $CD4^+$ T 细胞嗜酸性粒细胞和单核细胞趋化的吸引因子。

(秦继宝　刘忠伦)

第二十三节　白细胞介素-17

1993 年,Rouvier 从一个 T 细胞杂交瘤细胞中克隆到 IL-17 cDNA。人类 IL-17 cDNA 可编码 155 个氨基酸。$CD4^+$ 细胞克隆及 PMA 和离子要素(Ionomycin)活化的外周血中,T 淋巴细胞可表达 IL-17。白细胞介素-17 (Interleukin-17,IL-17)是一类主要由活化的 $CD4^+$ 淋巴细胞产生的具有促进炎症作用的细胞因子,发挥着清除细胞外病原体的重要作用,与自身免疫和肿瘤的发生和发展密切相关。IL-17 属前炎症细胞因子家族成员,IL-17 又称"IL-17A",不同于 Th_1、Th_2、Treg 的细胞亚群,是由 $Th_1 7$ 细胞高水平分泌。

IL-17A 可促进人宫颈癌细胞肿瘤原性,在肿瘤部位促进 IL-6 表达。IL-17 可促进宫颈癌细胞分泌 IL-6 和 IL-8,IL-6 可能参与宫颈癌的发生和发展,可刺激正常宫颈细胞、宫颈癌相关细胞株生长一致。IL-17 也可能具有直接促进宫颈癌细胞增殖的作用,但尚无确切证据。有相关研究将人类宫颈癌细胞移植到裸鼠体内,发现 IL-17 可促进人类宫颈癌细胞生长,使肿瘤体积明显增大,提示 IL-17 的高表达参与了宫颈癌的发生和发展过程。IL-17 可能具有促进肿瘤血管生成的作用,虽然不直接促进血管内皮细胞生长,但可促进血管内皮细胞的迁移,明显上调由成纤维细胞或肿瘤细胞生成的前血管生成因子的表达。

第二十四节 白细胞介素-18

1995年,Dkamura在对中毒性休克裸鼠的肝脏进行纯化时意外得到新的蛋白质,由于这种蛋白质对IFN-γ具有诱导作用,所以将其称为"IFN-γ诱导因子"(IGIF)。它不仅能诱导产生IFN-γ,还有许多生物学活性,学者们遂于1996年将其命名为"IL-18"。人单核细胞和巨噬细胞能表达人IL-18 mRNA,提示IL-18可能是由巨噬细胞样细胞产生的。人IL-18在1996年被克隆并得到表达。IL-18是近年来发现的具有多种免疫调节功能的细胞因子,主要由活化的单核-巨噬细胞、Th_1细胞、B细胞、NK细胞等分泌,又能够促进Th_1细胞增殖和Th_1型免疫应答,促进TNF-α、NO、GM-CSF等炎症因子及趋化因子的产生。IL-18的生物学活性如下。

1. 抗肿瘤作用

IL-18在体内有很强的抗肿瘤活性,但在体外,其抗肿瘤作用需要其他因素介导,而不是通过诱导IFN-γ途径起作用的。另外,IL-18能相继诱导T细胞增殖,促进NK细胞和CTL细胞的抗肿瘤活性。

2. 抗菌作用

给新型隐球菌YC-11感染的小鼠注射IL-18,能增强机体从肺中消除病原体的能力,阻止真菌扩散到脑,降低血清中隐球菌抗原的含量,提高感染动物的生存力。

3. 抗超敏反应

联合应用IL-18和IL-12诱导CD30活化的T细胞及抗CD40活化的B细胞,均能产生IFN-γ,进而抑制IL-4依赖的IgE和IgG-1的产生,促进IgG-2a的生成,这在抗寄生虫、抗超敏反应中具有潜在的应用价值。

4. 诱导 Fas L 介导的细胞毒作用

IL-18 能增强 Th_1 细胞上功能性 FasL 介导的 Th_1 细胞的细胞毒作用,这在调节免疫功能和增强机体杀伤肿瘤及病毒感染的细胞等方面具有很好的应用前景。

5. 其他

人类 IL-18 可诱生 G-CSF,并抑制 IL-10 的产生。消化性溃疡患者体内的 IL-18 等细胞因子含量显著升高,可作为治疗和预后的参考指标。

(夏永祥　何浩明)

第二十五节　肿瘤坏死因子

1975 年,Carswell 等提出"肿瘤坏死因子"(Tumor Necrosis Factor,TNF)这一概念。现已证实,TNF 可分为两大类,即由巨噬细胞产生的 TNF(现被称为"TNF-α")和由活化型淋巴细胞分泌的淋巴毒素(Lymphotoxin)(现被称为"TNF-β")。1984 年,两类 TNF 的 cDNA 相继克隆成功,并制造出重组产品。

一、生物学特性

1. 抗肿瘤作用

TNF 可对某些肿瘤细胞产生细胞毒作用。

2. 抗病毒作用

TNF 可抑制病毒介导的细胞病变作用,使病毒产量下降,呈剂量依赖性。

3. 对正常细胞脂肪代谢的影响

TNF 可刺激脂肪细胞脱离脂肪酸进入胞液,诱发炎症反应,促进二倍体细胞增殖。

4. 对免疫功能的影响

TNF 可诱导 MHC 抗原表达,刺激单核－巨噬细胞前体细胞分化,诱导多形核白细胞(PMNLL)活化,诱导细胞因子合成。

5. 参与骨质重建

二、测定方法及参考值

TNF 的检测方法较多,参考值亦不一,现只将方法作一介绍。

1. 染料摄入法

利用某些染料如中性红、结晶紫等使活细胞染色,通过 OD 值来反映细胞的存活状态,间接反映 TNF 的生物活性。

2. 放射性核素掺入法

利用放射性核素标记的 DNA 前体(^{3}H-TdR)等掺入到细胞内合成 DNA 中,然后再用 TNF 对此细胞进行攻击,通过测定细胞培养上清液中所含的 cpm 值计算出 TNF 活性。

3. 放射免疫分析(RIA)测定法

国内已有试剂盒供应,RIA 法的参考值为 (0.195 ± 0.032) ng/mL。

4. 其他

其他方法如 MTT 比色法、ELISA 和生物发光检测法等。

三、临床应用

1. TNF 的治疗作用

动物实验和临床试验均表明 TNF 可使部分肿瘤缩小。有效的病例包括肾细胞癌、骨癌、肝癌等。

2. TNF 的联合用药

TNF 与干扰素(IFN)的合用:将单独作用无效的 TNF 与 IFN 同时使用,可明显抑制肿瘤的增殖。TNF 与抗癌药物合用:先用对增殖期敏感的化疗药物,再加用 TNF,可提高药物的抗癌能力。

3. TNF 检测的临床意义

(1) 血清 TNF 增高可见于类风湿性关节炎、肿瘤、肾移植、细菌性败血症、病毒性感染和炎症等。此外,消化性溃疡患者血清 TNF-α 亦可增高。TNF-α 是迄今发现的抗肿瘤活性最强的细胞因子,它在机体免疫应答中的调节作用越来越受到临床专家的重视。

(2) 测定 TNF 对观察肿瘤和白细胞治疗效果具有参考价值,尤其对利用卡介苗和脂多糖(LPS)的免疫治疗方法的评价有参考价值。在利用肿瘤坏死因子(TNF)治疗肿瘤方面,用测定血清 TNF 来了解和研究其机制,对给药方法有一定的指导意义。

(秦继宝　吴友山)

第二十六节　可溶性肿瘤坏死因子受体

1988 年,Pectre 等发现尿毒症血液透析患者的血清和尿液中存在一种能与 TNF 形成稳定复合物,从而降低 TNF 生物学效应的蛋白质,并将其命名为"TNF 结合蛋白"(TNF-binding Protein,TNF-BP)。后来,Seckinger 等从发热患者尿中分离出"α 抑制剂"(TNFα-TNH)。此后,经研究证实,以上两种物质均为 TNF 受体的溶解形式,可统称为"可溶性 TNF 受体"(Soluble Tumor Necrosis Factor Receptor,sTNFR)。

一、生物学特性

进一步研究证明,人体体液中除存在 TNF-BP 外,还有膜 TNF 受体的部分片段,分别定名为"TNFR-I"和"TNFR-II",相对分子质量分别为 5.5×10^4 Da 和 7.5×10^4 Da,两者分别由激活的巨噬细胞和 T 淋巴细胞产生,具有杀伤肿瘤细胞、诱导细胞增殖等多种免疫效应。sTNFR 广泛存在于骨髓细胞、淋巴细胞、上皮细胞、成纤维细胞以及多种肿瘤细胞表面。sTNFR 一方面可以拮抗 TNF 的作用,另一方面可作为 TNF 的载体。低浓度的 sTNFR 对 TNF 的结构具有稳定作用,使 TNF 变为无活性的单体。因此,在不同的条件下,sTNFR 对 TNF 的作用并不相同,这取决于 sTNFR 在 TNF 作用部位的浓度以及 sTNFR 和 TNF 在该部位的消除率。在某些时候,sTNFR 可以抑制 TNF 的活性,而有时又可作为 TNF 的载体,从而增强其活性。

二、检测方法及参考值

1. 检测方法

生物学活性的测定主要根据 sTNFR 与 TNF 在体外结合后,可阻断 TNF 的生物学活性这一原理而设计,现有两种方法。

(1)抑制细胞毒试验。在生长为单层的 L929 细胞培养孔中,同时加受检 sTNFR 样品、人 TNF 标准品和放线菌素 D 共温培养后,用结晶紫或中性红染料染色,计算细胞存活率。将使 TNF 杀伤后存活的 L929 细胞数量倍增的 sTNFR 量视为一个活力单位。

(2)竞争结合细胞法。将定量细胞、^{125}I 标记的 TNF 与待检标本共温培养后,分离游离的和膜上结合的 ^{125}I-TNF,用 γ 计数器测定。特异性结合数为总结合数减去非特异性结合数,结合曲线由 sTNFR 的两个对结合 ^{125}I-TNF/最大结合 ^{125}I-TNF(B/Bmax)作图,凡使 B/Bmax 下降 0.5 的 sTNFR 结合量为一个 sTNFR 单位。

(3)免疫学检测。通常用 ELISA 检测。

2. 正常参考值

据 Adolf 等报道,用 ELISA 检测 20 例正常人血清中,sTNFR-I 含量为 $(2.1\pm1.0)\mu g/L$(范围为 $0.52\sim5.4\mu g/L$),16 例正常人尿液 sTNFR-I 含量为 $(2.2\pm1.2)\mu g/L$(范围为 0.78~

4.3μg/L)。Brockhouss 等报道,正常人血浆中 sTNFR-I(P55)含量为(2.68±0.94)μg/L,sTNFR-Ⅱ(P55)含量为(2.36±0.80)μg/L。

三、临床意义

1. sTNFR 含量与肾脏疾病

早期肾衰竭患者血液和尿液中 sTNFR 含量升高。长期血透患者因肾衰竭刺激单核细胞的氧化代谢和巨噬细胞活性,从而释放出更多 sTNFR。另外,随肾衰竭程度增加,人体释放出的 sTNFR 减少,大量堆积在血液中。慢性肾衰竭患者的血浆和肌肉 sTNFR 浓度之间存在一定的线性关系,在血液透析过程中,sTNFR 浓度进一步升高可能与血透过程中细胞膜激活补体系统有关。

2. sTNFR 与肿瘤

在肺癌、直肠癌、胃癌等多种实体肿瘤及慢性淋巴细胞性白血病患者的血清中,sTNFR 浓度比正常人高,且其升高程度与癌症的病程有关,在晚期癌症患者中,sTNFR 浓度的升高最明显。良性肿瘤和治愈的肿瘤患者的 sTNFR 浓度与正常人无明显差别。虽然 sTNFR 浓度在肿瘤患者血清中的升高并不具有特异性,但在排除炎症、自身免疫性疾病等其他疾病后,sTNFR 浓度的升高往往可以提示肿瘤病情的发展。即使在肿瘤早期患者中,sTNFR 浓度的升高比癌胚抗原浓度(CEA)升高更常见。因此,血清 sTNFR 浓度的测定对恶性肿瘤的诊断和预后具有一定的应用价值。在肿瘤的免疫治疗过程中,IL-2、IFN 等的注入可以引起 sTNFR 浓度显著升高,这种升高对内源性 TNF 的产生具有中和作用,一方面可以减低免疫治疗的毒性反应,另一方面也影响了 TNF 介导的抗肿瘤治疗的效果。

3. sTNFR 与感染

在细菌、病毒、寄生虫感染时,血清中的 sTNFR 浓度往往会升高。体内 sTNFR 浓度升高有利于中和过量 TNF 产生的病理性损害作用,因而有其对机体有利的一面,同时也能有助于传染病的诊断和预后判断。在革兰阴性菌引起的内毒素血症模型中,静脉注射 LPS 3h 后,血清中的 sTNFR 浓度可升高 4～5 倍,而且血清 sTNFR 浓度与 TNF 的峰值浓度呈明显的相关性,严重的脑膜炎双球菌性败血症患者的血清 sTNFR 浓度升高,且存活者 sTNFR/TNF 比值往往高于死亡者。HIV 感染者血清中的 sTNFR 浓度和 TNF 浓度有所升高,两者的平衡对于机体的稳定有重要作用。TNF 注射可导致 sTNFR 释放增加,因此,sTNFR 人源性升高,可能与患者 TNF 系统免疫激活作用有关。sTNFR 作为 TNF 的天然抑制因子,对于 AIDS 的发病及预后有重要作用。

4. sTNFR 与自身免疫性疾病

TNF 参与多种自身免疫性疾病的发病过程。在系统性红斑狼疮(SLE)、混合结缔组织病(MTCD)、类风湿性关节炎(RA)等患者的血清中,sTNFR 浓度显著高于正常人,并且与病情的严重程度有明显相关性,病情越重,sTNFR 浓度升高幅度越大。

5. sTNFR 可能会对胎儿产生保护作用

妊娠妇女和新生儿血清或尿液中的 sTNFR 浓度明显升高。随着年龄的增长,新生儿血清或尿液中的 sTNFR 浓度逐渐下降,而各年龄组的 sTNFR 无明显差别,这也许是机体的一种保护反应。

6. sTNFR 与器官移植

临床上,所有接受肝脏移植的患者的血清中的 sTNFR 浓度都有所升高。移植排斥反应发作时,患者血清中的 sTNFR 浓度升高更为明显,推测可能是机体产生高水平的 sTNFR 来拮抗

TNF的作用,以减轻移植排斥反应的程度。

(刘忠伦 冯小娟)

第二十七节 粒细胞-集落刺激因子

在体外培养造血细胞的过程中,人们发现一些细胞因子可作用于处于不同分化阶段的骨髓造血前体细胞,促进其增殖和分化,以形成各种血细胞。由于这些细胞因子增殖可使骨髓造血前体细胞在体外半固体培养基中形成细胞集落(Colony),并常用这种集落形成试验检测细胞因子的生物学活性,故将该类细胞因子称为"集落刺激因子"(Colony Stimulating Factor,CSF)。根据对造血前体细胞作用的不同,可将 CSF 分为 4 种类型:可刺激粒细胞形成的粒细胞 CSF(Granulocyte CSF, G-CSF),可刺激巨噬细胞形成的巨噬细胞 CSF(Macrophage CSF, U-CSF),可刺激粒细胞和巨噬细胞形成的粒细胞-巨噬细胞 CSF(Granulocyte-Macrophage CSF, GM-CSF),可刺激粒细胞、巨噬细胞、红细胞、巨核细胞、嗜酸性粒细胞等几乎所有血细胞形成的多集落刺激因子(Multicolony-Stimulating Factor, Multi-CSF)。Multi-CSF 又称"IL-3"。目前,也将能刺激红细胞形成的促红细胞生成素(Erythropoietin,EPO)归入 CSF 类,这是因为 EPO 在体外半固体琼脂培养基中能促进红细胞系集落的形成。此外,归入此类因子的尚有干细胞因子(Stem Cell Factor,SCF)等。

一、生物学特性

G-CSF 是由单核-巨噬细胞、成纤维细胞、内皮细胞、星形细胞、成骨细胞、骨髓基质细胞等受到内毒素、IL-1、TNF-α-INF-γ 等细胞因子刺激后分泌的。小鼠 G-CSF 前体含 208 个氨基酸残基,包括 30 个氨基酸残基的信号肽。成熟的小鼠 G-CSF 分子由 178

个氨基酸残基组成。人类具有 2 种不同的 G-CSF cDNA,分别编码含 207 个和 204 个氨基酸残基的人 G-CSF 前体,均包括 30 个氨基酸残基的信号肽,而成熟人 G-CSF 分别由 177 个和 174 个氨基酸残基组成——前者除了在成熟人 G-CSF-N 端第 35 位处插入了 3 个氨基酸残基外,其余序列与后者相同。G-CSF 的相对分子质量为 1.9×10^4 Da,有 2 个链内二硫键,其 pH 为 2~10,对热处理、变性剂等相对稳定。人 G-CSF 基因包括 5 个外显子和 4 个内含子,定位于第 17 号染色体,人和小鼠 G-CSF 之间在氨基酸水平上有 73% 同源性。G-CSF 生物学活性无种属特异性,人和鼠 G-CSF 之间存在交叉反应性。G-CSF 主要的生物学活性除促进中性粒细胞形成外,还可延长成熟中性粒细胞的存活时间,并增强其吞噬和杀伤活性。

二、检测方法

CSF 活性和含量的检测方法可分两大类:一类为生物学方法,如骨髓细胞集落形成试验、靶细胞增殖试验(^{3}H-TdR 掺入法)、集落细胞膜 ^{3}H 半乳糖掺入法和 MTT 比色法等,可检测 CSF 活性;另一类是使用免疫学技术和方法,主要有放射免疫分析和 ELISA 等,其敏感性和特异性明显优于生物学方法,但只能测其含量而不反映其活性。此外,还可应用免疫斑点试验、色谱分析法等。ELISA 检测 G-CSF 的正常值为 (229.1 ± 145.0) ng/L。

三、临床意义

CSF 是一组促进造血干细胞增殖、分化成各种成熟血细胞并调节成熟血细胞功能的糖蛋白。目前发现的 CSF 有 IL-3、G-CSF、GM-CSF、M-CSF。人体大部分体细胞都能分泌 CSF,如感染伴中性粒细胞增多症患者,血中 G-CSF 和 GM-CSF 浓度增多,疾病痊愈后可降至正常水平;又如再生障碍性贫血患者,因化疗或药物导致的中性粒细胞减少症、自发性中性粒细胞减少症患者,均可见血中 CSF 含量上升。在临床上,G-CSF 主要用于治疗中性粒细胞减少症及骨髓移植等。CSF 与化疗药物合用治疗肿瘤可以降低化疗后粒细胞的减少程度,使粒细胞的数量和功能尽快回升,提高机体对化疗药物的耐受剂量,从而提高肿瘤治疗的效果。因此,测定正常人和各种疾病患者以及实验动物体液中 CSF 含量和活性具有一定的实用价值。

(刘忠伦　李海英)

第二十八节　粒巨核细胞－集落刺激因子

一、生物学特性

T 细胞、B 细胞、巨噬细胞、肥大细胞、内皮细胞、成纤维细胞等在细胞因子免疫或炎症刺激下可产生 GM-CSF。人和小鼠 GM-CSF 前体分别含 144 和 141 个氨基酸残基,均包括 17 个氨基酸残基的信号肽。成熟的人和小鼠 GM-CSF 分子分别由 127 和 124 个氨基酸残基组成。人 GM-CSF 比小鼠 GM-CSF 在第 27 位和 28 位氨基酸残基间多 3 个氨基酸残基。人和小鼠 GM-CSF 均含有 2 个链内二硫键和多个糖基化位点,但糖基化程度并不影响其体内和体外生物学活性。人和小鼠 GM-CSF 基因均含 4 个外显子和 3 个内含子,分别定位于第 5 号和第 11 号染色体。在氨基酸水平上,人和小鼠 GM-CSF 具有 54% 同源性。GM-CSF 的生物学活性具有种属特异性,人 GM-CSF 不能作用于小鼠组织细胞。

GM-CSF 的主要生物学活性有:GM-CSF 可显著促进造血祖细胞的增殖、分化和功能;刺激中性粒细胞、嗜酸性粒细胞、巨噬细胞及树突状细胞的增殖与成熟,并维持其存活,增强其杀伤活性,促进其分泌 IL-1、TNF 等细胞因子;促进巨核细胞生长,对红细胞生长有辅助调节作用;提高单核—巨噬细胞对肿瘤细胞的吞噬功能,增强粒细胞的数目,提高黏附分子的杀瘤作用;提高机体的免疫功能,特别是抗肿瘤免疫功能;体内应用后可增加中性粒细胞、单核细胞、巨噬细胞、红细胞等含量。

二、检测方法及参考值

GM-CSF 的检测方法有 RIA 和 ELISA。
RIA 参考值为 (0.44 ± 0.14) ng/mL。
ELISA 参考值为 (192.0 ± 137.5) ng/L。

三、临床意义

目前,GM-CSF 已应用于各种原因(如放射治疗及化疗等)导致的白细胞减少症的临床治疗,亦可应用于骨髓移植后造血功能重建及再生障碍性贫血的临床治疗。

1. 肿瘤免疫及预防性基因治疗

GM-CSF 可提高癌细胞的免疫原性和提高 T 细胞的杀伤能力,提高肿瘤患者放疗和化疗后的中性粒细胞数量,增强机体的免疫功能和抗感染能力。

2. 治疗已发生的细菌或真菌感染及作为艾滋病(AIDS)的辅助治疗药物等

有报道称 GM-CSF 与抗生素联合使用,治疗儿童中性粒细胞减少症、由化疗引起白细胞减少以及骨髓移植引起的并发感染的效果均比较显著。

3. 纠正贫血、治疗再障和骨髓发育不良综合征等

4. 肿瘤免疫治疗

GM-CSF 可增加来自肺癌患者的胸膜腔单核细胞的 LAK 细胞的活性,从而抑制肿瘤细胞的恶性扩散。

5. 其他细胞因子的协同作用

GM-CSF 与 IL-2 等多种细胞因子均有协同作用,从而减轻细胞因子治疗的副作用,提高疗效。

(刘书敏　冯小娟)

第二十九节　巨噬细胞-集落刺激因子

一、生物学特性

M-CSF 可由成纤维细胞、骨髓基质细胞、星形细胞、成骨细胞、肾系膜细胞、角质细胞、内皮细胞以及活化的单核巨噬细胞、T 细胞、B 细胞等多种类型细胞产生。人和小鼠 M-CSF 是以二硫键连接的二聚体糖蛋白,相对分子质量为 $(4\sim9)\times10^4$ Da。人和小鼠的 M-CSF 基因均为单拷贝,分别定位于第 1 号和 3 号染色体。人的 M-CSF 前体分子中可含有 256~554 个氨基酸残基,均包括 32 个氨基酸残基的信号肽。最大的成熟人 M-CSF 分子是由 522 个氨基酸残基组成的膜结合型 M-CSF(Membrane Bound M-CSF),可介导和刺激表达 M-CSF 受体的巨噬细胞的黏附和增殖。成熟 M-CSF 分子 N 端 150 个氨基酸残基在 M-CSF 与其受体结合中起关键作用,人和小鼠 M-CSF 成熟分子在这个区域高度保守,其氨基酸同源性高达 80%。人 M-CSF 可作用于小鼠组织细胞,表现出相应的生物学活性,但小鼠 M-CSF 却不能作用于人组织细胞。M-CSF 主要的生物学活性是促进单核细胞、吞噬细胞的增殖、分化,延长其存活时间,增强其功能。例如,M-CSF 可显著提高巨噬细胞对肿瘤细胞和病原微生物的杀伤活性,对某些肿瘤、真菌感染等可能有一定的治疗作用。

二、临床应用

（1）M-CSF 可用于治疗化疗后白细胞和血小板下降，因为 M-CSF 可促进 GM-CSF 和 G-CSF 的生成。

（2）M-CSF 是细胞数量回升的先兆信号，监测患者血清 M-CSF 含量，对判断中性粒细胞的恢复情况具有参考价值。

（3）M-CSF 含量是中性粒细胞恢复快慢的指标。

（4）CM-CSF 是由 2 个分子质量完全相同的肽链构成。在无恶性肿瘤存在时，M-CSF 由多种细胞，如纤维细胞、内皮细胞、上皮细胞、子宫内膜细胞、T 淋巴细胞、胎盘细胞等持续产生，保持在血液循环中的含量恒定，调节机体的免疫状态。但 M-CSF 也可由恶性细胞如卵巢上皮癌细胞、肺癌细胞、乳腺癌细胞等持续产生。因此，卵巢癌、乳腺癌等疾病患者血清 M-CSF 含量常可明显升高。

第三十节　肥大细胞生长因子

干细胞因子（SCF）又称"C-Kit 配体"（C-Kit Ligand，KL）及"肥大细胞生长因子"（Mast Cell Growth Factor，MGF），主要由成纤维细胞、肝细胞、内皮细胞、神经元神经膜细胞（柱状细胞）、巨噬细胞等产生。SCF 有两种形式，一是可溶性，二是膜结合性（人 SCF 胞外段有 189 个氨基酸残基，穿膜段有 23 个氨基酸残基，胞内段有 36 个氨基酸残基）。人和小鼠成熟 SCF 分子分别由 248 个和 220 个氨基酸残基组成，有多个糖基化位点，但糖基化与否并不影响其生物学活性。SCF 含 4 个半胱氨酸残基，参与分子内二硫键的形成。SCF 单体的相对分子质量为 3.1×10^4 Da，在体内以非共价键相连的同源二聚体形式存在。人与小鼠 SCF 在氨基酸水平上具有 80% 同源性。大鼠和小鼠 SCF 可作用于人的组织细胞,但人 SCF 对大鼠和小鼠组织细胞的生物学作用较弱(活性低 800 倍)。SCF 除了可促进肥大细胞增殖、分化外,可协同 IL-3、GM-CSF、EPO 等细胞因子促进髓性、淋巴性、红细胞系造血细胞的形成,故 SCF 在造血损害、骨髓移植中具有一定的治疗价值。

(秦继宝　夏永祥)

第三十一节　促红细胞生成素

促红细胞生成素(Erythropoietin,EPO)是一种糖蛋白激素,相对分子质量为 $3.9×10^4$ Da。成人 EPO 主要由肾脏远曲小管细胞、肾皮质及外髓部分的小管周围毛细血管的内皮细胞产生,胎儿期所有的 EPO 由肝脏合成。EPO 具有促进红细胞生成的功效,缺氧是 EPO 生成的始发因素,血管紧张素、肾上腺素及血管加压素等都可以刺激 EPO 的产生。

一、生理效应

(1)促进红细胞增殖。

(2)促进红细胞和干细胞由定向干细胞向成熟红细胞方向分化、成熟。

(3)促进血红蛋白合成。

二、检测方法及参考值

检测方法:RIA 法。
参考值:15～30U/L。

三、临床意义

1. 与高血压的关系

高血压病患者血浆 EPO 含量升高。高血压患者由于肾血管收缩，造成肾血流减少而引起EPO产生增加。高血压患者血管紧张素、肾上腺素及加压素含量的升高也是引起EPO含量升高的原因之一。嗜铬细胞瘤所致红细胞生成增多可能是因为肿瘤分泌的儿茶酚胺通过激活肾组织内腺苷酸环化酶而影响EPO的合成。

2. 与恶性肿瘤的关系

EPO与各种原发于肝、中枢神经系统、肺、肾上腺、甲状腺、肾脏、子宫及卵巢等组织器官的良性和恶性肿瘤有关。肿瘤引起EPO升高的机制如下。

(1)某些肿瘤细胞可产生一些激素物质，如肾细胞癌可产生EPO。

(2)前列腺素产生增多，尤其是PGE-2。

(3)血压升高。

(4)肿瘤阻碍肾动脉和肾静脉回流。

(5)子宫肿瘤引起肾盂积水使肾内压力增高。这些因素最终导致肾缺血、缺氧，使EPO合成和释放增加。

3. 与慢性肾性贫血的关系

肾脏是EPO产生的重要场所。肾功能不全时，肾组织遭到严重破坏，使EPO产生减少。EPO缺乏是引起慢性肾衰、贫血的其中一个主要原因。尿毒症患者血浆中红细胞生长抑制因子的存在是引起贫血的另一重要因素，它可抑制红系造血原细胞的增殖和血红蛋白的合成。此外，红细胞寿命缩短、叶酸缺乏、铅中毒等也会造成慢性肾性贫血的发生。

4. 治疗骨髓增生异常综合征(MDS)所致的贫血

EPO对治疗骨髓增生异常综合征(MDS)所致的贫血有临床意义。

5. 治疗再生障碍性贫血(AA)

据报道，某患者用EPO治疗AA，剂量为2×10^4U/次，采用皮下注射，每周注射3次，疗程为3个月，期间不用输血、雄激素及肾上腺皮质激素。结果该患者在治疗后血红蛋白含量比治疗前明显增加。

6. 治疗外科术后贫血

EPO对治疗外科术后贫血有临床意义。

四、注意事项

(1)缺铁性贫血和甲状腺功能减退引起的贫血与EPO依赖性贫血并存时,必须加以鉴别,给予相应的治疗,否则盲目地给予EPO治疗,并不能彻底地纠正贫血。

(2)EPO治疗具有剂量依赖,最有效的给药途径可能为皮下注射,疗效优于静脉注射,使用较小剂量即可维持与静脉注射相似的血细胞比容(HCT),且不良反应发生率低,既经济又安全。

(3)注意密切监视有关数据,包括血红蛋白、HCT、血清铁蛋白、血清铁、总铁结合力和色素红细胞等。

(刘忠伦　何浩明)

第三十二节　干扰素-γ

1980年,干扰素(Interferon,IFN)由世界卫生组织(WHO)统一命名。根据抗原特异性,将干扰素分为α、β、γ三型:干扰素-α(Interferon-α,IFN-a,又称"Ⅰ型干扰素")耐酸,由白细胞(包括粒细胞、淋巴细胞、单核细胞)产生;干扰素-β(Interferon-β,IFN-β)相当于成纤维细胞干扰素 fibroblast-IFN(FIF),耐酸;干扰素-γ(Interferon-γ),即"免疫干扰素"(Immune Interferon,IIF),不耐酸。IFN-γ是由两个相对分子质量为21～24kDa的亚基组成的同质二聚体糖蛋白,亚基均由同一基因编码的相同的多肽构成,亚基间大小的差异主要由糖基化程度不同而造成。Th_1型$CD4^+$辅助T细胞以及几乎全部的$CD8^+$T细胞均可产生IFN-γ。

一、生物学特性

(1) INF-γ 是有效的单核－巨噬细胞活化因子。它可直接诱导那些介导呼吸暴发酶的合成,促进巨噬细胞对所吞噬微生物的杀伤,并与第二信号一起促进巨噬细胞杀伤肿瘤。

(2) IFN-γ 可以增加 I 类 MHC 分子的表达。

(3) IFN-γ 可直接对 T 和 B 淋巴细胞产生作用。

(4) IFN-γ 活化中性粒细胞,上调其呼吸暴发。

(5) IFN-γ 是一个血管内皮细胞的活化因子,可促进 $CD4^+$ T 细胞与外渗有关的黏附和形态学改变。

(6) IFN-γ 具有较严格的种属特异性,即某一种属的细胞所产生的干扰素只能进入相同种属或非常接近的种属细胞内,使之获得一定程度的抗病毒和抗其他微生物的能力。

(7) IFN-γ 对机体既没有明显的毒性,也不具有显著的抗原性。

二、检测方法及参考值

检测方法:ELISA

参考值:(10.5±3.5)pg/mL。

三、临床应用

1. IFN 的治疗作用

(1) 抗肿瘤作用。IFN-γ 一般与 TNF 或化疗药物联合使用。IFN-γ 能使肿瘤细胞表达 TNF 受体数目增加 2~3 倍,目前常用于慢性肉芽肿、类风湿关节炎及某些肿瘤的治疗。

(2) 治疗病毒感染性疾病。IFN-γ 有广谱的抗病毒和抗其他微生物的能力,已用于慢性活动性肝炎等疾病的治疗。

2. 临床监测的作用

(1)血清 IFN-γ 升高可见于病毒感染及一些微生物的感染性疾患等。

(2)血清 IFN-γ 降低可见于哮喘等。

(3)IFN-γ 主要由辅助 T(Th)细胞产生,除能直接抑制肿瘤细胞增殖,上调肿瘤细胞表面 MHC 抗原、凋亡受体(Fas)、肿瘤坏死因子受体(TNFR)的表达,抗血管生成等外,还是调节 Th 细胞极化的细胞因子。在这种调控机制中,Th 细胞分泌的 IFN-γ 发挥了重要作用。胃癌患者在手术治疗前,血清 IFN-γ 含量明显升高,经手术治疗后,其血清含量常可降至正常。

第三十三节 转化生长因子-β

一、生物学特性

转化生长因子-β(Transforming Growth Factor-β,TGF-β)的命名来源于这种细胞因子具有使正常小鼠成纤维细胞的表型发生转化的能力,即可在表皮生长因子(Epidermal Growth Factor,EGF)同时存在时,使贴壁生长的细胞发生特异性改变,而获得在软琼脂中生长的能力,并失去生长中密度依赖的抑制作用。几乎所有的肿瘤细胞均能分泌 TGF-β,大多数机体细胞也能分泌 TGF-β,其中,以血小板分泌的 TGF-β 含量最高。因此,人们常常利用血小板作为提取和纯化 TGF-β 的来源。人 T 细胞和 B 细胞均可产生 TGF-β。激活的 T 细胞和 B 细胞产生 TGF-β 的含量比静息 T 细胞和 B 细胞高 10~50 倍。除了正常淋巴细胞外,B 细胞白血病和 T 细胞白血病细胞也能产生一定量的 TGF-β。另外,细胞分化活跃的组织细胞,如成骨细胞、胸腺小体、骨髓和胎肝的造血细胞中均含有较高水平的 TGF-β。一般来说,多数机体细所分泌的 TGF-β 都需要经过酸性环境处理或蛋白酶的裂解作用才能成为活化状态的、具有生物学活性的 TGF-β。TGF-β 对于细胞的增殖、分化和免疫功能等均具有显著的调节作用。

1. 对细胞增殖的影响

TGF-β 在 EGF 的协同作用下能刺激正常鼠肾细胞(NRK)或纤维细胞在软琼脂中生长,但在 NRK 细胞单层培养时,TGF-β 则对上述两种细胞因子的促细胞分裂效应有拮抗作用,能抑制细胞的生长。现已证实,TGF 对许多原代细胞或传代细胞(包括肝细胞、胚胎成纤维细胞、T 细胞和 B 细胞、角膜细胞和支气管上皮细胞等)的增殖有显著的抑制作用,能完全抑制小鼠黑色素瘤细胞、人肺癌细胞等的生长。因此,TGF-β 对细胞增殖有双重作用,既可抑制,又可促进。TGF-β 对细胞增殖的影响还与靶细胞的类型和其他细胞因子的作用有关。例如,一定浓度的 TGF-β 能促进正常细胞的增殖,但却抑制肿瘤细胞的增殖。对于被髓细胞癌基因(myc)转染的成纤维细胞,在有血小板衍生生长因子(PDGF)存在时,TGF-β 可在软琼脂中促进该细胞增殖;但当用 EGF 代替 PDGF 时,同样浓度的 TGF 则对该细胞的增殖起抑制作用。在正常情况下,有些细胞如支气管上皮细胞、角膜细胞、肝细胞等的增殖能力被 TGF-β 强烈抑制,一旦这些细胞发生恶变,便失去了对 TGF-β 抑制增殖的反应性,表现为负向生长调节失控,这也许是恶性细胞无限制生长的一种机制。

2. 对细胞分化的影响

TGF-β 对细胞增殖的影响常伴有对细胞分化的影响,TGF-β 可诱导支气管上皮细胞分化出鳞状上皮并产生角质膜,还可通过抑制细胞进一步增殖所起到稳定分化状态作用。TGF-β 可抑制胰岛素和氢化可的松对肾上腺皮质细胞的增殖作用,但不抑制这些激素诱导的蛋白质合成,结果使由激素引起的细胞分化状态得以稳定,同时又引起细胞肥大。但是 TGF-β 抑制增殖的作用也可能同时伴有抑制细胞的进一步分化,如 B 细胞的分化就是如此——TGF-β 能阻抑 B 细胞分化至分泌免疫球蛋白的状态。TGF-β 对细胞分化的影响并一定总是伴随着增的影响。例如,TGF-β 能显著抑制胰岛素和糖皮质激素诱导 T_3 成纤维细胞分化成脂肪细胞,但不抑制上述两种激素诱导的促增殖作用。

3. TGF-β 的免疫调节作用及其他调节作用

总体来说,TGF-β 可以从 3 个方面对免疫功能起抑制作用:一是抑制免疫效应细胞的增殖,二是抑制免疫效应细胞的分化和活性,三是抑制细胞因子的产生及其免疫调节作用。

二、检测方法及参考值

由于 TGF-β 多用于科研,所以目前尚无统一的实验方法及参考值,各实验室可根据自身条件设立参考值或对照组。

(夏永祥　冯小娟)

第三十四节　黏附分子

黏附分子(Adhesion Molecule)是一类能介导免疫细胞与内皮细胞相互作用的糖蛋白。它在炎症反应、细胞移动、免疫细胞的定位、免疫识别、免疫活性细胞的活化以及对细胞外基质的识别等方面都有重要作用。很早就有人在炎症反应中发现,吞噬细胞先是黏附于内皮细胞,并在其表面移动,然后通过内皮细胞间隙和基质而进入炎症部位。随后又有人发现,细胞毒性 T 细胞与靶细胞的相互黏附是靶细胞被杀伤的关键。不过这些发现仍仅限于现象上的观察,并未涉及黏附现象的分子机制。以后学者们在筛选细胞毒性 T 细胞的单克隆抗体时发现了"淋巴细胞功能相关抗原"(Lymphocyte Function Associated Antigen,LFA),并结合分子生物学技术进行研究,证实此种分子还与细胞毒性 T 细胞所介导的杀伤过程有关。因而黏附分子引起了广泛的关注,科学家进行了大量的研究,陆续发现了多种与黏附有关的免疫分子,并将其命名为"黏附分子",证实它们在多种免疫应答反应中起着重要的作用。

一、选择素家族的分类和生物学特性

选择素是一种具有特殊结构的穿膜糖蛋白,其细胞外部包含有 N 末端糖结合功能区(或称"外源性血凝素样区"),类似于上皮生长因子(EGF)的功能,具有与调节补体活化的结合蛋白相似的短肽(约有 40 个氨基酸),短肽部分亦称为"C3、C4 结合样区"。应用单克隆抗体进行研究表明,外源性血凝素样区是受体-配体结合的部位,因而推测碳水化合物基团可能参与选择素家族黏附分子间的相互识别。而作为黏附分子的配体,参与作用一种黏附因子的可能有两种配体,多种黏附因子也可能共有一种配体。现已知选择素有 3 种,即表达于 T 细胞上的 L-选择素、表达于内皮细胞上的 E-选择素及 P-选择素。

1. L-选择素

L-选择素(L-selection)亦称"CD62L",在内皮细胞上有相应配体,是相对分子质量为 5×10^4 Da 的糖蛋白,称"糖化依赖细胞黏附分子"。L-选择素广泛存在于 T 细胞、B 细胞、单核细胞、NK 细胞、中性粒细胞和嗜酸性细胞。这个受体与淋巴细胞定居于周围淋巴结的特定部位有关,因此,亦被称为"归巢受体"(Nesting Receptor),即 T 细胞和 B 细胞在再循环过程中通过这种受体使细胞能够选择其特定的具有相应受体的内皮细胞,即 HEV。由于细胞上黏附分子与其相应配体的相互作用,导致 T 细胞转移至内皮细胞存在的地位,所以完成了所谓归巢的过程。L-选择素也与肠道上皮间淋巴细胞(IEL)定位于肠上皮层有关。此外,L-选择素也和中性粒细胞转移至炎症部位有关。

2. E-选择素

E-选择素(E-selection)亦称"CD62E",在炎症时由内皮细胞所合成并储存于内皮细胞,在中性粒细胞、巨噬细胞和某些记忆 T 细胞亚群上有其配体。E-选择素配体为相对分子质量为 2.2×10^5 Da 的二聚体黏蛋白类糖蛋白,也被称为"E-选择素配体1"。它并非是一种黏蛋白,而是一种岩藻糖化蛋白(Fucosylated Protein),与鸡的成纤维细胞生长因子受体有 94% 同源。

3. P-选择素

P-选择素(P-selection)即 CD62P 或 GMP-140。它是一种由同内皮细胞合成并储存于内皮细胞或血小板颗粒内的分子,在局部损伤部位发生血液凝固反应时转移至细胞表面,P-选择素的相对分子质量为 1.5×10^5 Da,其配体为 P-选择素糖蛋白配体1。P-选择素的功能是介导中性粒细胞或单核细胞的黏附,因而与炎症的发生有关,与 T 细胞黏附至内皮细胞这一过程无关。

二、整合素家族的分类和生物学特性

整合素家族包括由 C 链和 P 链组成的二聚体糖蛋白。根据这类蛋白具有相同的 β 链(相对分子质量 9.5×10^4 Da)而 α 链不相同的特点,可将此家族中的黏附分子分为 3 个亚族,即 $β_1$-整合素、$β_2$-整合素和 $β_3$-整合素。整合素主要和细胞外基质与细胞间的黏附有关。

1. $β_2$-整合素

$β_2$-整合素包括 LFA-1(CD11a/CD18)、补体受体(CR3,CD16/CD18)TP150,95(CD11C/CD18) 3 种。LFA-1(CD11a/CD18)由淋巴细胞(包括 T 细胞、NK 细胞)、髓样细胞(单核细胞、巨噬细胞、粒细胞)以及其他细胞表达。LFA-1 的功能主要是介导 T 细胞与其他细胞(包括原递呈细胞)间的黏附。所有的 T 细胞都能表达 LFA-1,但记忆型 T 细胞上 LFA-1 的表达水平比处女型T细胞高1~2倍。LFA-1有两种配体,即ICAM-1(CD54)及ICAM-2,它们均属于免疫球蛋白基因超家族成员。CD16/CD18(CR3)和CD11/CD18(P150,95)这两种分子均不在T细胞上表达,仅有一小部分在$CD4^+$细胞上表达CD3,但这两种分子均可表达于髓样细胞和血小板上,并在这些细胞渗出至细胞外部位时起黏附作用。

2. $β_1$-整合素和 $β_3$-整合素

$β_1$整合素包括6种极晚期抗原(Very Late Antigen,VLA)。这些分子共有相对分子质量为$1.3×10^5$Da的相同的β链(CD29),而其α链(CD49)则不相同。$β_1$-整合素、$β_3$-整合素都是细胞外基质成分的受体,细胞外基质是一种含有不同蛋白质的水合胶体物质,由成纤维蛋白和弹性蛋白组成。胶原蛋白由各种类型的肽链组成,当T细胞或其他白细胞进入细胞外基质所在场所时,$β_1$-整合素、$β_3$-整合素即可介导对于细胞基质的识别。$β_1$-整合素、$β_3$-整合素与 $β_2$-整合素一样,具有对T细胞活化的协同刺激作用。$β_2$-整合素与CD2、CD4、CD8等T细胞分化抗原表现协同刺激作用。对于T细胞活化的协同刺激作用是这些整合素的特征之一。T细胞黏附于细胞外基质过程产生的信号,将有助于促进T细胞对于抗原递呈细胞间的免疫应答的形成,尤其是在炎症和感染病程中,抗原递呈细胞如单核细胞、巨噬细胞等多集中于细胞外基质所在的场所,整合素与其受体在细胞上的相互作用是整合素介导黏附作用的基础。在同一白细胞上表达的各种不同整合素受体的功能活性在细胞活化过程中发生上调。这种依赖活化的整合素黏附作用的调节一般发生很快,在体受到刺激后数秒或数分钟之内即可发生,且其发生并不依赖于细胞上整合素的增加。就某一特定的细胞类型而言,可能有多种活化刺激物上调整合素的功能活性。

三、免疫球蛋白超家族

1. 分类和生物学特性

这类黏附分子均具有与免疫球蛋白相似的分子结构,也都含有与免疫球蛋白相仿的 V 区、C 区等,均由多个同源单位组成,每个同源单位含有 90～110 个氨基酸,其间有二硫键相连接。它们都分布于淋巴细胞、内皮细胞和粒细胞。这一家族中的主要成员包括 ICAM-1,ICAM-2、血管细胞黏附分子-1(Vascular Cell Adhesion Molecule-1,VCAM-1)、CD31、CD44 等。VCAM-l、VCAM-2 和 ICAM-1 分别作为 IFA-1 和 VLA-4 的配体而存在于内皮细胞表面。在 T 细胞的黏附过程中,这些分子的表达和调控起着关键性作用。其中,ICAM 在静止的内皮细胞上处于高表达状态,而且其表达水平并不因细胞活化而升高,但静止内皮细胞上,ICAM-1 表达微弱,而 VCAM 基本上不表达。然而当细胞活化时,ICAM-2 和 VCAM-1 的表达量迅速上升。CD31 能介导血小板与内皮细胞的黏附,大量表达于 HEV 内皮细胞和天然 T 细胞亚群的细胞表面,它在调节 T 细胞亚群黏附于内皮细胞的过程中起一定作用。CD44 分布于白细胞表面,在血小板上表达微弱,在结构上与软骨连接蛋白(Cartilage Link Protein)同源,其作用与整合素中的 CD51/CD61 相似,能与糖胺聚糖(Glycosaminoglycan)或透明质酸结合,而且 CD44 与某些培养内皮细胞的结合可因透明质酸酶的作用而被抑制。此外,CD44 还在细胞与细胞外基质的黏附上起作用。

2. 黏附分子的临床作用

黏附分子诱导炎症细胞向血管外游出,并且能与组织间隙的细胞外基质相结合,炎症细胞浸润至组织中的程度可因黏附分子的质和量上的不同而有差异。此外,黏附因子与临床疾病的发生和发展密切相关。

(1) 白细胞黏附不全症。白细胞黏附不全症(Leukocyte Adhesion Deficiency,LAD)的特征是感染处经久不愈,易形成溃疡,患者血中白细胞数增多,因缺乏黏附能力而不能进入炎症部位,炎症往往因不能控制而扩散。

(2) 肾小球性肾炎。肾小球性肾炎是一种伴炎症性的自身免疫性疾病。研究表明,黏附分子及其黏附机制可能是介导或参与肾脏内炎性细胞浸润、肾固有细胞增殖乃至肾小球硬化的分子基础。

(何浩明 安仲武)

第七章　消化系统疾病特种检验医学项目和临床意义

第一节　胃　酸

胃酸是由壁细胞分泌的。胃液中的胃酸有 2 种形式,一种是解离的,称为"游离酸";另一种是与蛋白结合的盐酸蛋白盐,称为"结合酸"。两者合在一起称为"总酸"。在纯胃液中,绝大部分的酸是游离酸。胃酸量常以单位时间内胃酸的小时摩尔数表示,称为"总酸排出量"。正常人在空腹时胃液中总酸排出量为 0～5mmol/h。基础酸排出量(BAO)以 mmol/h 表示,正常男性和女性的 BAO 平均为 2.5mmol/h 和 1.3mmol/h,男性和女性溃疡患者的 BAO 平均为 5.0mmol/h 和 3.0mmol/h。当 BAO>10mmol/h,常提示胃泌素瘤的可能。慢性浅表性胃炎胃酸量正常或偏低,萎缩性胃炎胃酸量则明显降低,甚至缺乏。胃酸具有多种功能,包括激活胃蛋白酶原,供给胃蛋白酶所需要的酸性环境,杀菌作用,促进胰液、肠液和胆汁的分泌。但过多的胃酸对胃黏膜和十二指肠黏膜有侵蚀作用。

第二节　幽门螺杆菌

1983 年,Marshall 和 Warren 从慢性活动性胃炎患者的胃黏膜中分离出幽门螺杆菌(H. pylori)之后,H. pylori 与上消化道疾病之间的关系受到消化界学者及微生物学家的极大关注。H. pylori 的发现使慢性胃炎和消化性溃疡的发病学和治疗学研究面临着一场革命。现在已经确认 H. pylori 是慢性胃炎的主要致病因子,且与消化性溃疡、胃腺癌的关系十分密切。人体一旦感染 H. pylori,可持续数十年甚至终身。但是 H. pylori 感染者大多数无症状,只有少数人可表现不同程度的症状,H. pylori 菌株间毒素不同是主要原因之一。近年来,H. pylori 毒素的致病作用越来越受到人们的重视,体内外的试验证实,H. pylori 毒素可对细胞造成直接的损伤而使细胞形成空泡样变性。H. pylori 毒素可分为 2 种:空泡细胞毒素(Vacuolating Cytotxin A,vacA)和细胞毒素相关蛋白(Cytotxin Associated Gene A,cagA)。拥有 cagA 基因的幽门螺杆菌无论基因型还是表型菌都与无 cagA 基因的菌株明显不同,其致病能力也存在着显著差异。

一、H. pylori 的检测

1. 微生物学检测方法

微生物学检测方法主要是细菌分离培养技术,是诊断 H. pylori 感染的"金标准",培养同时可以获得诸如抗原制备、药敏试验、分型和致病性研究所需要的细菌,但要求具有一定的厌氧培养条件和技术,作为常规诊断手段不易推广。

2. 血清学方法

血清学方法即 ELISA 法,检测外周血中 H. pylori 组分如细胞毒素的抗体等,主要用于不同人群中 H. pylori 感染情况的流行病学调查和根除治疗后较长期(>3 个月)的复查,一般不单独用作医院患者 H. pylori 感染和根除(治疗后 1 个月)的诊断依据。由于 H. pylori 感染数周后血中才出现特异性抗体,所以阴性者血中也可存在交叉反应性抗性(如空肠弯曲菌感染),且 H. pylori 根除后血中抗体可长时间(>6 个月)持续阳性,故血清学阳性不能完全肯定患者有活动性感染,阴性不能排除初期感染。因此,血清学抗体的检测只能用于流行病学筛检,而不能用于临床诊断。

3. 尿毒酶依赖技术

尿素酶是 H. pylori 最明显的抗原之一,它可以引起 H. pylori 感染患者和动物模型的血清中抗 H. pylori、动物模型的血清中抗 H. pylori-IgG 和抗 H. pylori-IgA 的升高。也可拿尿素酶作抗原,借血清学反应诊断 H. pylori 感染,监测 H. pylori 疗效和进行流行病学调查。

4. ^{13}C 或 ^{14}C 呼气试验

胃内的幽门螺杆菌依靠其高活性的内源性尿素酶能将口服的 ^{13}C(稳定性核素)或 ^{14}C(放射性核素)标记的尿素分解成 NH_3 和 $^{13}CO_2$(或 $^{14}CO_2$)。分解产生的 $^{13}CO_2$(或 $^{14}CO_2$)极易弥散入血,经肺呼出并被检测到。其反应式如下。

$$(NH_2)_2^{13}CO + H_2O$$

$$\downarrow \text{H. pylori 尿素酶}$$

$$2NH_3 + {}^{13}CO_2$$

^{13}C 或 ^{14}C 呼气试验是敏感性和特异性都很高的无创性检测方法,能反映胃内幽门螺杆菌感染的全貌,监测幽门螺杆菌的根治疗效。^{13}C 呼气试验无放射性,更适用于儿童患者的检测。

二、H. pylori 毒素的检测

1. 空泡变性试验

在光镜下观察,能使 50% 以上的细胞形成空泡样变性,证明 H. pylori 培养基上有毒素。这种毒素的空泡变性试验也是最常用的检测产毒菌的方法。

2. 中性红摄取试验

中性红摄取试验是在空泡变性试验基础上改进的。其原理也是根据毒素能造成细胞空泡样变性。本试验较光镜下观察的空泡变性试验更敏感、简单。

3. 中和实验

中和实验是目前常用的检测产毒株感染的方法。健康人血中无中和活性,感染非产毒株后,只有极少部分患者血清具有中和活性。中和实验可作为一个血清学指标用于检测产毒菌的感染。其结果可用光镜下观察的变性细胞计数,也可用中性红摄取试验检测。中和实验具有高度的敏感性和特异性。

4. 分子生物学的检测方法

H. pylori 感染是一个世界性问题,感染率随年龄的增高而增加。我国属 H. pylori 感染率较高的国家,自然人群感染率为 40%~60%。H. pylori 在慢性胃炎患病人群中的检出率为 60%~70%,在胃溃疡患病群中的检出率为 70%~80%,在十二指肠球部溃疡患病群中的检出率为 90%~100%。

第三节 胃泌素

一、概述

胃泌素是胃肠激素中的重要激素之一,具有促进胃酸自律性分泌和营养胃肠道黏膜等多种生理功能。胃泌素主要由 G 细胞分泌。G 细胞是典型的开放型细胞,以胃窦部最多,其次是胃底十二指肠和空肠等处,但细胞总量不及胃窦的 2%。人胰岛 D 细胞亦能分泌胃泌素。研究发现,颊黏膜、舌、食道、中枢神经系统(集中在下丘脑)也含有胃泌素。

胃泌素的分子结构有大小不同的 5 种形式,即小胃泌素

(Little Gastrin，G-17)、大胃泌素(Big Gastrin，G-34)、小小胃泌素(Little Little Gastrin)、大大胃泌素(Big Big Gastrin)和成分Ⅰ(Component Ⅰ)。它们在血浆和不同组织内的含量不同，在血浆中，G-34占2/3，其余主要为G-17；在胃窦黏膜上，G-17占90%，G-34仅占10%；而在十二指肠黏膜上，G-34占60%，G-17占40%；大大胃泌素在胃窦和十二指肠黏膜内还不及1%。

胃泌素中G-17作用最强。它是由17个氨基酸组成的多肽，其生物学活性约为相同克数的大胃泌素的5倍。这种现象可能是因为在血液中大分子形式易于保存，但在血流至外周组织时，大分子就分裂为小分子，与受体结合，以发挥其最大效能。

因胃泌素的主要代谢部位是肾脏，故肾功能不全和肾切除患者血清中的胃泌素浓度升高。小肠在胃泌素代谢中也起一定作用。当血液循环中胃泌素浓度增高时，可反馈抑制胃泌素的释放。

1. 促进胃泌素释放的因素

(1)机械性刺激。胃窦扩张，如胃窦内食物的机械刺激。

(2)化学性刺激。某些氨基酸(如甘氨酸)、蛋白胨、肉汁、酒精、血钙含量增高、肾上腺素增高和碱化胃等，均可使胃泌素释放增加。

(3)迷走神经兴奋。支配胃窦的迷走神经兴奋可刺激G细胞释放胃泌素。

2. 抑制胃泌素释放的因素

(1)胃窦部的酸化。胃内酸度增加时，抑制胃泌素的释放；胃内酸度减少时，促进胃泌素的释放。

(2)其他胃肠激素的影响。胰泌素、胰高血糖素、抑胃肽、肠血管活性肽及生长抑素等均有抑制胃泌素释放的作用。

(3)交感神经兴奋。交感神经兴奋可抑制胃泌素释放与胃酸分泌。

二、胃泌素的生理作用

胃泌素几乎对整个胃肠道均有作用,其短期作用主要是刺激胃酸分泌,长期作用主要是营养胃和十二指肠黏膜,如刺激壁细胞的增殖。

(1)促进胃肠道的分泌功能。胃泌素能增加胃酸、胃蛋白酶、胰液、胰泌素、胆汁中的水和盐的分泌。

(2)增加胃肠道的运动。胃泌素能增进胃、小肠、结肠和胆囊的收缩力,使食道下端括约肌张力增加,以维持食管贲门处的高压带。

(3)括约肌松弛作用。胃泌素能松弛幽门括约肌、胆道口括约肌和回盲部括约肌。

(4)促进增殖。胃泌素能促进胃及上部肠道黏膜细胞的分裂增殖,促进 DNA 及 RNA 的合成和黏膜血流量的增加,使胃和十二指肠黏膜明显增厚。

(5)促激素释放作用。胃泌素能促进胰岛素和降钙素的释放。

三、胃泌素测定及临床意义

正常人血清胃泌素的波动范围为 $20\sim200\text{mg/L}$,有学者报道为 $(57\pm38)\text{ng/L}$。健康成人空腹血清胃泌素浓度应低于 100ng/L。

Hanshy 根据患者体内胃泌素浓度的高低,将疾病分为以下几种类型。

(一)高胃泌素血症

1. 高胃酸性高胃泌素血症

(1)胃泌素瘤,又称"卓-艾氏综合征"(Zollinger-Ellison Syndrome,ZES)。1955 年,Zollinger 和 Ellison 发现一类胰岛瘤伴有消化性溃疡的患者,提出该类患者产生溃疡的原因主要是胰岛细胞产生了溃疡性激素。以后的研究证实，促使多发性溃疡产生的物质为肿瘤细胞所分泌的胃泌素。

（2）胃窦黏膜过度增生使 G 细胞过度增殖，产生较多的胃泌素。

（3）残留旷置胃窦，胃次全切除时，可能有一小部分残留的胃窦组织被包埋在十二指肠残端内，由于残留的胃窦接触碱性环境，所以使 G 细胞增大、肥大，血清胃泌素增高。

（4）慢性肾功能衰竭患者十二指肠溃疡发病率可达 28%，而一般人群仅为 1%，这与肾衰时胃泌素分泌亢进及肾脏降解能力下降有关。肾脏是胃泌素灭活的主要场所，肾功能不全时血清胃泌素可比正常高出 2~3 倍，且与血清肌酐及尿素氮呈正相关。但也有人认为，肾功不全时血清胃泌素浓度的升高是因为肾病时胃酸有所降低，透析后胃泌素浓度可明显下降，肾移植后血清胃泌素浓度可恢复正常。

另外，肾衰继发甲状旁腺功能亢进也可使胃泌素分泌亢进。肾功能恢复后，胃泌素浓度大多恢复正常，如不能恢复，常提示有萎缩性肾炎的可能。

2. 低胃酸性或无胃酸性高胃泌素血症

（1）胃溃疡。一般胃溃疡患者的胃酸浓度正常或偏低，血清胃泌素浓度偏高。

（2）A 型萎缩性胃炎。由于壁细胞抗体（Parietal Cell Antibody,PCA）的存在，胃壁细胞萎缩，盐酸分泌减少、刺激 G 细胞分泌胃泌素增加。

（3）迷走神经切断术。手术断绝了迷走神经对胃底和胃体泌酸区的支配作用，导致胃酸减少、胃泌素分泌增加。

（4）甲状腺功能亢进。甲状腺激素具有抑制胃酸合成的作用，此类患者胃酸分泌减少，因而直接刺激胃泌素释放，经抗甲状腺药物或心得安治疗后血清胃泌素浓度显著降低。

(二)低胃泌素血症

1. 胃食道反流

胃泌素降低,贲门高压带张力下降,致使胃内容物反流。

2. B型萎缩性胃炎

病变主要发生在胃窦部,胃窦黏膜萎缩,直接影响G细胞分泌胃泌素的功能。

(三)胃泌素反应性增强

1. 贲门失弛缓症

维持食道下端括约肌的张力需要依靠胃泌素的作用,当人体对胃泌素过度反应时,可造成贲门失弛缓。

2. 十二指肠溃疡

此类患者对胃泌素刺激可出现较强的胃酸分泌反应,并呈低阈反应,说明十二指肠溃疡患者的壁细胞对胃泌素的反应性比正常人高。

第四节 血管活性肠肽

血管活性肠肽(Vasoactive Intestinal Peptide,VIP)主要存在于消化道D细胞、中枢及周围神经系统。VIP可抑制食物、组织胺和五肽胃泌素引起的胃酸和胃蛋白酶分泌,抑制胃的运动。VIP引起疾病的最突出的例子就是VIP瘤,或称"Verner-Morrison综合征"。由于肿瘤分泌大量VIP,所以造成小肠液过度分泌和大量分泌性腹泻,在临床上表现为水泻低血钾无(低)胃酸综合征(Watery Diarrhea Hypokalemia and Achlorhydria Syndrome,WD-HA)。贲门失弛缓症、短肠综合征和肝硬化患者血浆中的VIP含量升高。

第五节 抑胃肽

抑胃肽(Gastric Inhibitory Polypeptide, GIP)由小肠黏膜中 K 细胞产生,在空肠中含量最高,十二指肠及空肠也有一定量的分泌。其生理作用包括抑制胃酸分泌、抑制胃蛋白酶分泌、抑制胃的蠕动和排空、刺激小肠液的分泌,是胃肠道主要的神经递质之一。因为十二指肠溃疡患者空腹 GIP 与正常人无异,而进餐后明显高于正常人,而且上升幅度大、速度快、持续时间长,所以测定 GIP 应在进餐后进行。

乳糜泻及热带吸收不良症患者,进食后 GIP 反应很低,这提示十二指肠和空肠黏膜广泛受损时,可导致 GIP 释放不足,而结肠疾患甚至部分累及上部小肠的克罗恩病患者,进食后 GIP 反应亦正常。

第六节 胃动素

胃动素(Motilin)由小肠 EC_2 细胞分泌,在空肠黏膜含量最高,在十二指肠和空肠上段也有相当的含量。由于胃动素有强烈的刺激上消化道运动的作用,所以对临床上主诉有上消化道运动异常的患者,无论有无器质性病变,应进一步研究与胃动素的关系。

第七节 胆囊收缩素

胆囊收缩素(Cholecystokinin, CCK)是由十二指肠和空肠的 Ⅰ 细胞所分泌的多肽激素。肠道中的 CCK 约 89% 存在于黏膜层,肌层很少,胃窦部含量极微。

1. CCK 的生理作用

（1）收缩胆囊。收缩胆囊是最早发现的 CCK 的主要作用。有人用超图像测量胆囊体积变化与血浆 CCK 含量的关系。脂餐后 CCK 升高至 (5.0 ± 0.8) pmol/kg，胆囊在 15min 收缩一半，在 60min 收缩最完全。而且胆囊收缩并无反馈抑制 CCK 分泌的作用。Takahashi 发现，给豚鼠注射 CCK 后，胆囊中的乙酰胆碱含量明显增加，由此推论，CCK 收缩胆囊的功能是通过迷走神经来实现的。

（2）刺激胰腺分泌。CCK 可刺激胰腺的胰酶和碳酸氢盐分泌，使胰液中的胰酶活性增强，使胰腺细胞中的酶原颗粒减少。CCK 可刺激十二指肠腺的分泌，增加肠系膜上动脉血流，促进胆汁分泌，营养胰腺细胞。

（3）对胃肠道的作用。CCK 对从食道下括约肌到结肠这一段消化道具有不同的生理功能，包括抑制食管下括约肌和 Oddi 氏括约肌的收缩，抑制近端十二指肠的蠕动；促进远端十二指肠和空肠的蠕动，引起休息状态下胃和幽门括约肌收缩。有人认为 CCK 对胃黏膜直接起作用，对结肠是通过结肠的 P 物质、碱受体来调节纵行肌收缩的。

（4）刺激胰岛和胃肠激素释放。CCK 可刺激胰岛释放胰岛素，增强胰泌素拮抗胃泌素的泌酸作用，调节胰多肽在肠道和体液中的释放。

2. CCK 测定的临床意义

（1）提供参考值。有学者报道，正常人空腹血浆 CCK 为 30～300ng/L。Walsh 报道正常人空腹血浆 CCK 含量低于 0.2pmol/L，进餐后含量明显增多。

（2）对胰、肠和肝脏疾病的诊断价值。空腹血浆 CCK 含量的高低可间接反映胰腺的外分泌功能。当胰腺外分泌功能减退时，血中 CCK 含量明显升高，如慢性胰腺炎。CCK 测定还可协助判断某些小肠疾病的病损位置。如成人乳糜泻,若病变在小肠上部,则分泌 CCK 的细胞被破坏,使血中 CCK 含量下降;若病变在小肠远端,由于该部位几乎不存在分泌 CCK 的 Ⅰ 细胞,所以血中 CCK 含量无变化。

第八节 生长抑素

胃窦黏膜中 D 细胞释放的生长抑素(Somatostatin,SS)通过旁分泌途径对 G 细胞释放胃泌素有明显的保护使用。因此,有人想到这一多肽在消化性溃疡的发病中可能起着一定的作用。研究结果表明,十二指肠溃疡患者胃窦和十二指肠黏膜中的 D 细胞数量和生长抑素含量明显低于对照组。十二指肠溃疡患者在生长抑素、胃泌素和胃酸分泌的调节机能方面可能存在着缺陷。生长抑素释放减少后,可以引起胃泌素释放和胃酸分泌增多,同时可削弱机体对胃、十二指肠黏膜的保护作用,因而容易引发消化性溃疡。

第九节 胰多肽

基础胰多肽(Pancreatic Polypeptide,PP)浓度呈节律性波动,与消化间期肌电复合波(IDMC)的特征性分泌和运动节律相一致。血浆 PP 浓度在 Ⅰ 相较低,在 Ⅱ 相逐渐升高,至 Ⅱ 相末和 Ⅲ 相达到高峰(比 Ⅰ 相的浓度增加 5 倍),在 Ⅳ 相浓度开始下降。基础胰多肽浓度随着年龄的增长而增高,在胎儿和儿童中较低,而在健康老年人中明显升高。

迷走神经对胰多肽的释放有重要的调节作用。因此,普遍认为胰多肽释放量的多少能反映迷走神经张力的高低。十二指肠溃疡患者胃酸分泌增多的原因之一是迷走神经张力增高。有人对十二指肠溃疡患者胰多肽的分泌状态进行了研究,目的是验证溃疡病患者的迷走神经张力是否增高。目前这方面的报道并不是很多。有研究表明,十二指肠溃疡患者空腹血浆胰多肽浓度明显高于对照组,餐后反应与对照组无明显区别,但也有报道表明十二指肠溃疡患者空腹血浆中的胰多肽浓度并不升高。

第十节　粗纤维调节素

粗纤维调节素(Undulin,UN)是一种新近从人胎盘和新生猴皮肤组织中分离到的一种细胞外基质糖蛋白,与 FN(纤维连接蛋白)和 TN(细胞黏连素)属同一超基因家族。正常人肝脏内 UN 主要沿肝窦隙的单纤维及汇管区纤维束中原纤维分布,提示其与原纤维组成的纤维束有关。初步的研究结果表明,血液循环中的 UN 来自于成熟结缔组织的降解,其血清含量是反映肝脏结缔组织结构改建和降解的指标。

有人在测定血清中的 UN 时发现,活动性肝病患者 UN 增加量可达正常值 8 倍以上,以酒精性肝炎、原发性胆汁性肝硬化(Ⅲ-Ⅳ期)患者增高最为明显。

第十一节　胰腺检测指标

1. 血清淀粉酶

常用方法的正常参考值范围为 40～180U,Somogyi 法为 8～64U。

2. 尿淀粉酶

正常参考值 Somogyi 法为 80～300U,Winslow 法为 8～32U。

3. 血清弹性蛋白酶

1949 年,Bal 和 Banga 首次在哺乳动物胰腺内发现胰弹性蛋白酶(Pancreatic Elastase,PE)。弹性蛋白酶是胰腺腺汇细胞分泌的后种肽链内切酶,以能迅速分解弹性蛋白为特征,普遍存在于哺乳动物的胰腺及胰液中,以酶原的形式进入胰液,然后被胰蛋白酶激活,对胰腺炎的诊断有一定参考价值。其正常参考值因测定方法不同而异。

（秦继宝　丁忠阳　李兰亚）

第八章 消化系统疾病的检验和临床

第一节 胃食管反流病

[概述]

胃食管反流病(Gastroesophageal Reflux Diseases,GERD)是指胃十二指肠内容物反流入食管引起烧心等症状,可引起反流性食管炎(Reflux Esophagitis,RE)以及咽喉、气管等食管邻近的组织损害。7%～15%的人群有胃食管反流症状,发病率随年龄增长而增加,以40～60岁为高峰发病年龄。男性多于女性,比例为(2～3):1。GERD在上海、北京的患病率为5.77%,低于西方国家,病情亦较轻,有相当一部分GERD患者内镜下无食管炎表现,这类GERD又称"内镜阴性的GERD"或"非糜烂性反流病"(Nonerosive Reflux Diseases,NERD)。

[病因]

GERD是由多种因素造成的消化道动力障碍性疾病,其主要发病机制是抗反流防御机制减弱和反流物对食管黏膜的攻击。

1. 抗反流防御机制减弱

食管抗反流防御机制包括抗反流屏障、食管的清除作用及食管黏膜对反流物攻击作用的抵抗力。

(1)抗反流屏障。抗反流屏障是指在食管和胃交接的解剖结构,包括食管下括约肌、膈肌脚、膈食管韧带、食管与胃底间的锐角等。上述各部分的结构和功能上的缺陷均可造成胃食管反流,其中最主要的是食管下括约肌的功能状态。

食管下括约肌是指食管末端3~4cm长的环行肌束。正常人静息时食管下括约肌压力为10~30mmHg（该值可因食管测压方法、设备等不同而有所差别），为一高压带，可防止胃内容物反流入食管。食管下括约肌的结构受到破坏时，可使食管下括约肌压力下降，如贲门失弛缓症手术后易并发反流性食管炎。一些因素可导致食管下括约肌压力降低，如某些激素（缩胆囊素、胰升血糖素、血管活性肠肽等）、食物（高脂食物及巧克力等）、药物（钙拮抗剂及地西泮）等、腹内压增高（妊娠、腹水、呕吐、负重劳动等）及胃内压增高（胃扩张、胃排空延迟等），均可引起食管下括约肌压力相对降低而导致胃食管反流。

一过性食管下括约肌松弛是近年研究发现的引起胃食管反流的一个重要因素。正常情况下人在吞咽时，食管下括约肌松弛，食物得以进入胃内。一过性食管下括约肌松弛是指在非吞咽情况食管下括约肌自发性松弛，其松弛时间明显长于吞咽时食管下括约肌松弛的时间。一过性食管下括约肌松弛是正常人生理性胃食管反流的主要原因。

（2）食管的清除作用。正常情况下，一旦发生胃食管反流，大部分反流物通过1~2次食管自发和继发性蠕动性收缩，将食管内容物排入胃内（即容量清除），是食管廓清的主要方式，剩余的则由唾液缓慢地中和。因此，食管蠕动和唾液产生异常也是胃食管反流病的致病因素。食管裂孔疝是部分胃经膈食管裂孔进入胸腔的疾病，可引起胃食管反流并降低食管对酸的清除作用，导致胃食管反流病。

（3）食管黏膜屏障。反流物进入食管后，食管还可以凭借食管上皮表面黏液、不移动水层和表面碳酸氢根、复层鳞状上皮等构成的上皮屏障以及黏膜下丰富的血液供应构成的后上皮屏障，发挥其抗反流物对食管黏膜的损伤作用。因此，任何导致食管黏膜屏障作用下降的因素(长期吸烟、饮酒及抑郁等)将使食管黏膜不能抵御反流物的损害。

2. 反流物对食管黏膜的攻击

在食管抗反流防御机制下降的基础上,反流物刺激和损害食管的黏膜,其受损程度与反流物的质和量有关,也与反流物与黏膜的接触时间、部位有关。胃酸与胃蛋白酶是反流物中损害食管黏膜的主要成分。近年对胃食管反流病的监测证明,患者存在胆汁反流,其中的非结合胆盐和胰酶是主要的攻击因子,参与损害食管黏膜。

[临床表现]

1. 食管症状

(1)典型症状。烧灼感和反流是本病最常见的症状,而且具有特征性,因此被称为"典型症状"。反流是指胃内容物在无恶心和不用力的情况下涌入咽部或口腔的感觉,含酸味或仅为酸水时称"反酸"。"烧灼感"是指胸骨后或剑突下烧灼感,常由胸骨下段向上延伸。烧灼感和反流常在餐后 1h 出现,卧位、弯腰或腹压增高时可加重,部分患者烧灼感和反流症状可在夜间入睡时发生。

(2)非典型症状。非典型症状是指除烧灼感和反流之外的食管症状。胸痛由反流物刺激食管引起,疼痛发生在胸骨后。严重时表现为剧烈刺痛,可放射到后背、胸部、肩部、颈部、耳后,有时酷似心绞痛,可伴有或不伴有烧灼感和反流。由胃食管反流病引起的胸痛是非心源性胸痛的常见病因。吞咽困难见于部分患者,可能是由于食管痉挛或功能紊乱,症状呈间歇性,进食固体或液体食物均可发生;小部分患者吞咽困难是由食管狭窄引起,此时吞咽困难可呈持续性或进行性加重。有严重食管炎并发食管溃疡者,可伴吞咽疼痛。

2. 食管外症状

食管外症状由反流物刺激或损伤食管以外的组织或器官引

起,如咽喉炎、慢性咳嗽和哮喘。对一些病因不明、久治不愈的上述疾病患者,要注意是否存在胃食管反流病。伴有烧灼感和反流症状有提示作用,但小部分患者以咽喉炎、慢性咳嗽或哮喘为首发表现或主要表现。严重者可发生吸入性肺炎,甚至出现肺间质纤维化。一些患者诉咽部不适,有异物感、棉团感或堵塞感,但无真正吞咽困难,称为"癔球症"。经研究发现,部分癔球症患者也与胃食管反流病有关。

3. 并发症

(1)上消化道出血。反流性食管炎患者,因为食管黏膜糜烂及溃疡可以导致上消化道出血,所以临床表现可有呕血、黑便及不同程度的缺铁性贫血。

(2)食管狭窄。食管炎反复发作致使纤维组织增生,最终导致食管瘢痕性狭窄。

(3)巴雷特食管炎。巴雷特食管炎在内镜下的表现为正常,呈现均匀粉红带灰白的食管黏膜及出现橘红色的胃黏膜,分布可为环形、舌形或岛状。巴雷特食管炎是食管癌的癌前病变,其腺癌的发生率较正常人高30~50倍。

[实验室检查]

1. 内镜检查

内镜检查是诊断反流性食管炎最准确的方法,能判断反流性食管炎的严重程度和有无并发症,结合活检可与其他原因引起的食管炎和其他食管病变(如食管癌等)进行鉴别。内镜下无反流性食管炎不能排除胃食管反流病。根据内镜下所见食管黏膜的损害程度对反流性食管炎进行分级,有利于病情判断及指导治疗,目前,临床上多采用洛杉矶分级法。

(1)正常。食管黏膜没有破损。

(2)A级。一个或一个以上食管黏膜破损,长径小于5mm。

(3)B级。一个或一个以上黏膜破损,长径大于5mm,但没有融合性病变。

(4)C 级。黏膜破损有融合,但小于 75%食管周径。

(5)D 级。黏膜破损融合,至少达到 75%食管周径。

2. 24h 食管 pH 监测

24h 食管 pH 监测是诊断胃食管反流病的重要检查方法。应用便携式 pH 记录仪在生理状况下对患者进行 24h 食管 pH 连续监测,可提供食管是否存在过度酸反流的客观证据,并了解酸反流程度及其与症状发生的关系。常用的观察指数:24h 内 pH<4 的总百分时间、pH<4 的次数、持续 5min 以上的反流次数以及最长反流时间等。但要注意,在行该项检查的 3 日内,受检者须停用抑酸药与促胃肠动力的药物。

3. 食管吞钡 X 线检查

对不愿接受或不能耐受内镜检查者进行该项检查,其项目的主要是排除食管癌等其他食管疾病。严重的反流性食管炎患者可发现阳性 X 线征。

4. 食管滴酸试验

在滴酸过程中,出现胸骨后疼痛或烧灼感的患者为阳性,且这一情况多在滴酸的最初 15min 内出现。

5. 食管测压

可测定食管下括约肌的长度和部位、食管下括约肌压力、食管下括约肌松弛压、食管体部压力及食管上括约肌压力等。正常食管下括约肌压力为 10~30mmHg,如食管下括约肌压力<6mmHg,易导致反流。当胃食管反流病内科治疗效果不好时,食管测压可作为辅助诊断方法。

6. 其他

此类患者 IL-2 含量降低,IL-10、IL-13 等细胞因子含量升高,有一定的临床参考价值。

[诊断和鉴别诊断]

1. 诊断

有反流症状,内镜下可能有反流性食管炎的表现,食管有过度酸反流的客观证据等,本病的诊断即可成立。对有典型症状而内镜检查阴性者,行 24h 食管 pH 监测,如证实有食管过度酸反流,诊断也可成立。

2. 鉴别诊断

虽然胃食管反流病的症状有其特点,但是临床上仍应与其他病因引起的食管疾病(如真菌性食管炎、药物性食管炎、食管癌和食管贲门失弛缓症等)、消化性溃疡、胆道疾病相鉴别。以胸痛为主要表现者,应与心源性胸痛及其他原因引起的非心源性胸痛进行鉴别,还应注意与功能性疾病,如功能性烧心、功能性胸痛、功能性消化不良等相鉴别。

(吴友山　蔡明)

第二节　食管癌

[概述]

食管癌(Esophageal Cancer)是原发于食管的恶性肿瘤,以鳞状上皮癌多见,临床上以进行性吞咽困难为其最典型的症状。中国是食管癌的高发国家,也是世界上食管癌死亡率最高的国家之一。中老年人易患食管癌,我国 80% 的患者发病在 50 岁以后,男性患病人数多于女性,比例为(1.3~3):1。

[病因]

食管癌的病因尚不十分清楚。食管癌的发生与流行地区的生活条件、饮食习惯、存在强的致癌物、缺乏一些抗癌因素及人群有遗传易感性等有关。

1. 亚硝胺类化合物和真菌毒素

(1)亚硝胺。亚硝胺是公认的化学致癌物,其前体包括硝酸盐、亚硝酸盐、二级或三级胺等。在高发区的粮食和饮水中,其含量显著增高,且与当地食管癌和食管上皮重度增生的患病率呈正相关。国内已有研究者成功用甲苄亚硝胺诱发大鼠的食管癌,并证实亚硝胺能诱发人食管鳞状上皮癌。

(2)真菌毒素。各种霉变食物能产生致癌物质。镰刀菌、白地霉菌、黄曲霉菌和黑曲霉菌等真菌不但能还原硝酸盐为亚硝酸盐,并能增加二级胺的含量,促进亚硝胺的合成,上述真菌可与亚硝胺协同致癌。

2. 饮食刺激与食管慢性刺激

一般认为,食物粗糙、进食过烫、咀嚼槟榔或烟丝等习惯会对食管黏膜造成慢性刺激,可致食管局限性或弥漫性上皮增生,形成食管癌的癌前病变。慢性食管疾病如腐蚀性食管灼伤和狭窄、胃食管反流病、贲门失弛缓症、食管憩室等患者的食管癌发生率增高,可能是因食管内容物滞留而致慢性刺激所致。

3. 营养因素

缺乏动物蛋白、新鲜蔬菜和水果,摄入维生素 A、维生素 B_2 和维生素 C 不足等是产生食管癌的危险因素。流行病学调查证实,食物、饮水和土壤内的元素钼、硼、锌、镁和铁含量较低,可能与食管癌的发生间接相关。

4. 遗传因素

食管癌的发病常表现家族性聚集现象。在我国高发地区,本病有阳性家族史者占 25%~50%,父系最高,母系次之,旁系最低。食管癌高发家族的外周血淋巴细胞染色体畸变率较高,这可能是决定高发区食管癌易感性的遗传因素。调查发现,某食管癌高发区居民迁至其他地区后,食管癌发病率与死亡率仍保持较高水平,这充分说明遗传与食管癌有一定的关系。

5. 癌基因

环境和遗传等多种因素引起食管癌的发生,目前认为,其涉及的分子生物学基础是癌基因激活或抑癌基因失活。研究证实,食管癌与视网膜母细胞瘤抑制蛋白等抑癌基因失活,以及环境等多因素使原癌基因 H-ras、C-myc 和 hsl-1 等激活有关。

6. 人乳头状病毒

一些研究发现,食管上皮增生与人乳头状病毒感染有关,食管上皮增生则与食管癌有一定关系。

[临床表现]

1. 食管癌的早期症状

早期食管癌症状多不典型,易被忽视,主要症状为胸骨后不适、烧灼感、针刺样或牵拉样痛,进食通过缓慢并有滞留的感觉或轻度哽噎感。早期症状时轻时重,症状持续时间长短不一,甚至可无症状。

2. 食管癌的中晚期症状

(1)进行性咽下困难。进行性咽下困难是绝大多数患者就诊时的主要症状,但却是本病的较晚期表现。患者由不能咽下固体食物发展至液体食物亦不能咽下。

(2)食物反流。因食管梗阻的近段有扩张与潴留,故可发生食物反流,反流物含黏液和宿食,可呈血性或可见坏死脱落组织块。

(3)咽下疼痛。咽下疼痛系由癌糜烂、溃疡、外侵或近段伴有食管炎所致,进食时尤以进热食或酸性食物后更明显,疼痛可涉及颈、肩胛、前胸和后背等处。

(4)其他症状。长期摄食不足可导致明显的慢性脱水、营养不良、消瘦与恶病质;有左锁骨上淋巴结肿大或有癌细胞扩散转、移引起的其他表现,如压迫喉返神经所致的声嘶、骨转移引起的疼痛、肝转移引起的黄疸等;当肿瘤侵及相邻器官并发生穿孔时,可发生食管瘘、支气管瘘、纵膈脓肿、肺炎、肺脓肿及主动脉穿破大出血,甚至导致死亡。

[实验室检查]

1. 食管黏膜脱落细胞检查

食管黏膜脱落细胞检查主要用于食管癌高发区的现场普查。受检者一般要吞入双腔塑料管线套网气囊细胞采集器,充气后缓缓拉出气囊。取套网擦取物涂片做细胞学检查,阳性率可达 90% 以上,常能发现一些早期病例。

2. 内镜检查与活组织检查

内镜检查是发现与诊断食管癌的首选方法,可直接观察病灶的形态,并可在直视下做活组织病理学检查,以确定诊断。内镜下食管黏膜染色法有助于提高早期食管癌的检出率。用甲苯胺蓝染色,食管黏膜不着色,但癌组织可染成蓝色;用氯化碘溶液染色,正常鳞状细胞因含糖原而着棕褐色,病变黏膜则不着色。

3. 食管 X 线检查

早期食管癌 X 线钡餐造影征象:黏膜皱襞增粗、迂曲及中断,食管边缘毛刺状,小充盈缺损与小龛影,局限性管壁僵硬或有钡剂滞留。中晚期患者可见病变处管腔不规则狭窄、充盈缺损、管壁蠕动消失、黏膜紊乱、软组织影,腔内型食管癌可见巨大充盈缺损。

4. 食管 CT 扫描检查

CT 扫描可清晰显示食管与邻近膈器官的关系。如食管壁厚度>5mm,与周围器官分界模糊,提示有食管病变存在。CT 扫描有助于临床医生制定外科手术方式、确定放疗的靶区及选定放疗计划。但 CT 扫描难以发现早期食管癌。

5. 超声内镜

超声内镜能准确判断食管癌的壁内浸润深度,发现异常肿大的淋巴结以及明确肿瘤对周围器官的浸润情况,对肿瘤分期、治疗方案的选择以及预后的判断有重要意义。

6. 其他

食管癌患者血清 IL-10 含量显著高于正常,其机理可能与抑制 T 淋巴细胞,尤其是 Th_1 细胞因子的分泌有关。

[诊断和鉴别诊断]

1. 诊断

食管癌的早期发现和早期诊断十分重要。凡年龄在 50 岁以上(高发区在 40 岁以上),出现进食后胸骨后停滞感或咽下困难者,应及时做有关检查以明确诊断。通过病史、症状分析和实验室检查,确诊一般无困难。

2. 鉴别诊断

食管癌应与以下疾病相鉴别。

(1)食管贲门失弛缓症。该病是由于食管神经肌间神经丛等病变,引起食管下段括约肌松弛障碍所致的疾病。患者临床表现为间歇性咽下困难、食物反流和下段胸骨后不适或疼痛,病程较长,患者多无进行性消瘦。X 线吞钡检查可见贲门梗阻呈漏斗或鸟嘴状,边缘光滑,食管下段明显扩张,吸入亚硝酸异戊酯或口服、舌下含化硝酸异山梨酯 5~10mg 可使贲门弛缓,钡剂随即通过。

(2)胃食管反流病。该病是指由十二指肠内容物反流入食管引起的病症,表现为烧心、吞咽性疼痛或吞咽困难。内镜检查可见食管黏膜炎症、糜烂或溃疡,但无肿瘤证据。

(3)食管良性狭窄。食管定性狭窄一般由腐蚀性或反流性食管炎所致,也可因长期留置胃管、食管手术或食管胃手术而引起。X 线吞钡可见食管狭窄、黏膜消失、管壁僵硬,狭窄段与正常食管段边缘整齐、无钡影残缺征。内镜检查可确定诊断。

(4)其他。食管癌尚需与食管平滑肌瘤、食管裂孔疝、食管静脉曲张、纵膈肿瘤、食管周围淋巴结肿大、左心房明显增大、主动脉瘤压迫食管造成狭窄而产生的吞咽困难相鉴别。癔球症患者多为女性,时有咽部球样异物感,进食时消失,常由精神因素诱发,无器质性食管病变。

（吴友山　冯小娟）

第三节　急性胃炎

[概述]

急性胃炎(Acute Gastritis)系由多种病因引起的胃黏膜急性炎症。急性发病，患者常表现为上腹部症状。急性胃炎主要包括：幽门螺杆菌感染引起的急性胃炎；除幽门螺杆菌之外的病原体感染及毒素对胃黏膜损害引起的急性胃炎；急性糜烂出血性胃炎。临床上以急性糜烂出血性胃炎最常见。

[病因]

1. 药物

常见药物有非甾体类抗炎药，如阿司匹林、吲哚美辛等，以及某些抗肿瘤药、口服氯化钾或铁剂，可直接损伤胃黏膜上皮。其中，非甾体类抗炎药还可通过抑制环氧合酶的作用而抑制胃黏膜生理性前列腺素的产生，削弱胃黏膜的屏障功能；某些抗肿瘤药，如氟尿嘧啶等对快速分裂的胃肠道黏膜细胞可产生明显的细胞毒作用。

2. 应激

严重创伤、大手术、大面积烧伤、颅内病变、败血症及其他严重脏器病变或多器官功能衰竭等，均可引起胃黏膜糜烂、出血，严重者发生急性溃疡和大量出血。如烧伤所致者称"数林溃疡"，中枢神经系统病变所致者称"库欣溃疡"。虽然急性应激引起急性糜烂出血性胃炎的确切机理尚不十分明确，但一般认为应激状态下胃黏膜微循环不能正常运行而造成黏膜缺血、缺氧是发病的重要环节，由此可导致胃黏膜黏液和碳酸氢盐分泌不足、局部前列腺素合成不足、上皮再生能力减弱，胃黏膜屏障因而受损。

3. 乙醇

乙醇具亲脂性和溶脂能力,高浓度的乙醇可直接破坏胃黏膜屏障。

黏膜屏障的正常保护功能是维持胃腔与胃黏膜内氢离子高梯度状态的重要保证。如果上述因素使胃黏膜屏障遭到破坏,则胃腔内氢离子便会反弥散进入胃黏膜内,从而进一步加重胃黏膜的损害,最终导致胃黏膜糜烂和出血。上述各种因素亦可能使反流入胃腔的十二指肠液增多,其中的胆汁和各种胰酶参与对胃黏膜屏障的破坏。

[临床表现]

研究表明,对服用 NSAID(特别是传统的 NSAID,如阿司匹林、吲哚美辛等)的患者或进行机械通气的患者进行胃镜检查,多数可发现胃黏膜急性糜烂出血的表现,粪便潜血试验多呈阳性反应。但这些患者多数症状轻微(如上腹部不适或隐痛)或无症状,或症状被原发病掩盖,多数患者亦不发生有临床意义的急性上消化道出血。临床上急性糜烂出血性胃炎患者多以突然发生呕血或黑便的上消化道出血症状就诊。据统计,在原有上消化道出血病例中,由急性糜烂出血性胃炎所致者占 10%～25%,是上消化道出血的常见病因之一。近期服用非甾体类抗炎药物、处于严重疾病状态或大量饮酒者,如发生呕血和黑便,应考虑急性糜烂出血性胃炎的可能。其确诊有赖于急诊胃镜检查,内镜下可见以弥漫分布的多发性糜烂、出血灶和浅表溃疡为特征的急性胃黏膜病损,一般应激所致的胃黏膜病损的分布区域以胃体、胃底为主,而非甾体类抗炎药或乙醇所致的则以胃窦为主。内镜检查宜在出血发生后 24～48h 内进行,这是因为该病变(特别是非甾体类抗炎药或乙醇引起者)可在短期内消失,延迟则胃镜检查可能无法确定出血的病因。

[实验室检查]

1. 胃镜检查

急性糜烂出血性胃炎的确诊有赖于急诊胃镜检查,如发生呕血或黑便,内镜下可见以弥漫分布的多发性糜烂、出血灶和浅表溃疡为特征的急性胃黏膜病损。

2. 血常规检验

急性胃炎病人的外周血白细胞计数增加,中性粒细胞比例增高。红细胞计数、Hb 浓度测定有助于了解贫血的情况。

3. X 线钡剂造影检查

X 线钡剂造影检查可见病变黏膜粗糙、激惹。

4. 细胞因子检查

血清 IL-6、IL-8、IL-18 等细胞因子含量升高。

5. 隐血试验

对呕吐物和粪便做隐血试验,有助于了解上消化道出血的情况。

[诊断和鉴别诊断]

1. 诊断

上腹痛、恶心、呕吐和食欲减退为常见症状。药物和应激所致的胃炎,以呕吐或黑便为首发症状,配合内镜等检查诊断不会十分困难。

2. 鉴别诊断

本病需与急性肠胃炎相鉴别,急性肠胃炎常出现严重的腹泻、脱水、酸中毒等症状,区别并不难。

(蔡明 蒋玲)

第四节 慢性胃炎

[概述]

慢性胃炎(Chronic Gastritis)是由各种原因引起的胃黏膜慢性炎症。慢性胃炎的疗程一般较长,短期内难治愈,这与细菌、酒精、化学中毒、物理等因素引起的急性胃炎存在明显的区别。慢性胃炎的发病率较高,在医院门诊患者中占80%以上,必须十分重视。

[病因]

由于胃黏膜的修复能力很强,因而慢性胃炎的形成一般认为是周围环境中的有害因素反复、长期作用的结果,这些有害因素包括物理性、化学性和生物性因素。目前认为,慢性胃炎与下列因素有较大的相关性。

1. 十二指肠液反流

十二指肠液中含有丰富的胆汁和胰液等成分,而胆汁中的牛磺胆酸钠、鹅去氧胆酸和胰液混合十二指肠液后产生的溶血卵磷脂等可降低胃黏膜表面的黏液张力,破坏黏膜屏障,促进炎症的产生。

2. 免疫因素

一些慢性胃炎患者体内发现了抗自身物质的抗体,这些抗体的产生可能是因为已有各种有害因素造成胃黏膜的损伤,使得损伤的胃黏膜成为抗原,并且致敏免疫细胞引起免疫反应,产生抗自身胃黏膜的抗体。一旦抗体再与自身胃黏膜组织结合,将诱发更大的免疫反应,致使胃黏膜进一步损伤,久而久之,炎症趋向慢性。这些自身抗体有抗壁细胞抗体、胃泌素分泌细胞抗体、内因子抗体等。

3. 幽门螺杆菌感染

幽门螺杆菌只在胃黏膜上皮组织中生长,而不存在于肠组织中。幽门螺杆菌引发胃炎的机制可能是依靠其螺旋形并有鞭毛的结构,在黏液层中能自由地运动,并与上皮细胞及黏液中的糖蛋白的糖基相结合引发免疫反应,造成胃黏膜组织细胞微绒毛的脱落和细胞骨架的破坏。同时,幽门螺杆菌又通过自身产生的尿素酶等多种酶类,分解胃内的尿素成分,产生大量的氨及过氧化物歧化酶、蛋白溶解酶、磷酸酶 A_2、磷酸酶 C 等有害产物,造成胃黏膜的进一步损害,最终可使胃黏膜表面黏液消失、细胞变性坏死、腺窝出现水肿等,破坏腺体结构,并影响腺体的修复和再生。

4. 物理因素

有证据表明,某些饮食生活习惯,如长期进食过冷、过热的食物和饮料(如喝热茶),长期大量的吸烟等会对胃黏膜造成损伤。长期大量的饮酒、食用过量辛辣食物等与慢性胃炎有关。

5. 生物化学因素

非甾体类抗炎药(如阿司匹林、保泰松等)、长期接触某些金属物质(如铅、铜等)、除幽门螺杆菌以外的其他细菌和病毒(如慢性肝炎病毒)等感染也可以引起胃黏膜损伤和慢性炎症性改变。

6. 精神因素

精神紧张是慢性胃炎的诱发因素。长期精神紧张可造成自主神经功能紊乱、内分泌功能紊乱,进而造成胃泌素分泌失调、胃酸分泌过多、胃蠕动减慢、食物及胃液潴留,造成胃黏膜慢性炎症性损害。

7. 年龄因素

年龄与慢性胃炎亦具相关性,年龄越大则抗胃黏膜损伤能力越低,受外界因素影响越显著。

8. 遗传因素

临床研究表明,慢性胃炎存在遗传倾向和家庭聚集现象,这些人体遗传易感性在慢性胃炎的发生中起着相当重要的作用,但具体的遗传基因缺陷还有待进一步研究。

[临床表现]

1. 常见症状

上腹部胃脘的疼痛和饱胀不适是慢性胃炎最为常见的症状。慢性胃炎的疼痛有的表现为刺痛,有的表现为隐隐作痛,有的疼痛比较剧烈。慢性胃炎常伴有胃动力障碍,因而患者表现为胃脘部饱胀感和胀闷感,进食后胀闷感可以加剧,常伴有嗳气、反酸、恶心、呕吐等,有时出现烧灼感。

2. 一般症状

除了以上主要症状外,慢性胃炎患者亦可合并食欲不振、腹泻、消瘦、头晕、失眠等。体检时可发现上腹部有压痛,并见有消瘦、贫血等体征。患者还可能发生出血,出血可以是反复少量的,也可以是大出血,表现为黑便等。

3. 慢性胃炎的分类

中国慢性胃炎共识意见中采用了国际上新悉尼系统分类方法,根据病理组织学的改变和病变在胃的分布部位,结合可能病因,将慢性胃炎分成非萎缩性(以前称"浅表性")、萎缩性和特殊类型三大类。

(1)慢性非萎缩性胃炎。慢性非萎缩性胃炎是指不伴有胃黏膜萎缩性改变、胃黏膜层先以淋巴细胞和浆细胞为主的慢性炎症细胞浸润的胃炎。根据炎症分布的部位,慢性非萎缩性胃炎可再分为胃窦胃炎、胃体胃炎和全胃炎。全胃炎发展与否及发展快慢存在明显的个体差异和地区差异。自身免疫引起的慢性胃炎主要表现为胃体胃炎。

(2)慢性萎缩性胃炎。慢性萎缩性胃炎是指胃黏膜已发生了萎缩性改变的慢性胃炎。慢性萎缩性胃炎可再分为多灶萎缩性胃炎和自身免疫性胃炎两大类。前者的萎缩性改变在胃内呈多灶性分布，以胃窦为主，多由幽门螺杆菌感染引起的慢性非萎缩性胃炎发展而来；后者萎缩性病变主要位于胃体部，多由自身免疫引起的胃体胃炎发展而来。

(3)特殊类型胃炎。特殊类型胃炎种类很多，由不同病因所致，临床上较少见。常见的有感染性胃炎、嗜酸细胞性胃炎、淋巴细胞性胃炎、放射性胃炎及充血性胃炎等。

[实验室检查]

1. X 线检查

慢性胃炎的 X 线诊断主要是利用向胃腔灌入钡剂等造影剂，使胃内腔充盈，通过 X 线透射，在胶片上或录像带上获取由钡剂铸成的胃内黏膜隆起、凹陷的轮廓侧影图像，就是通常所称的"钡剂检查"。

2. 胃镜及活组织检查

在进行胃镜检查的同时钳取活组织进行病理检查是诊断慢性胃炎最可靠的方法。非萎缩性胃炎内镜下可见胃部有红斑，黏膜粗糙不平且有出血点、水肿、渗出等。萎缩性胃炎内镜下可见黏膜红白相同，以白为主，皱襞变平甚至消失，黏膜血管暴露，黏膜呈颗粒或结节状等，病理检查发现胃固有腺体减少时，即可诊断为"萎缩性胃炎"。

3. 胃酸

浅表性胃炎胃酸正常或降低，萎缩性胃炎患者大多数胃酸明显降低，空腹常无酸。

4. 胃蛋白酶原

胃蛋白酶主要由主细胞分泌，在胃液、血液及尿液中均可测得。蛋白酶含量的高低基本与胃酸平行。有人观察到，胃液与血液中的胃蛋白酶原含量与活组织病理检查的结果常一致。蛋白酶原含量低者活组织检查多数为萎缩性胃炎。

5. 内因子

内因子由壁细胞分泌,壁细胞减少则内因子分泌也减少,检查内因子对萎缩性胃炎、胃萎缩及恶性贫血的诊断有帮助。

6. 胃泌素

胃泌素由胃窦 G 细胞分泌,胃泌素能促进胃液特别是胃酸的分泌,胃酸含量高时,胃泌素分泌减少。此外,血清胃泌素含量高低与胃窦部黏膜病变的程度有密切的关系。萎缩性胃炎患者血清胃泌素的含量一般较高。

7. 壁细胞抗体

萎缩性胃炎患者细胞抗体检查的阴性率较高,有助于慢性胃炎的分型。

8. 胃泌素分泌细胞抗体

有研究表明,检查 106 例非萎缩性胃炎患者,胃泌素分泌细胞抗体阴性者有 8 例,而萎缩性胃炎患者该抗体检查结果全部为阳性,恶性贫血及正常人全部为阴性。

9. 胃电图

在患者腹部等体表部位放置电极,插入胃电图仪,通过胃运动时发生的胃电信号,测定胃电节律,包括基本电节律和慢波,了解有无胃运动功能的问题。该法简单,患者不受痛苦,易于接受。

10. Hp 检测

Hp 检测有多种方法,如组织学、细菌培养、尿素酶、^{13}C 和 ^{14}C 呼气试验或粪便 Hp 抗原检测。

[诊断与鉴别诊断]

1. 诊断

根据胃镜检查及胃黏膜活组织病理检查结果,加上幽门螺杆菌和相关实验室检查结果,本病的诊断并不困难。

2. 鉴别诊断

本病需与严重的消化不良以及其他消化性溃疡相鉴别。

（吴友山　李海英）

第五节　消化性溃疡

[概述]

消化性溃疡(Peptic Ulcer,PU)主要是指发生在胃和十二指肠的慢性溃疡，即胃溃疡(Gastric Ulcer，GU)和十二指肠溃疡(Duodenal Ulcer，DU)，因溃疡形成与胃酸/胃蛋白酶的消化作用有关而得名。溃疡的黏膜缺损超过黏膜肌层，不同于糜烂。

[病因]

1. 保护因素减弱

尽管胃液中的盐酸与胃蛋白酶对胃黏膜有自身消化作用，但胃黏膜对这种自身消化却有极强的保护作用，称为"胃黏膜屏障"。因此，一般情况下胃黏膜不容易被消化而形成胃溃疡。但当胃黏膜屏障保护作用减弱时，即使在正常胃酸情况下也容易形成胃溃疡。此外，如前列腺素等胃肠道激素对胃黏膜也有保护作用，当其分泌减少时，也容易形成胃溃疡。

2. 药物

阿司匹林、保泰松及糖皮质激素等，已被列为致溃疡物质。其中，阿司匹林是最主要的致溃疡药物。许多解热镇痛药及治疗感冒的药物中均含有阿司匹林，长期大量服用这些药物可引起溃疡。

3. 幽门螺杆菌感染

大量的研究表明，幽门螺杆菌感染是产生消化性溃疡的重要原因。70%～100%的十二指肠溃疡患者和60%～80%的胃溃疡患者，其胃窦部黏膜活检幽门螺杆菌均为阳性，这可能与消化性溃疡患者都合并胃窦炎有关。临床研究证实，幽门螺杆菌与消化性溃疡的发病有一定的关系,单纯使用抗菌药物治疗幽门螺杆菌阳性的消化性溃疡的愈合率达70%,而残留幽门螺杆菌的溃疡复发率高达73%。消化性溃疡是多因性疾病,包括环境因素、工作负荷、遗传因素、微生物因素、化学性因素,甚至吸烟及其他有关因素,或这些因素的综合作用。

4. 饮食因素

食物对胃黏膜可产生物理性或化学性损害。某些食物能引起严重的胃窦炎,这些食物可能是胃溃疡的一个致病因素。嗜酒者也易患胃溃疡。营养不良、暴饮暴食等都可诱发胃溃疡。

5. 情绪因素

持续而强烈的精神紧张和忧虑、沮丧等情绪,长期过度的脑力劳动,缺乏应有的调节与休息,都对胃溃疡的发病有一定的影响。

6. 吸烟

吸烟作为胃溃疡形成的一个条件,可使胃溃疡加重,这一观点已被大多数人所接受。吸烟可使血管收缩,使胃的保护能力变差。同时,烟碱、尼古丁等毒物进入血液,均可导致胃溃疡。

7. 乙醇

40%以上高浓度的乙醇可引起肉眼和镜下可见的胃黏膜损伤,包括糜烂、溃疡和出血。纯乙醇导致胃黏膜损伤的机制之一是乙醇可引起胃黏膜血管收缩,从而引起血液淤滞和黏膜缺血。

8. 应激

严重烧伤可引起十二指肠溃疡;中枢神经系统受到创伤,伤员患十二指肠溃疡的危险增加。此外,呼吸衰竭、凝血障碍、休克、肾移植、肾衰竭、肝衰竭和多器官衰竭等,也可诱发应激性溃疡,这说明应激是急性溃疡病的一个重要病因。

9. 胆汁

胃溃疡患者常伴有胃排空延缓和幽门括约肌功能失常。幽门松弛易致十二指肠胆汁反流增加,胆汁对胃黏膜的损伤主要是由胆汁酸所致。已知胆酸盐为去污剂,反流的胆汁不但可溶解黏着于黏膜上的黏液,高浓度的胆酸盐、溶血卵磷脂还可对细胞膜产生毒性,直接损伤胃黏膜屏障,导致胃溃疡的形成。

10. 某些疾病

肺气肿患者由于局部黏膜的抗酸能力降低,从而引起胃溃疡。胃泌素瘤患者因体内分泌大量胃泌素而刺激壁细胞,引起大量胃酸分泌,损伤胃黏膜,导致胃溃疡的形成。

11. 遗传因素

O 型血人患溃疡的较多,据认为,在 O 型血人的血液中可检出 sIgA 抗体,从而导致溃疡的发病率上升。在胃溃疡患者中,尤其是男性亲属中,其发病率高于一般人,有些家族中几代人都有消化性溃疡,提示本病与遗传有关。

12. 气候变化

胃溃疡的发作与气候变化有直接的关系。据调查,冬季发病者占 42.8%,春季占 25.3%,秋季占 23.4%,夏季发病较少,提示天气的变化可能与胃溃疡的发作有关。

13. 其他少见损伤因素

病毒感染:有人发现,十二指肠溃疡病患者血清中Ⅰ型单纯疱疹病毒抗体含量增高,在其迷走神经节中可发现潜伏的Ⅰ型单纯疱疹病毒。也有人认为,巨细胞病毒也与某些溃疡病的发生有关。

放射线:腹部接受大量放射治疗后,患者肠道易发生溃疡,这是因为近端十二指肠对放射线比较敏感,溃疡常发生于球部。

化疗:肝癌患者接受化疗后,其可能发生十二指肠溃疡、胃溃疡和幽门管溃疡,这可能是因为有部分化学治疗药物进入胃和十二指肠动脉。但化疗药物引起溃疡的机制有待进一步的探讨。

[临床表现]

1. 一般症状

部分患者无典型表现的疼痛,而仅表现为无规律性的上腹隐痛或不适,具或不具典型疼痛者可伴有反酸、嗳气、上腹胀等症状,以致不为患者所注意,而以出血、穿孔等并发症为首发症状。典型的消化性溃疡有如下临床特点:慢性过程,病史可达数年至数十年;周期性发作,发作与自发缓解相交替,发作期可为数周或数月;发作常有季节性,多在秋冬或冬春之交发病;发作时上腹痛呈节律性,表现为空腹痛,即餐后 2～4h 或午夜痛;腹痛多因进食或服用抗酸药而有所缓解。

2. 典型症状

上腹痛为主要症状,性质多为灼痛,亦可为钝痛、胀痛、剧痛或饥饿样不适感,多位于中上腹,可偏右或偏左,一般为轻度至中度持续性痛。疼痛常有如上述的典型节律性。腹痛多在进食或服用抗酸药后缓解。

3. 特殊类型的消化性溃疡

(1)复合溃疡。复合溃疡指胃和十二指肠发生的溃疡,十二指肠溃疡往往因出现胃溃疡而发生,幽门梗阻发生率较高。

(2)幽门管溃疡。幽门管位于胃远端,与十二指肠交界,长约 2 cm。幽门管溃疡与十二指肠溃疡相似,胃酸分泌量一般较大。幽门管溃疡上腹痛的节律性不明显,对药物治疗反应较差,呕吐较多见,较易发生幽门梗阻、出血和穿孔等并发症。

(3)球后溃疡。球部溃疡多发生在十二指肠球部,发生在球部远端段的溃疡称"球后溃疡",具有十二指肠溃疡的临床特点,但午夜痛及背部放射痛多见,对药物反应较差,较易并发出血。

(4)巨大溃疡。巨大溃疡指直径大于 2 cm 的溃疡,对药物治疗反应较差,愈合时间较慢,易发生慢性穿透或穿孔。应注意将胃的巨大溃疡与恶性溃疡相鉴别。

(5)老年性消化性溃疡。临床表现不典型,胃溃疡多位于胃体上部甚至胃底部,溃疡较易被误诊为胃癌。

(6)无症状性溃疡。约 15% 的消化性溃疡患者可无症状,而以出血、穿孔等并发症为首发症状。无症状性溃疡可见于任何年龄,以老年人较多见。非甾体类抗炎药引起的溃疡近半数无症状。

[实验室检查]

1. 胃镜检查

胃镜检查是确诊消化性溃疡的检查方法。胃镜检查不仅对胃、十二指肠黏膜直接观察摄像,还可在直视下取活组织做病理检查或对幽门螺杆菌进行检测。因此,胃镜检查对消化性溃疡的诊断以及胃良性、恶性溃疡的鉴别诊断的准确性高于 X 线钡剂检查。

2. X 线钡剂检查

X 线钡剂检查适用于对胃镜检查有禁忌或不愿意接受胃镜检查者。溃疡的 X 线征象有直接和间接 2 种:龛影是直接征象,对溃疡有确诊价值;局部压痛、十二指肠球部激惹和球部畸形、胃大弯侧痉挛切迹为间接征象,仅提示可能有溃疡。

3. 幽门螺杆菌检查

幽门螺杆菌检测应列为消化性溃疡诊断的常规检查项目,有无幽门螺杆菌感染将决定治疗方案的选择。检测方法分为侵入性和非侵入性两大类。前者需通过胃镜检查取胃黏膜活组织进行检测,主要包括快速尿素酶试验、组织学检查和幽门螺杆菌培养;后者主要有 ^{13}C 或 ^{14}C 尿素呼气试验、粪便幽门螺杆菌抗原检测及血清学检查(定性检测血清幽门螺杆菌免疫球蛋白的抗体)。

快速尿素酶试验是侵入性检查的首选方法,操作简便、费用低。组织学检查可直接观察幽门螺杆菌,与快速尿素酶试验结合,可提高诊断的准确率。幽门螺杆菌培养技术要求较高,主要用于科研。^{13}C 或 ^{14}C 尿素呼气试验检测幽门螺杆菌的敏感性及特异性高,无须胃镜检查,可作为幽门螺杆菌根除治疗后复查的首选方法。

4. 胃液分析

(1)一般状况。胃液为无色透明液体,其颜色常因含有黏液或混有血液、胆汁及食物残渣成分而改变,胃液有一定的黏稠度。

(2)气味。正常胃液略带酸味,有腐败臭味时,应考虑有食物发酵,可能存在幽门狭窄、胃运动弛缓。胃癌患者、胃液有恶臭者、胃溃疡出血后,胃液常有血腥味。伴有肠梗阻或大肠癌时,胃液可出现粪臭味。

(3)黏液。正常胃液中有少量黏液。

(4)血液。正常胃液中不含血性成分,各种原因引起胃内少量出血,经胃酸作用后多呈咖啡色。如果胃内抽出大量鲜红色或暗红色血性物质,则说明有病理性出血,宜立即治疗。

(5)胆汁。胃液呈微黄色或黄色,表明有胆汁自幽门或吻合口逆流入胃,少量胆汁可能与插管引起的恶心有关;如色泽较深,则要怀疑幽门关闭不全或十二指肠以下有梗阻。

(6)食物残渣。正常人经几小时禁食,胃内不应有食物残渣,若胃内混有食物残渣,则说明胃排空障碍,可见于溃疡引起的幽门水肿、痉挛及瘢痕狭窄或其他原因引起的胃排空不畅,这些为病理现象。

(7)胃液 pH。正常情况下,胃液的 pH 为 1.6~2.0。

(8)24h 胃液量。正常人空腹胃液量为 50~70 mL;胃液量少于 10 mL 见于萎缩性胃炎、胃蠕动亢进;胃液量大于 100 mL 为胃液增多,见于十二指肠溃疡、溃疡后伴胃泌素瘤等。

5. 血清胃泌素测定

一般仅在怀疑有胃泌素瘤时作鉴别诊断之用。

6. 血常规检查

血常规检查结果一般无明显改变,若有并发症如大出血及幽门梗阻时,则有不同程度的贫血。

7. 粪便隐血试验

一般认为,出血量在 5 mL 左右,粪便隐血呈阳性;如出血量为 50～60 mL,粪便呈柏油样;如出血量大,此时粪便可呈现暗红色。

8. 血清 IL-6、IL-8、IL-23 含量高

经综合治疗后,患者血清 IL-6、IL-8、IL-23 含量与正常人比较无显著性差异,提示炎症的消除可使细胞因子紊乱得到纠正。

[诊断和鉴别诊断]

1. 诊断

根据慢性病程、周期性发作的节律性上腹疼痛,再进行胃镜、X 线钡餐检查及实验室的相关检查,本病诊断并不困难。

2. 鉴别诊断

本病需与胃癌、胃泌毒瘤等有关疾病进行鉴别。

(吴友山　秦继宝)

第六节　胃　癌

[概述]

胃癌(Gastric Carcinoma)患病人数约占胃恶性肿瘤患病人数的 95% 以上,在癌症病死率中排列第二位。男性胃癌的发病率和死亡率高于女性,男女患病人数之比为 2:1。发病年龄以中老年居多,35 岁以下较少,55～70 岁为高发年龄。

[病因]

1. 环境因素

胃癌高发区的土壤、地质及水分与胃癌发病有关。土壤中的锌、铜含量和比例与胃癌的发病有关。生活在低锌、低硒、高铜地区或第三系地层露出地区的居民,胃癌发病率高。高发区的居民移居低发区后,因生活环境改变,故其后代胃癌发病率降低,这说明环境因素与胃癌发病有关。

2. 化学因素

亚硝胺类化合物与胃癌的发病密切相关。我国胃癌高发区水源、粮食、蔬菜中亚硝酸盐含量及高发区居民胃液中亚硝酸盐含量明显高于低发区,慢性萎缩性胃炎患者胃液中亚硝酸盐含量及其还原菌的检出率明显增高。另外,多环芳烃类化合物(主要是3,4-苯并芘)也是一种强致癌物,广泛存在于煤焦油、沥青、煤炭及烟熏食物中(如熏羊肉、熏鱼等)。

3. 食物因素

常食咸鱼、咸菜者患胃癌的相对危险性比不食者高 5~10 倍。福建居民常吃的鱼露和甘肃居民常吃的酸菜中均找到致癌的 N-亚硝基胺。

4. 幽门螺杆菌感染

幽门螺杆菌感染率与胃癌呈平行关系,幽门螺杆菌感染者发生胃癌的相对危险性比正常人升高 2.8~6.0 倍。国际癌症机构已确认将幽门螺杆菌列为Ⅰ类致癌因子。一般认为,癌变的发生是随慢性胃炎进行性发展的一个多步骤、多因素过程,幽门螺杆菌是胃癌发生的一个重要危险因素。

5. 遗传因素

有家族肿瘤、家族胃癌史者胃癌发病率较高,一般比正常人高 4 倍,这说明胃癌与遗传有密切的关系。

6. 胃癌之前状态和癌前病变

胃癌很少直接从正常胃黏膜上皮发生,多数发生于已有病理变化的黏膜上。胃癌前变化包括癌前状态和癌前病变两个方面。胃癌前状态即指胃癌前期病变,如慢性萎缩性胃炎、胃溃疡、残胃炎及肥厚性胃炎等,这些良性胃病均可能衍变为胃癌。慢性萎缩性胃炎伴恶性贫血者约 10% 发生胃癌,为正常人的 5~10 倍。若患者伴有肠上皮化生,则胃癌发生率约为 65.5%。胃溃疡可发生癌变,癌变率为 1%~5%,由于此类患者常伴有肠上皮化生及胃食管反流，所以发生癌症几率较高。残胃癌的发生率为1%～5.5%，原因可能是胃大部分切除术后胃内处于低酸或无酸状态，胆汁、肠液及胰液反流，引起残胃萎缩性胃炎、胃黏膜进行性萎缩，并伴有幽门腺或肠上皮化生及不典型增生，构成癌变基础。

[临床表现]

1. 症状

早期胃癌多无症状，或仅有一些非特异性消化道症状。因此，仅凭症状诊断早期胃癌是十分困难的。

进展期胃癌最早出现的症状是上腹痛，常同时伴有纳差、厌食、体重减轻。腹痛可急可缓，开始仅为上腹饱胀不适，餐后更甚，继之有隐痛不适等。胃癌发生并发症或转移时可出现一些特殊症状：贲门癌累及食管下段时，患者可出现吞咽困难；并发幽门梗阻时，患者可有恶心、呕吐；溃疡型胃癌出血时，患者可出现呕血或黑便，继之出现贫血；胃癌转移至肝脏，可引起右上腹痛、黄疸和发热，转移至肺可引起咳嗽、呃逆、咯血，累及胸膜可产生胸腔积液而发生呼吸困难，侵及胰腺时可引起背部放射性疼痛。

2. 体征

早期胃癌无明显体征，进展期在患者上腹部可扪及肿块，有压痛。肿块多位于上腹部偏右相当于胃窦处。如肿瘤转移至肝脏，可致肝大及黄疸，甚至出现腹水。肿瘤腹膜转移时也可发生腹水。

[实验室检查]

1. 血常规

患者血常规检结果常有红细胞和血红蛋白含量降低，呈小细胞低色素性贫血；白细胞一般正常，晚期常升高，甚至出现类白血病反应，血流加快。

2. 大便隐血试验

大便隐血持续阳性对胃癌诊断有一定的意义，胃癌患者80%～90%出现大便隐血阳性。

3. 胃液分析

55%～70%的胃癌患者胃酸缺乏,其余病例胃酸正常或偏高。胃酸偏低的程度与胃癌的体积大小及部位有关,体积越大,低酸或无酸倾向越大。息肉样胃癌及胃底贲门癌患者体内的胃酸含量比幽门部胃癌患者低。

4. 肿瘤标志物检测

CEA、AFP、CA-199、CA-724等肿瘤标志物在胃癌患者体内均有不同程度的升高,其中,CA-724对胃癌检出的阳性率可达70%。到目前为止,尚未发现针对早期胃癌的特异性肿瘤标志物。

5. 血清同型半胱氨酸(Hcy)和胱抑素C(CysC)检测

据文献报告,已证实Hcy和CysC对消化道肿瘤具有较高的阳性检出率,其中,胃癌的阳性检出率可达80%以上,有一定的临床实用价值。

6. 基因检测

目前已发现与早期胃癌发生有关的基因有 ras、$P53$、$C-myc$、$P16$ 等。ras 基因参与对细胞增殖的调控,活化编码为 $P21$ 的蛋白质,为细胞生长传递促有丝分裂信号,导致细胞恶性增殖。$P53$ 基因是研究最广泛的抑癌基因,$P53$ 基因突变率按正常、肠化生、非典型增生及癌变的顺序递增。$P16$ 基因为细胞周期负调控基因,抑制细胞增殖,$P16$ 基因甲基化突变与胃癌密切相关。目前主要应用荧光定量聚合酶链式反应扩增基因,对胃癌的早期诊断和预测微小转移有一定的临床意义。

7. 端粒酶

人端粒酶反转录酶是端粒酶活性的限制成分,与端粒酶的活性密切相关。研究发现,胃癌早期即有人端粒酶反转录酶的RNA表达,且人端粒酶反转录酶在肠化上皮即有表达,提示端粒酶的活性及亚组分可作为胃癌早期诊断的标志物。

8. 幽门螺杆菌

人体感染幽门螺杆菌后,细菌释放空泡毒素 VacA,引起萎缩性胃炎伴肠上皮化生,长期作用会导致胃黏膜异型增生和癌变。因此,幽门螺杆菌检查阳性有助于早发现胃黏膜癌前病变和早期胃癌。

9. X 线钡剂造影检查

常规 X 线钡剂造影检查对早期胃癌的诊断率仅为 1/3,而双重对比钡剂造影可明显提高早期胃癌的诊断率。高浓度钡剂造影较低浓度钡剂造影更能降低诊断的非特异性,提高诊断的准确率。

10. 普通 CT 及螺旋 CT

普通 CT 对早期胃癌的诊断敏感性差,一般不作首选方法。螺旋 CT 能准确反映出胃癌与正常组织间的血供差异,提高了胃癌的检出率,其准确率达 76.7%,对早期胃癌诊断的准确率与纤维内镜相当。

11. 仿真内镜

仿真内镜对于术前胃癌分期更有帮助,可提高早期胃癌的检出率,便于指导制定手术治疗方案。

12. 内镜检查

(1) 普通胃内镜。通过普通胃内镜可以发现早期胃癌,鉴别良性恶性溃疡,确定胃癌的类型和病灶浸润的范围。胃镜检查结合活组织病理检查是诊断胃癌最可靠的特殊检查。

(2) 放大内镜。放大内镜可将图像放大几十倍,便于专家观察黏膜微细结构,以判断病变的良恶性、组织学类型以及病变的深度和范围。

(3) 自体荧光内镜。正常黏膜表面呈亮绿色荧光,而非典型增生和癌变黏膜呈红色或紫色荧光。自体荧光内镜的高敏感性对发现早期胃癌、指导活检很重要。

[诊断和鉴别诊断]

1. 诊断

对胃癌的诊断主要依据内镜检查结果、活检结果以及 X 线钡剂造影图像及实验室相关肿瘤标志物检测,诊断并不困难。

2. 鉴别诊断

本病需与胃及十二指肠溃疡加以鉴别。

(吴友山　刘忠伦)

第七节　肠结核

[概述]

肠结核(Intestinal Tuberculosis)是由结核杆菌侵犯肠道引起的慢性特异性感染,过去在我国比较常见。近年来,本病已逐渐减少。肠结核多由人型结核杆菌引起,占 90% 以上。人饮用未经消毒的带菌牛奶或乳制品也可以发生牛型结核杆菌肠结核。

[病因]

(1)患者多有开放性肺结核或喉结核病史,因经常吞下含结核杆菌的痰液而引起本病,或经常与开放性肺结核患者共餐,忽视餐具消毒隔离,也可致病。

(2)由血行播散,见于粟粒型结核。

(3)由邻近结核病灶,如腹腔内结核病灶直接蔓延而引起,包括输卵管结核、结核性腹膜炎、肠系膜淋巴结核等。此种感染系通过淋巴管播散。结核病的发病是人体和结核杆菌相互作用的结果。经上述途径而获得感染仅是致病条件,只有当入侵的结核杆菌数量较多、毒力较大,并在免疫功能低下、肠功能紊乱引起局部抵抗力削弱时,人体才会发病。结核杆菌致病属于迟发型过敏反应。

[临床表现]
1. 腹痛

腹痛是本病的主要症状,多在进食后诱发。疼痛部位因病变部位、病理改变不同及有无外科并发症而异。回盲部结核疼痛部位位于右下腹部,小肠结核位于脐周,增生型肠结核可有不完全肠梗阻表现,如持续性疼痛阵发性加剧伴肠鸣音活跃,排气后缓解。

2. 大便习惯改变

病变肠曲的炎症和溃疡可以使肠蠕动加速,肠排空过快可引起腹泻。患者每日排便 2~4 次,如果病变严重、涉及范围较广,则腹泻次数增多。粪便呈糊样,一般不含脓血,不伴有里急后重。有时患者会出现腹泻与便秘交替,这与病变引起的胃肠功能紊乱有关。增生型肠结核可以便秘为主要表现。

3. 腹部包块

包块常位于右下腹,位置一般比较固定,中等质地,伴有轻度或中度压痛。腹部包块主要见于增生型肠结核,也可见于溃疡型肠结核,病变肠段和周围组织黏连,或同时有肠系膜淋巴结核。

4. 全身症状

本病常伴有结核毒血症,尤以溃疡型为多见,轻重不一,表现为发热、盗汗、消瘦、贫血和全身乏力等。发热多呈不规则热或低热,病变活动期或同时有活动性肠外结核者,也可呈弛张热和稽留热。增生型肠结核一般病程较长,患者全身状况较好,可无结核性毒血症症状,消化道症状可有恶心、呕吐、腹胀、食欲减退等。

5. 腹部体征

无肠穿孔、肠梗阻或伴有腹膜结核或增生型肠结核的患者,除在右下腹部及脐周有压痛外,常无其他特殊体征。

6. 并发症

(1)肠梗阻。肠梗阻是本病常见的并发症,主要发生在增生型肠结核,梗阻多呈慢性进行性,以部分性肠梗阻多见,轻重不一,少数可发展为完全性梗阻。

(2)肠穿孔。肠穿孔主要为急性及慢性穿孔,可在腹腔内形成脓肿,破溃后形成肠瘘。急性穿孔较少见,常发生在梗阻近段极度扩张的肠曲,严重者可因肠穿孔并发腹膜炎、感染性休克而死亡。

[实验室检查]

1. 血液检查

溃疡型肠结核患者可有中度贫血,白细胞正常,淋巴细胞增高,血液流动明显加快,以上可作为评定结核病变活动程度的指标。

2. 粪便检查

溃疡型结核患者粪便多为糊状,一般不含黏液、脓血,常规检查可见少量脓细胞和红细胞。粪便浓缩查找结核杆菌阳性有助于肠结核的诊断,但仅在痰液查找结核杆菌结果为阴性时才有意义。

3. X线钡剂造影检查

X线钡剂造影对肠结核的定性和定位诊断有重要价值,可显示其功能障碍的情况。肠结核的早期X线表现为黏膜增粗、紊乱和缺损。

4. 内镜检查

病变累及直肠或乙状结肠者,可用乙状结肠镜检查。如病变在30cm以上或位于回盲部时,可用纤维结肠镜检查,并行活检以协助明确诊断。

[诊断和鉴别诊断]

1. 诊断

如有以下情况可导致本病:

(1)中青年患者有肠外结核病史,主要是肺结核。

(2)患者临床表现有腹泻、腹痛、右下腹压痛,也可有腹块、原因不明的肠梗阻、盗汗等结核性毒血症症状。

(3)X线钡剂造影检查发现跳跃征、溃疡、肠管变形和肠腔狭窄等征象。

(4)结肠镜检查发现主要位于回盲部的肠黏膜炎症、溃疡、炎性息肉或肠腔狭窄。

(5)PPD(结核菌素)试验呈强阳性。

2. 鉴别诊断

(1)克罗恩(Crohn)病。不伴有肠外结核、抗酸杆菌染色阴性、PPD试验无强阳性、抗结核治疗症状无明显改善、未见干酪性肉芽肿者可排除肠结核。

(2)右侧结肠癌。患者发病年龄大,常在40岁以上,一般无发热、盗汗等结核性毒血症表现,结肠镜检查及活检结果可确定结肠癌的诊断。

(3)阿米巴病或血吸虫病性肉芽肿。患者有相应的感染史,脓血便常见。粪便常规或孵化检查可发现有关病原体。结肠镜检查有助于鉴别诊断,相应的特效治疗有效也可区分。

(4)其他。肠结核还应与肠恶性淋巴瘤、耶尔森杆菌肠炎及一些少见的感染性肠病如非典型分枝杆菌(多见于艾滋病患者)、性病性淋巴肉芽肿、肠放线菌病等鉴别。若以发热为主要表现,肠结核需与伤寒等长期发热性疾病鉴别。

(蔡明 李海英)

第八节 结核性腹膜炎

[概述]

结核性腹膜炎(Tuberculous Peritonitis)是由结核分枝杆菌引起的弥漫性腹膜感染。本病可见于任何年龄,以中青年多见,女性较多见,男女之比为1:2。

[病因]

本病多继发于肺结核或体内其他部位的结核病。结核杆菌感染腹膜的途径以腹腔内的结核病灶直接蔓延为主,肠系膜淋巴结核、输卵管结核、肠结核为常见的原发病灶,少数病例由血行播散引起,常可发现活动性肺结核(原发感染或粟粒性肺结核)、关节结核、骨结核、睾丸结核,并可伴结核性胸膜炎等。

[临床表现]

1. 全身症状

本病以结核性毒血症相关症状较为常见,主要是发热与盗汗。热型以低热与中等热为主,约1/3患者有弛张热,少数可有稽留热。高热伴有明显毒血症者主要见于渗出型、干酪型结核性腹膜炎,或见于伴发粟粒型肺结核、干酪样肺炎等严重结核病患者。患者后期出现营养不良,表现为消瘦、水肿、贫血、舌炎、口角炎等。

2. 腹痛

早期患者腹痛不明显,以后出现持续性隐痛或钝痛,也可始终没有腹痛。疼痛多位于脐周、下腹部,有时在全腹。当并发不完全性肠梗阻时,患者有阵发性绞痛。偶尔表现为急腹症,系肠系膜淋巴结核或腹腔内其他结核的干酪样坏死病灶破溃引起,也可由肠结核急性穿孔所致。

3. 腹部触诊

腹壁柔韧感系腹膜遭受轻度刺激或有一些慢性炎症的表现,是结核性腹膜炎的常见体征。腹部压痛一般轻微,少数压痛严重且有反跳痛,常见于干酪型结核性腹膜炎。

4. 腹水

腹水以少量至中量多见。少量腹水在临床检查中不易发现,因此,必须认真检查。患者常有饱胀感,可由结核毒血症或腹膜炎伴有肠功能紊乱引起,不一定有腹水。

5. 腹部包块

腹部包块多见于黏连型或干酪型结核性腹膜炎,常位于脐周,也可见于其他部位。包块多由增厚的大网膜、肿大的肠系膜淋巴结、黏连成团的肠曲或干酪样坏死脓性物积聚而成,其大小不一,边缘不整,有时有结节感,活动度小。

6. 其他

常见的症状还有腹泻,一般每日不超过 3~4 次,粪便多呈糊状。腹泻主要由腹膜炎所致的肠功能紊乱引起,偶尔由伴有的溃疡型肠结核或干酪样坏死病变引起的肠管内瘘等引起,有时腹泻与便秘交替出现。并发症以肠梗阻为常见,多发生在黏连型结核性腹膜炎。

[实验室检查]

1. 血象、血沉和结核菌素试验

病程较长而有活动性病变的患者有轻度至中度贫血,白细胞计数多正常。腹腔结核病灶急性扩散或干酪型结核腹膜炎患者,其白细胞计数可增高,病变活动时血压增快,病变趋于静止时血沉恢复正常。PPD 试验呈强阳性有助于本病的诊断。

2. 腹水检查

腹水检查对鉴别腹水性质有重要价值。本病腹水为草黄色渗出液,静置后有自然凝固块,少数为淡血色,偶见乳糜色,比重一般不超过 1.018,蛋白含量大于 30g/L,白细胞计数超过 $500\times10^6/L$,以淋巴细胞为主。但有时因低蛋白血症而使腹水白蛋白含量减少,检测血清-腹水白蛋白梯度有助诊断。结核性腹膜炎腹水腺苷脱氨酶活性常增高,有一定特异性。结核性腹膜炎患者的腹水普通细菌培养结果应为阴性。结核分枝杆菌培养的阳性率很低,腹水细胞学检查的目的是排除癌性腹水,宜作为常规检查。

3. 腹部 B 超检查

少量腹水须靠 B 超检查发现。B 超检查可提示穿刺抽取腹水的准确位置,对腹部包块性质的鉴别也有一定的帮助。

4. X 线检查

腹部 X 线平片检查有时可见到钙化影,提示钙化的肠系膜淋巴结核。胃肠 X 线钡剂造影检查可发现肠黏连、肠结核、肠瘘、肠腔外肿块等征象,对本病的诊断有辅助价值。

5. 腹腔镜检查

腹腔镜检查对诊断有困难者具有确诊价值,一般适用于有游离腹水的患者,可显示腹膜、网膜、内脏表现有散在或聚集的灰白色结节,浆膜失去正常光泽,混浊而粗糙。活组织病理检查可明确诊断。

[诊断和鉴别诊断]

1. 诊断

有以下情况者应考虑本病:

(1)中青年,有结核病史,伴有其他器官结核病证据。

(2)长期不明原因发热,伴有腹痛、腹胀、腹水、腹壁柔韧感或腹部包块。

(3)腹水为渗出液性质,以淋巴细胞为主,普通细菌培养呈阴性。

(4)胃肠 X 线钡剂造影检查发现肠黏连等征象。

(5)PPD 试验呈强阳性。

2. 鉴别诊断

本病需与腹腔恶性肿瘤,包括腹膜转移癌、恶性淋巴病、腹膜间皮瘤等相鉴别,这些都可以通过 CT、B 超及腹水细胞学检查明确诊断。肝硬化腹水为漏出液,且患者有失代偿期肝硬化的典型表现,鉴别无困难。以腹部包块为主要表现者应与腹部肿痛及克罗恩病等相鉴别。以急性腹痛为主要表现者应与其他外科急腹症相鉴别。

(夏永祥　何浩明)

第九节 溃疡性结肠炎

[概述]

溃疡性结肠炎(Ulcerative Colitis,UC)是一种原因尚不十分清楚的直肠和结肠慢性非特异性炎症性疾病,以溃疡和糜烂性病变为主,多累及远端结肠,也可累及全结肠;以反复发作或持续性腹痛、腹泻、黏液脓血便、里急后重、发热、体重减轻为主要症状;各个年龄均可发生,但以青中年多见,男女发病率无明显差异。

[病因]

溃疡性结肠炎的病因学说有多种,一般认为与免疫因素和遗传因素有关,微生物感染只是诱发因素。研究表明,与该病发生和发展有关的因素有:免疫因素,患者常检查出各种抗体、免疫复合体及细胞免疫的异常现象;外源性因素,如食物过敏、细菌、病毒(CE细胞病毒等)、衣原体感染等;其他因素,如精神应激、饮食因素等。进一步研究证实,上述因素中的任何一种单独存在都不足以致病。大多数人认为本病的发生是导致免疫遗传影响的病主反应与外源性刺激交互作用的结果。也有研究认为,本病与结肠癌的发病有关。此外,吸烟、哺乳方式、口服避孕药、饮食习惯等与溃疡性结肠炎的发病也有关。

[临床表现]

1. 消化系统表现

(1)腹泻和黏液脓血便。此症状见于绝大多数患者,腹泻主要与炎症导致大肠黏膜对水钠吸收障碍以及结肠运动功能失常有关。粪便中的黏液脓血则为炎症渗出、黏膜糜烂及溃疡所致。黏液和脓血便是本病活动期的重要表现。除了有便频、便血外,患者偶尔出现便秘,这是病变引起直肠排气障碍所致。

(2)腹痛。轻者可无腹痛或仅有腹部不适,一般为轻度至中度腹痛,多为左下腹的阵痛,亦可涉及全腹。若患者并发中毒性巨结肠或炎症累及腹膜,则有持续性的剧烈腹痛。

(3)其他症状。患者可有腹胀,严重时出现食欲不振、恶心、呕吐等。

(4)体征。中型患者仅左下腹有压痛,有时可触及痉挛的降结肠或乙状结肠。重型和暴发型患者常有明显的压痛和鼓肠。若患者有腹肌紧张、反跳痛或肠鸣音的改变,应注意中毒性巨结肠、肠穿孔等并发症。

2. 全身表现

全身表现一般出现在中、重型患者身上。中、重型患者在疾病活动期常有低度至中度发热,高热多提示有并发症,见于急性暴发型溃疡性结肠炎。重型或病情持续活动患者可出现衰弱、消瘦、贫血、低蛋白血症、水与电解质平衡紊乱等。

3. 肠外表现

本病可伴有多种肠外表现,包括外周关节炎、结节性红斑、坏疽性脓皮病、复发性口腔溃疡等。这些肠外表现在结肠炎有所控制或结肠切除后可以缓解或恢复。

[实验室检查]

1. 血液检查

轻型患者血液中血红蛋白含量正常或轻度下降,中、重型患者有轻度、中度甚至重度下降。活动期患者体内白细胞计数可增高,血流加快,严重时血清白蛋白含量下降。

2. 细胞因子检测

血清 C-反应蛋白、IL-8、IL-6、IL-32 等在疾病活动期均可显著升高,当病情缓解后可迅速下降。细胞因子检测对疾病预后的观察有一定的临床价值。

3. 粪便检查

镜下可见大量红细胞、白细胞和黏液,隐血试验结果呈阳性。

在急性发作期,粪便涂片中常见有大量多核巨噬细胞、溶组织阿米巴滋养体及包囊。血吸虫卵检查及大便孵化、细菌培养(沙门氏菌、痢疾杆菌、空肠弯曲杆菌、需氧菌及厌氧菌)及真菌培养结果呈阴性。

4. 白细胞计数

50%～60%的患者可有不同程度的低色素性贫血。急性活动期伴有发热者白细胞计数多见增高,有时可见中性粒细胞中毒颗粒。

5. 自身抗体检测

研究发现,外周血抗中性粒细胞细胞浆抗体、抗酿酒酵母抗体分别为 UC 和克罗恩病的相对特异性抗体。同时检测这些抗体有助于 UC 和克罗恩病的诊断和鉴别诊断。

6. 结肠镜检查

该检查是本病诊断与鉴别诊断的重要手段之一,可行全结肠及回肠末段检查,直接观察肠黏膜的变化并取活组织检查,以确定病变范围。

7. X 线钡剂灌肠检查

所见 X 线征象主要有:黏液粗乱和颗粒样改变;多发性线状溃疡;肠管缩短,结肠袋消失,肠壁变硬,可呈铅管状。结肠镜检查比 X 线钡剂造影检查结果准确,有条件时宜做全结肠结肠镜检查。

[诊断与鉴别诊断]

1. 诊断

具有持续或反复发作的腹泻和黏液脓血便、腹痛、里急后重,伴有不同程度的全身症状者,在排除急性自限性结肠炎、阿米巴痢疾、慢性血吸虫病、肠结核等感染性结肠炎及结肠克罗恩病、缺血性肠炎、放射性肠炎等疾病的基础上,具有上述结肠镜检查重要改变中的至少一项,根据黏膜活检结果,可以诊断为本病。

2. 鉴别诊断

(1)急性自限性结肠炎。各种细菌感染,如痢疾杆菌、沙门氏菌、耶尔森菌、直肠弯曲菌等,急性发作时患者有发热症状,腹痛较明显。粪便培养可分离出致病菌,抗生素治疗效果良好,患者通常在4周内痊愈。

(2)阿米巴肠炎。病变主要侵犯右侧结肠,也可累及左侧结肠,结肠溃疡较深,溃疡间的黏膜多属正常,粪便检查可找到阿米巴滋养体及包囊。血清抗阿米巴抗体呈阳性,抗阿米巴治疗有效。

(3)血吸虫病。有疫水接触史,常有肝脏大,粪便检查可发现血吸虫卵,毛蚴孵化试验结果阳性。直肠镜检查在急性期可见黏膜黄褐色颗粒,经黏膜压片或组织病理检查发现血吸虫卵。

(4)克罗恩病。克罗恩病患者一般无肉眼血便,结肠X菌线检查提示病变主要在回肠末段和邻近结肠,且呈非连续性、非弥漫性分节,并有其特征性改变,与溃疡性结肠炎的鉴别一般不难。

(5)大肠癌。大肠癌多见于中老年人,经直肠指检可触到肿块,结肠镜与X线钡剂灌肠检查对鉴别诊断有价值,组织活检可确诊。

(6)肠易激综合征。肠易激综合征患者粪便可有黏液但无脓血,显微镜检查结果正常,隐血试验阴性,结肠镜检查无器质性病变证据。

(7)其他。其他感染性肠炎(如抗生素相关性肠炎、肠结核、真菌性肠炎等)、缺血性结肠炎、放射性肠炎、胶原性紫癜、胶原性结肠炎等应和本病相鉴别。

(吴友山 李兰亚)

第十节 克罗恩病

[概述]

克罗恩病(Crohn's Disease,CD)又称"Crohn病",是一种病因尚不十分清楚的胃肠道慢性肉芽肿性疾病。病变多见于末段回肠和邻近结肠,但从口腔到肛门各段消化道均可受累,呈全节段性或跳跃式分布。患者多为15~30岁,但首次发作可出现在任何年龄组,男、女患病率相近。

[病因]

克罗恩病的病因和发病机制尚不完全明确。已知肠道免疫系统异常反应导致的炎症在克罗恩病的发病中起重要作用。目前认为,克罗恩病是由多因素相互作用所致,主要包括环境因素、遗传因素、感染因素和免疫因素等。

[临床表现]

1. 消化系统表现

(1)腹痛。腹痛是最常见的症状,多位于右下腹或脐周,间歇性发作,常为痉挛性阵痛,伴肠鸣,常于进餐后加重,排便或肛门排气后缓解。腹痛的发生可能与进餐引起胃肠反射或肠内容物通过炎症、狭窄肠段引起局部肠痉挛有关。全腹剧痛和腹肌紧张提示病变肠段急性穿孔。

(2)腹泻。腹泻亦为本病的常见症状,主要由病变肠段炎症渗出、蠕动增加及继发性吸收不良引起。腹泻先是间歇发作,病程后期可转为持续性。粪便多为糊状,一般无脓血和黏液,病变涉及下段结肠或肛门直肠者,可有黏液血便及里急后重的表现。

(3)腹部包块。腹部包块见于10%~20%的克罗恩病患者,与肠黏连、肠壁增厚、肠系膜淋巴结肿大、内瘘或局部脓肿形成有关,多位于右下腹与脐周,固定的腹部包块提示肠道有黏连,多已有内瘘形成。

(4)瘘管形成。瘘管是克罗恩病的特征性临床表现,因透壁性炎性病变穿透肠壁全层至肠外组织或器官而成。瘘管分内瘘和外瘘,前者可通向其他肠段、肠系膜、膀胱、输尿管、阴道、腹膜后等,后者通向腹壁或肛周皮肤。肠段之间内瘘形成可致腹泻加重及营养不良,瘘管通向的组织与器官因粪便污染可致继发感染。外瘘或通向膀胱,阴道的内瘘可见粪便与气体排出。

(5)肛门周围病变。肛门周围病变包括肛门周围瘘管、脓肿形成及肛裂等病变,见于部分克罗恩病患者,有结肠受累者较多见,有时这些病变可成为本病的首发或突出的临床表现。

2. 全身表现

(1)发热。发热是常见的全身表现之一,与肠道炎症活动及继发性感染有关。间歇性低热或中度热在患者较为常见,少数呈弛张高热伴毒血症。少数患者以发热为主要症状,甚至较长时间不明原因发热后才出现消化道症状。

(2)营养障碍。营养障碍由慢性腹泻、食欲减退及慢性消耗等因素所致。患者主要表现为体重下降,可有贫血、低蛋白血症和维生素缺乏等表现。青春期患者常伴有生长发育迟滞。

3. 肠外表现

本病肠外表现与溃疡性结肠炎的肠外表现相似,但发生率较高,以口腔黏膜溃疡、皮肤结节性红斑、关节炎及眼病较为常见。

[实验室检查]

1. 血常规

红细胞含量及血红蛋白含量降低,外周血白细胞计数轻度增高见于活动期,明显增高常提示合并感染。

2. 血沉

活动期血沉明显加快。

3. 细胞因子检测

血清 C-反应蛋白、IL-6、IL-8、IL-10、IL-18 含量显著升高,对疾病预后的观察有一定的价值。

4. 粪便隐血试验

粪便隐血试验常呈阳性反应。

5. 生化检查

血清白蛋白含量降低。

6. 影像学检查

小肠病变做胃肠钡剂造影检查,结肠病变做钡剂灌肠检查。此外,腹部超声、CT、MRI 可显示肠壁增厚、腹腔或盆腔脓肿和包块等。

7. 结肠镜检查

全结肠及回肠末段结肠镜检查显示病变呈节段性、非对称性分布,可见阿弗他溃疡或纵行溃疡、鹅卵石样改变、肠腔狭窄或肠壁僵硬、类性息肉,病变之间黏膜外观正常。

8. 活组织检查

活组织检查对克罗恩病的诊断和鉴别诊断有重要价值。本病的典型病理改变是非干酪性肉芽肿,还可呈裂隙状溃疡,固有膜底部和黏膜下层有淋巴细胞聚集,黏膜下层增宽,淋巴管扩张及神经节炎等。

[诊断和鉴别诊断]

1. 诊断

对慢性起病、反复发作性右下腹或脐周疼痛、腹泻、体重下降,特别是伴有肠梗阻、腹部后痛、腹块、肠瘘、肛周病变、发热等表现者,临床上应考虑本病。

2. 鉴别诊断

克罗恩病须与各种肠道感染性或非感染性炎症及肠道肿瘤相鉴别。特别要注意,克罗恩病急性发作时应与阑尾炎相鉴别;克罗恩病慢性发作时应与肠结核及肠道淋巴瘤相鉴别;病变单纯累及结肠时应与溃疡性结肠炎相鉴别。

(蔡明　刘书敏)

第十一节　功能性消化不良

[概述]

功能性消化不良(Functional Dyspepsia,FD)是指由胃和十二指肠功能紊乱引起的症状,经检查排除可引起这些症状的器质性疾病的一组临床综合征。FD 的主要症状包括上腹痛、上腹灼热感、餐后饱胀感,可同时存在嗳气、食欲不振、恶心、呕吐等。本病在我国约占门诊消化系统疾病患者的 50%,已成为现代社会中的多发病。

[病因]

FD 的病因和发病机制尚不十分清楚,可能与下列多种因素有关。

1. 动力障碍

动力障碍包括胃排气延迟,胃及十二指肠运动协调失常,消化间期Ⅲ相胃肠运动异常等。研究发现,胃肠动力障碍常与胃肠活动异常有关。

2. 内脏感觉过敏

研究发现,功能性消化不良患者胃的感觉容量明显低于正常人,内脏感觉过敏可能与外周感受器、传入神经、中枢整合等水平的异常有关。

3. 胃底对食物的容受性舒张功能下降

研究发现,部分功能性消化不良患者进食后,胃底舒张容积明显低于正常人,这一改变最常见于有早饱症状的患者。

4. 精神社会因素

精神社会因素一直被认为与功能性消化不良的发病有密切关系。调查表明,功能性消化不良患者存在个性异常,焦虑、抑郁积分显著高于正常人和十二指肠溃疡患者。确切的机理有待进一步的研究。

5. 其他因素

约半数功能性消化不良患者有幽门螺杆菌感染及由此而引起的慢性胃炎,同时,功能性消化不良患者的十二指肠对胃酸的敏感性增加,酸灌十二指肠可引起症状,因此,功能性消化不良的发病与胃酸分泌的关系亦未明确。

[临床表现]

FD 的主要症状包括上腹痛、上腹灼热感、餐后饱胀和早饱中的一种或多种,可同时存在上腹胀、嗳气、食欲不振、恶心、呕吐等。常以某一个或某一组症状为主,在病程中症状也可发生变化。起病多缓慢,病程经年累月,持续或反复发作。多数患者有饮食、精神等诱发因素。上腹痛为常见症状,常与进食有关,表现为餐后痛,亦可表现为饥饿痛,进食后缓解,亦可无规律性,部分患者表现为上腹灼热感。餐后饱胀感和早饱是另一类常见症状,可单独或以一组症状出现,伴或不伴有上腹痛,这些症状的发生与进食密切相关。上腹胀、嗳气、食欲不振、恶心、呕吐等症状可同时存在。不少患者同时伴有失眠、焦虑、抑郁、头痛、注意力不集中等精神症状。

[实验室检查]

1. 胃镜及活组织病理检查

胃和十二指肠仅见慢性非活动性炎症。

2. 消化道 X 线钡剂造影检查

检查结果未见明显改变。

3. B超

检查结果未见肝、胆、胰、脾有异常改变。

4. 胃动力学检查

约50%功能性消化不良患者存在胃动力过缓。

5. 胃腔内压力测定和胃频谱检查

检查可见胃动力学障碍的波形,对本病的诊断有一定价值。

6. 幽门螺杆菌检查

约50%功能性消化不良患者胃液中可检出幽门螺杆菌。

7. 血清 IL-2、sIL-2R 和 IL-18 含量测定

据文献报道,功能性消化不良患者血清 IL-2 含量降低,而血清 sIL-2R、IL-18 含量升高,说明患者体内免疫机制紊乱,对本病的诊断有一定临床价值。

8. ^{99m}锝—二乙基乙酰替苯氨亚胺二醋酸(^{99m}TC-EHIDA)胃闪烁显影检查

^{99m}TC-EHIDA 能很好地显示胃排空的情况。目前认为,$T_{1/2}=20\sim40\min$,排空正常;$T_{1/2}>40\min$,排空延迟;$T_{1/2}<20\min$,排空过快。虽然该项检查是一种无创诊断方法,但是符合胃肠生理过程。只是因为该项检查费用太高,所以尚不能在临床上广泛应用。

[诊断和鉴别诊断]

1. 诊断

(1)患者有上腹痛、上腹灼热感、餐后饱胀和早饱症状之一或多种症状,呈持续的或反复发作的慢性过程。

(2)排便后上述症状不能缓解。

(3)排除可解释的器质性疾病。

2. 鉴别诊断

需进行鉴别诊断的疾病:食管、胃和十二指肠的各种器质性疾病,如消化性溃疡、胃癌等,各种肝、胆、胰疾病;由全身性或其他系统引起的上消化道症状,如糖尿病、肾病、结缔组织病及精神病等;

药物引起的上消化道症状,如服用非甾体类消炎药;其他功能性胃肠病和动力障碍性疾病,如食管反流病、肠易激综合征等。

（吴友山　安仲武）

第十二节　肠易激综合征

[概述]

肠易激综合征(Irritable Bowel Syndrome,IBS)是一种以腹痛或腹部不适伴排便习惯改变为特征的功能性肠病,并经检查排除可引起这些症状的器质性疾病。本病是一种常见的功能性肠道疾病,患者以中青年居多,50岁以后发病少见,男女之比约为1:2。

[病因]

本病的发病机制尚不清楚,可能与多种因素有关。目前认为,肠易激综合征的病理生理学基础主要是胃肠动力学异常和内脏感觉异常,而造成这些变化的机制尚未阐明。肠道感染后的精神心理障碍可能是肠易综合征发病的重要因素。

1. 胃肠动力学异常

在生理情况下,结肠的基础节律为6次/分,而3次/分的慢波频率则与收缩有关。以便秘、腹痛为要表现者,3次/分的慢波频率明显增加。正常人结肠高幅收缩波主要出现在进食或排便前后,与肠内容物长距离推进运动有关,腹泻型肠易激综合征高幅收缩波明显增加。使用放射性核素显像技术,可见腹泻型肠易激综合征患者咽下的食物从口到盲肠的通过时间较正常人明显缩短,而便秘型正好相反。

2. 内脏感觉异常

直肠气囊充气试验表明,肠易激综合征患者充气疼痛阈值明显低于对照组。回肠运动研究发现,回肠推进性蠕动增加可使60%肠易激综合征患者产生腹痛,而在健康对照组中仅为17%。

3. 精神因素

心理应激对胃肠运动有明显影响。研究表明,该病患者存在个性异常,焦虑抑郁积分显著地高于正常人,应激事件发生频率亦高于正常人。有关精神因素在肠易激综合征的发病学上有多种观点,一种认为是机体对各种应激的超常反应;另一种认为精神因素并非直接病因,但可诱发和加重症状,而使患者就医。

4. 感染

研究发现,部分患者肠易激综合征症状发生于肠道感染治愈之后,其发病与感染的严重性及应用抗生素时间均有一定的相关性。

5. 其他因素

约 1/3 患者对某些食物不耐受而使得症状加重。研究还发现,某些肽类激素,如缩胆囊素等可能与肠易激综合征的症状有关,这有助于解释精神、内脏敏感性以及胃肠动力学异常之间的内在联系。

[临床表现]

IBS起病隐匿,症状反复发作或慢性迁延,病程可长达数年至数十年,但患者全身健康状况不受影响。精神、饮食等因素常诱使症状复发或加重,患者最主要的临床表现是腹痛、排便习惯和粪便性状的改变。

1. 腹痛

几乎所有的肠易综合征患者都有不同程度的腹痛,以下腹痛和左下腹痛多见,多于排便或排气后缓解,睡眠中发作者极少。

2. 腹泻

一般每日 3~5 次,少数患者在严重发作期每日腹泻可达数十次。大便多呈稀糊状,也可为成形软便或稀水样,多带有黏液。部分患者粪质少而黏液量很多,但绝无脓血,排便不干扰睡眠。部分患者腹泻与便秘交替发生。

3. 便秘

患者排便困难,粪便干结、量少,呈羊粪状或细杆状,表面可附黏液。

4. 其他消化道症状

患者多有腹胀感,可有排便不尽感、排便窘迫感,部分患者有消化不良症状。

5. 全身症状

部分患者可有失眠、焦虑、抑郁、头晕、头痛等精神症状。

6. 体征

患者无明显体征,可在相应部位有轻压痛,部分患者可能触及腊肠样肠管。直肠指检可感到肛门痉挛,张力较高,可有触痛。

7. 分型

根据临床特点,IBS 可分为腹泻型、便秘型和腹泻与便秘交替型。

胃[实验室检查]

1. X 线钡剂灌肠检查

检查多无阳性发现,或有结肠激惹征象。

2. 结肠镜检查

部分患者肠运动亢进,肠黏膜无异常,组织学检查正常。

3. 血常规

检查结果一般无异常,伴有腹泻和发热者可见白细胞计数升高。

4. 细胞因子检测

据文献报道,IBS 患者血清 IL-6、IL-8、IL-18、IL-32 含量有显著升高,经综合治疗后又会迅速下降。该检测有一定的临床意义。

(吴友山　何浩明)

第十三节 脂肪肝

[概述]

脂肪肝(Fatty Liver Diseases)是由多种疾病和病因引起的一种肝实质细胞脂肪变性和脂肪堆积的临床病理综合征。近年来,随着人们生活水平的提高、饮食结构的变化以及预防措施相对滞后,脂肪肝的发病率持续上升,且发病年龄越来越小。

[病因]

流行病学调查显示,脂肪肝主要是由酒精、肥胖等引起的慢性疾病,也可由妊娠、药物、毒物中毒、营养不良、糖尿病、肝炎病毒或其他病原体感染及先天性代谢缺陷等引起。脂肪肝常分为酒精性脂肪肝和非酒精性脂肪肝,它们在形态学上尚不能区分,因此,其诊断必须依靠临床资料,包括有无长期过量饮酒、有无易患因素,如肥胖、Ⅱ型糖尿病、高脂血症等。

[临床表现]

1. 主要症状

除原发临床表现外,脂肪肝患者还可出现乏力、肝区隐痛等症状,可伴肝脾大,血清谷丙转氨酶升高,可伴有 r-GT 含量增高、SF 和尿酸等含量增高。脂肪肝虽然是良性病变,但其纤维化的发生率高达 25%,且有 1.5%~8.0% 的患者可以发生肝硬化。一旦发生肝硬化,其预后与一般门脉性肝硬化相似。

2. 主要并发症

脂肪肝的主要并发症有腹水、静脉曲张、消化道大出血,最后导致患者死亡。

3. 预后

四环素、黄磷中毒、妊娠等引起的急性脂肪肝预后差,死亡率高。绝大多数慢性脂肪肝预后良好,如能早期诊治,可以阻止脂肪肝的进一步发展,甚至使其逆转。因此,脂肪肝的早期诊断十分重要。

[实验室检查]

1. 血清学检查

血清 ALT、γ-GT 含量正常或轻、中度升高(小于 5 倍正常值上限),通常以 ALT 升高为主。

2. 影像学检查

B 超检查是诊断脂肪肝最为实用的手段,其诊断脂肪肝的准确率为 70%~80%。CT 平扫结果显示肝脏密度普遍降低,肝/脾 CT 平扫密度比值≤1,可明确对脂肪肝的诊断。根据肝/脾 CT 平扫密度可判定脂肪肝的严重程度。

3. 病理学检查

肝穿刺活组织检查是确诊脂肪肝的重要方法,对鉴别局灶性脂肪肝病与肝肿瘤以及某些少见疾病如白塞病、胆固醇脂储积病等有重要意义,也是判断预后的最敏感和特异的方法。

4. 肝纤维化项目检查

根据肝纤维化项目检查结果,可帮助排除肝硬化。

5. 细胞因子检测

细胞因子如 IL-2、sIL-2 的检测,可反映患者的细胞免疫状态。

[诊断和鉴别诊断]

1. 诊断

根据本病的临床表现,通过实验室检查、影像学检查,排除病毒性肝炎、药物性肝病、全胃肠外营养、肝豆状核变性、Wilson 病、自身免疫性肝病等可导致脂肪性肝病的特定疾病,即可诊断。

2. 鉴别诊断

本病尚需与病毒性肝炎、药物性肝炎、全胃肠外营养、肝豆状核变性等可导致脂肪性肝病的特定疾病相鉴别。

(李兰亚　刘忠伦)

第十四节　肝硬化

[概述]

肝硬化(Hepatic Cirrhosis)是各种慢性肝病发展的晚期阶段,病理上以肝脏弥漫性纤维化、再生结节和假小叶形成为特征;临床上起病隐匿,病程发展缓慢,晚期以肝功能减退和门静脉高压为主要表现,常出现多种并发症。肝硬化发病的高峰年龄为35~50岁,男性多见,出现并发症时死亡率高。

[病因]

引起肝硬化的原因很多,在我国以病毒性肝炎为主,欧美国家以慢性酒精中毒为主。

1. 病毒性肝炎

主要为乙型病毒性肝炎,其次为丙型肝炎,甲型肝炎一般不会发展为肝硬化。其发病机制与肝炎病毒引起的免疫异常有关,其演变为肝硬化主要是经过慢性肝炎,尤其是慢性治疗性肝炎阶段。

2. 血吸虫病

血吸虫卵主要沉积于肝脏的汇管区,虫卵及其毒性产物的刺激引起大量结缔组织增生,导致肝纤维化和门静脉高压症。过去所谓的"血吸虫病性肝硬化",应称为"血吸虫病性肝纤维化"。

3. 酒精中毒

酒精中间代谢毒物(乙醇)对肝脏的直接损害和降低肝脏对某些毒性方面的抵抗力,是引起酒精性肝硬化的主要发病机制。由酗酒所致的长期营养失调也在其中起一定作用。

4. 工业毒物或药物

长期反复接触某些化学毒物(如四氯化碳、砷等)或长期服用某些药物(如双醋酚汀、辛可芬、甲基多巴、四环素等)可引起中毒性肝炎或慢性活动性肝炎,最终演变为化学性(药物性)肝硬化。

5. 胆汁淤积

肝胆管阻塞或肝内胆汁淤积持续存在时,高浓度的胆汁酸和胆红素的毒性作用,可使肝细胞发生变性、坏死,久之则发展为胆汁性肝硬化。

6. 循环障碍

慢性充血性心力衰竭、萎缩性心包炎、肝静脉阻塞等,可使肝脏长期淤血缺氧、肝细胞坏死和结缔组织增生,最终演变为淤血性(心源性)肝硬化。

7. 肠道感染或炎症

慢性特异性或非特异性肠炎常引起消化、吸收和营养障碍,病原体在肠内产生的毒素经门静脉直达肝脏,引起肝细胞变性、坏死,最终发展为肝硬化。

8. 代谢紊乱

因遗传或先天缺陷致使某些物质因代谢障碍而沉积于肝脏,引起肝细胞变性、坏死、结缔组织增生,逐渐形成肝硬化。例如,肝豆状核变性时,铜因代谢障碍而沉积于肝脏;血色病时,铁沉积于肝脏。

9. 营养失调

实验证明,食物中长期缺乏蛋白质、维生素 B、维生素 E 和抗脂肪因子(如胆碱)等能引起肝细胞坏死,发生脂肪变性,直到形成营养不良性肝硬化,但也有人否定营养失调与人类肝硬化的直接关系。目前,多数人们认为,长期营养失调可降低肝脏对其他致病因素的抵抗力,成为产生肝硬化的间接病因。

10. 其他

部分肝硬化的发病原因一时难以确定,称为"隐源性肝硬化",其中部分病例与隐匿性无黄疸型肝炎有关。

[临床表现]

肝硬化起病隐匿,病程发展缓慢,可潜伏数年至 10 年以上,早期可无症状或症状轻微。当出现腹水或并发症时,临床上称为"失代偿期肝硬化"。

代偿期肝硬化症状轻且无特异性,患者可有乏力、食欲减退、腹胀不适等。患者营养状况一般,可触及增大的肝脏,质偏硬,脾可增大,肝功检查正常或仅有轻度酶学异常,常在体检或手术中被偶然发现。失代偿期肝硬化临床表现明显,可发生多种并发症。

1. 症状

(1)全身症状。乏力为早期症状,其程度轻重不等。体重下降往往随病情进展而逐渐明显。少数患者有不规则的低热,与肝细胞的坏死有关,但注意与合并感染、肝癌相鉴别。

(2)消化道症状。食欲不振为常见症状,偶伴呕吐。腹胀亦常见,与胃肠积气、腹水和肝脾大有关。腹水量大时,患者往往难以忍受。患者对脂肪和蛋白质耐受性差,稍进油腻肉食后即发生腹泻。部分患者有腹痛,多为肝区隐痛,当出现明显腹痛时要注意合并肝癌、原发性腹膜炎、胆道感染、消化性溃疡等情况。

(3)出血倾向。患者可有牙龈和鼻腔出血、皮肤紫癜,女性患者出现月经过多等,主要与肝脏合成凝血因子减少及脾功能亢进所致血小板减少有关。

(4)与内分泌紊乱有关的症状。男性可有性功能减退、男性乳房发育,女性可发生闭经、不孕。肝硬化患者糖尿病发病率增加,严重者肝功能减退,并出现低血糖。

(5)门静脉高压症状。如食管胃底静脉曲张破裂而致上消化道出血时,临床表现为呕血和黑便。脾功能异常可致白细胞、红细胞、血小板计数减少,患者因贫血而出现皮肤黏膜苍白等。发生腹水时,腹胀表现更为突出。

2. 体征

患者呈肝病病容,面色黝黑而无光泽,晚期消瘦,肌肉萎缩。皮肤可见蜘蛛痣、肝掌,男性可出现乳房发育。腹壁静脉以脐为中心显露至曲张,严重者脐周静脉凸起呈水母状,并可听见静脉杂音。黄疸提示肝功能储备已明显减退,黄疸呈持续性或进行性加深提示预后不良。腹水伴或不伴下肢水肿是先代偿期肝硬化最常见的表现,部分患者可伴肝性胸水,以右侧多见。肝脏早期大,质硬而边缘钝;后期缩小,肋下常触不到。多数患者可能触及增大的肝脏,常为中度,少数重度。

3. 并发症

(1)食管胃底静脉曲张破裂出血。这是最常见的并发症,多为突然发生,进而出现呕血和黑便,常为大量出血,引起出血性休克,可诱发肝性脑病。在血压稳定、出血暂停时进行内镜检查可以确诊。部分肝硬化患者可发生上消化道大出血,可由消化性溃疡、门脉高压性胃病等疾病引起,内镜检查可作鉴别。

(2)感染。肝硬化患者免疫功能低下,常并发感染,呼吸道、胃肠道、泌尿道等也出现相应症状。有腹水的患者常并发自发性细菌性腹膜炎。

(3)肝性脑病。这是本病最严重的并发症,亦是最常见的死亡原因,主要表现为性格行为失常、意识障碍、昏迷。

(4)电解质和酸碱平衡紊乱。肝硬化患者常见的电解质和酸碱平衡紊乱有低钠血症、低钾低氯血症。

(5)原发性肝细胞癌。肝硬化特别是病毒性肝炎肝硬化和酒精性肝硬化患者发生肝细胞癌的危险性明显增高。

(6)肝肾综合征。肝肾综合征指发生在严重肝病基础上的肾衰竭,但肾脏无器质性损害,故又称"功能性肾衰竭"。

(7)肝肺综合征。肝肺综合征是指发生在严重肝病基础上的低氧血症,有肺内血管扩张而无心肺基础疾病。

(8)门静脉血栓形成。近年来发现,这一并发症并不少见,如果血栓缓慢形成,可无明显的临床症状,如发生门静脉急性完全性阻塞,患者可出现剧烈的腹痛、腹胀、血便、休克、脾脏迅速增大和腹水迅速增加等表现。

[实验室检查]

1. 血常规

血常规检查结果在肝硬化初期多正常,以后可提示有轻重不等的贫血。有感染时,白细胞计数增高,但因合并脾功能亢进,需要与自身过去的白细胞计数进行比较。脾功能亢进时,患者体内白细胞、红细胞和血小板计数减少。

2. 尿常规

检查结果一般正常,有黄疸时可出现胆红素、尿胆原增加。

3. 粪常规

消化道出血时,出现肉眼可见的黑便。门脉高压性胃病可引起慢性出血,粪隐血试验阳性。

4. 肝功能试验

代偿期患者肝功能大多正常或仅有轻度的酶学异常,失代偿期发生普遍的酶学异常,且其异常程度往往与肝脏的储备功能减退程度有关。

(1)血清酶学。ALT 含量升高与肝脏炎症和坏死有关,一般为轻、中度升高;肝细胞严重坏死时,AST 含量也升高,γ-GT 和 AKP 含量也可轻度或中度升高。

(2)蛋白质代谢。人血白蛋白含量下降,球蛋白含量升高,白蛋白/球蛋白比值倒置,血清蛋白电泳以 γ-球蛋白增加为主。

(3)凝血酶原时间。凝血酶原时间有不同程度的延长,且不能被注射维生素 K 纠正。

(4)胆红素代谢。肝储备功能明显下降时出现总胆红素及非结合性胆红素升高,仍以结合性胆红素升高为主。

(5)其他检查。Ⅲ型前胶原氨基氨基末端肽、Ⅳ型胶原、透明质酸、层黏蛋白等指标升高及升高程度可反映肝纤维化存在及其严重程度,但要注意这些指标会受肝脏炎症、坏死等因素影响。肝硬化失代偿期可见总胆固醇特别是胆固醇脂下降。肝功能定量试验包括吲哚青绿试验、利多卡因代谢试验等,可定量评估肝功能储备情况,主要用于手术风险的评估。

5. 血清免疫学检查

(1)乙型、丙型、丁型病毒性肝炎标记物有助于分析肝硬化的病因。

(2)甲胎蛋白含量明显升高提示可能合并原发性肝细胞癌,但要注意肝细胞严重坏死时甲胎蛋白含量亦可升高,但往往伴有转氨酶活性明显升高,且随转氨酶活性下降而下降。

(3)自身免疫性肝炎引起的肝硬化可检出相应的血清自身抗体。

(4)细胞因子检测。肝硬化患者血清 IL-2 含量降低,sIL-2、IL-6、IL-8 和 IL-18 含量升高,对临床观察疗效有一定的价值。

6. 影像学检查

(1)X 线检查。食管静脉曲张时,行食管吞钡 X 线检查,显示虫蚀样或蚯蚓样充盈缺损,纵行黏膜皱裂增宽,胃底静脉曲张时胃肠钡剂可见菊花瓣样充盈缺损。

(2)腹部 B 超。B 超图像可提示肝硬化,但不能作为确诊依据,而且约 1/3 的肝硬化患者 B 超检查无异常。

(3)CT 和 MRI。CT 和 MRI 对肝硬化的诊断价值与 B 超相似,但对肝硬化合并原发性肝癌的诊断价值高于 B 超。当 B 超筛查疑似合并原发性肝癌的病例时,常需进一步做 CT 检查。诊断仍有疑问的病例,可配合 MRI 检查进行综合分析。

7. 内镜检查

内镜检查可确定有无食管胃底静脉曲张,阳性率较钡剂 X 线检查高,尚可了解静脉曲张的程度,并对其出血的风险性进行评估。食管胃底静脉曲张是诊断门静脉高压的最可靠的指标。在并发上消化道出血时,急诊胃镜检查可判明出血部位和病因,并进行止血治疗。

8. 肝穿刺活组织检查

肝穿刺具有确诊价值,尤其适用于代偿期肝硬化的早期诊断、肝硬化结节与小肝癌的鉴别以及诊断有困难的其他情况。

9. 腹腔镜检查

腹腔镜能直接显示肝、脾等腹腔脏器及组织的情况,方便医生在直视下取组织活检,对诊断困难者有一定价值。

10. 腹水检查

肝硬化者可抽取腹水做常规检查、腺苷脱氨酶测定、细菌培养及细胞学检查。腹水培养应在床边进行,使用血培养瓶分别做需氧菌和厌氧菌培养。无合并自发性细菌性腹膜炎的肝硬化腹水为漏出液性质,血清-腹水白蛋白梯度大于 $11g/L$。合并自发性细菌性腹膜炎时,腹水为渗出液或中间型,白细胞增多,细菌培养结果是阳性。腹水呈血性者应高度怀疑癌变,细胞学检查有助于明确诊断。

11. 门静脉压力测定

经颈静脉插管测定肝静脉楔入压与游离压之差,即肝静脉压力梯度,可反映门静脉压力。正常人门静脉压力小于 $5mmHg$,门静脉压力大于 $10mmHg$ 时为门脉高压。

[诊断和鉴别诊断]

1. 诊断

依据下列各类可作出临床诊断。

(1)有病毒肝炎、长期大量饮酒等导致肝硬化的有关病史。

(2)有肝功能减退和门静脉高压的临床表现。

(3)肝功能试验有白蛋白下降、血清胆红素含量升高及凝血酶原时间延长。

(4)B超、CT、MRI检查结果提示肝硬化。

2. 鉴别诊断

(1)肝脏肿大的鉴别诊断。血液病、代谢病也可引起肝脏肿大,必要时做肝穿刺活检以鉴别。

(2)腹水的鉴别诊断。出现腹水有多种原因,如结核性腹膜炎、缩窄性心包炎、腹性肾小球肾炎等,根据病史及临床表现、腹水检查结果,诊断并不困难,必要可行腹腔镜检查。

(3)肝硬化并发症的鉴别诊断。肝硬化还需与上消化道出血所致的肝性脑病、肝肾综合症等相鉴别。

(吴友山　刘书敏)

第十五节　原发性肝癌

[概述]

原发性肝癌(Primary Carcinoma of the Liver)是指源自肝细胞或肝内胆管上皮细胞的恶性肿瘤。原发性肝癌的死亡率在消化系统恶性肿瘤中位居第三位,仅次于胃癌和食管癌,多见于中年男性,男女患病人数之比为(2~5):1。

[病因]

原发性肝癌的病因和发病机制尚未完全明确,可能与下列因素有关。

1. 病毒性肝炎

在我国,慢性病毒性肝炎是原发性肝癌诸多致病因素中最主要的病因。原发性肝癌患者中约1/3有慢性肝炎病史,肝癌患者乙型肝炎表面抗原阳性率可达90%,提示乙型肝炎病毒可能与肝癌高发有关。有文献证实,肝细胞癌中 5%~8% 患者抗丙型肝炎抗体阳性,提示丙型病毒性肝炎与肝癌的发病有关。

2. 肝硬化

原发性肝癌合并肝硬化的发生率为 50%~90%。在我国,原发性肝癌主要在病毒性肝炎后肝硬化基础上发生。

3. 黄曲霉素

黄曲霉素的代谢产物黄曲霉毒 B_1 有强烈的致癌作用,常接触黄曲霉素的人群患肝癌的风险高。

4. 饮用水污染

池塘水中生长的蓝藻产生的藻毒素可污染水源,可能与肝癌有关。

5. 遗传因素

不同种族人群肝癌的发病率不同,肝癌的发病率具有家族聚集现象,但是否与遗传有关,有待进一步研究证实。

6. 其他因素

一些化学物质,如亚硝胺类、偶氮苯类、有机氯农药及酒精等,均是可疑的致癌物质。肝小胆管中的华支睾吸虫感染可刺激胆管上皮增生,是导致原发性胆管细胞癌发生的原因之一。

[临床表现]

原发性肝癌起病隐匿,早期患者缺乏典型症状。临床症状明显者,病情大多已进入中晚期。本病常在肝硬化基础上发生,或者以转移病灶为首发表现,临床上容易漏诊或误诊,需加以注意。

1. 肝区疼痛

肝区疼痛是肝癌最常见的症状,半数以上患者有肝区疼痛,多呈持续性胀痛和钝痛,是因癌瘤生长过快而使肝包膜被牵拉所致。如病变侵犯膈,疼痛可牵涉右肩或右背部;如癌瘤生长缓慢,则患者可完全无痛或仅有轻微疼痛;当肝表面的癌结节破裂,可突然引起剧烈腹痛,从肝区开始迅速延至全腹,产生急腹症的表现。如破裂出血量大时,可导致患者休克。

2. 肝脏大

肝癌呈进行性增大,质地坚硬,表面凹凸不平,常有大小不等的结节,边缘不整齐,常有不同程度的压痛。肝癌突出于右肋下或剑突下时,上腹可呈现局部隆起或饱满,如癌位于膈面,则主要表现为膈肌升高而肝下缘不下移。

3. 黄疸

黄疸一般出现在肝癌晚期,多为阻塞性黄疸,少数为肝细胞性黄疸。前者常因癌瘤压迫或侵犯胆管或肝门、压迫胆管而造成阻塞,后者是由于癌组织肝内广泛浸润或合并肝硬化、慢性肝炎而引起。

4. 肝硬化征象

在失代偿期肝硬化基础上,发病者有基础病的临床表现,原有腹水者可表现为腹水迅速增多且具难治性。腹水一般为漏出液,血性腹水多因肝癌侵犯肝包膜或向腹腔内破溃引起,少数因腹膜转移癌所致。

5. 恶性肿瘤的全身性表现

全身表现有进行性消瘦、发热、食欲不振、乏力、营养不良和恶病质等。

6. 转移症状

肝癌转移至肺、骨、脑、淋巴结等处,可产生相应的症状。有时患者以转移灶症状首发而就诊。

7. 伴癌综合征

伴癌综合征系指原发性肝癌患者由于肿瘤本身代谢异常或癌组织对机体影响而引起内分泌代谢异常的一组症候群,主要表现为自发性低血糖症、红细胞增多症,其他罕见的有高钙血症、高脂血症、类癌综合征等。

8. 并发症

(1)肝性脑病。肝性脑病是原发性肝癌终末期最严重的并发症,约 1/3 患者因此死亡,一旦出现肝性脑病则提示预后不良。

(2)上消化道出血。上消化道出血约占肝癌死亡病因的 15%。出血可能与下列因素有关:因肝硬化或门静脉、肝静脉癌栓而发生门静脉高压,导致食管胃底静脉曲张破裂出血;晚期肝癌患者可因胃肠道黏膜糜烂合并凝血功能障碍而广泛出血。大量出血可加重肝功能损害,诱发肝性脑病。

(3)肝癌结节破裂出血。约 10% 的肝癌患者发生肝癌结节破裂出血。肝癌破裂可局限于肝包膜下,产生局部疼痛,如包膜下出血快速增多形成压痛性血肿,也可破入下腹腔引起急性腹痛和腹膜刺激征。大量出血可伴休克,少量出血则表现为血性腹水。

(4)继发感染。患者因长期消耗或化疗、放疗等而抵抗力减弱,容易并发肺炎、败血症、肠道感染、压疮等。

[实验室检查]

1. 肝癌标记物检测

(1)甲胎蛋白。甲胎蛋白(AFP)现已广泛用于原发性肝癌的普查、诊断、判断治疗效果及预测复发。在排除妊娠、肝炎和生殖腺胚胎瘤的基础上,血清甲胎蛋白检查诊断肝细胞癌的标准为:AFP>500μg/L,持续 4 周以上;AFP>200μg/L,持续 8 周以上;甲胎蛋白由低浓度升高并持续不降。

部分慢性病毒性肝炎和肝硬化患者血清甲胎蛋白可呈低浓度升高,但多不超过 250μg/L。ALT 含量在疾病早期升高,甲胎蛋白与 ALT 呈同步关系,一般在 1~2 个月随病情好转,ALT 浓度下降。AFP 浓度也随之下降,如 AFP 呈低浓度且持续 2 个月或更久而 ALT 正常,应特别警惕临床肝癌的存在。

(2)其他肝癌标志物。血清岩藻糖苷酶、γ-GT 同工酶、异常凝血酶原、M_2 型丙酮酸激酶、铁蛋白、$α_1$-抗胰蛋白酶、AKP 同工酶等有助于甲胎蛋白阴性的原发性肝癌的诊断和鉴别诊断,但不能取代 AFP 对原发性肝癌的诊断地位。联合多种标记物可提高原发性肝癌的诊断率。AFP 异质体的检测有助于提高原发性肝癌的诊断率,且不受 AFP 浓度、肿瘤大小和病期早晚的影响。

2. 影像学检查

(1)B 超。这是目前肝癌的首选检查方法。B 超检查对肝癌早期定位诊断有较大价值,并有助于引导肝穿刺活检。

(2)CT。CT 具有更高的分辨率,兼具定位与定性的诊断价值,且能显示病变范围、数目、大小及其与邻近器官和重要血管的关系等,是肝癌诊断的重要手段,并被列为临床疑诊肝癌患者确诊为肝癌后拟行手术治疗的常规检查。

(3)MRI。MRI 能显示横断面、冠状面和矢状面 3 种图像,为非放射性检查,能显示门静脉和肝静脉的分支,对肝血管瘤囊性病灶、结节性病灶有鉴别优势。

(4)肝血管造影。选择性肝动脉造影是肝癌诊断的重要补充手段。该项检查为有创性,适用于肝内占位性病变非侵入检查未能定性者、疑为肝癌而非侵入检查未能明确定位者、拟行肝动脉栓塞治疗者,是配合 CT 检查的新技术。数字减影血管造影设备的应用大大促进了该检查的普及。

3. 肝穿刺活组织检查

超声或 CT 引导下细针穿刺行活组织检查是确诊肝癌最可靠的方法,但属侵入性检查,且偶有出血或针道转移的风险。上述非侵入性检查未能确诊者可视情况考虑应用。

[诊断和鉴别诊断]

1. 诊断

有乙型、丙型病毒性肝炎病史或酒精性肝病的中年人,尤其是男性患者,有不明原因的肝区疼痛、消瘦、进行性肝脏肿大者,应考虑肝癌的可能,应做血清 AFP 测定和相关的影像学检查,必要时行肝穿刺活检,即可获得明确诊断。

2. 鉴别诊断

原发性肝癌需与继发性肝癌、肝硬化、肝脓肿等疾病进行鉴别。

(1)继发性肝癌。原发于呼吸道、胃肠道、泌尿生殖道、乳房等处的癌灶常转移至肝,大多为多发性结节。临床上以原发性肝癌表现为主,血清 AFP 一般为阴性。但少数继发性肝癌很难与原发性肝癌鉴别。确诊的关键在于组织病理检查和找到原发性肝癌的证据。

(2)肝硬化。原发性肝癌常发生在肝硬化的基础上,若肝硬化病例有明显的肝大、质硬的大结节或肝萎缩变形而影像检查又发现占位性病变,则肝癌的可能性较大。应反复检测血清 ATP 或 AFP 异质体,密切随访病情,最终得出明确诊断。

(3)肝脓肿。肝脓肿患者临床表现为发热、肝区疼痛、压痛明显、肿大肝脏表面平滑而无结节,白细胞计数和中性粒细胞比例均升高,多次超声检查可发现脓肿的液性暗区,必要时在超声引导下做诊断性穿刺或药物试验性治疗以明确诊断。

(4)其他。原发性肝癌还必须与肝血管瘤、肝囊肿、肝包虫病、肝腺瘤及局灶性结节性增生进行鉴别。

(何浩明 刘忠伦)

第十六节 肝脓肿

[概述]

肝脓肿(Hepatic Abscess)是由细菌感染或溶组织内阿米巴原虫(Ameba)所引起的肝组织内单个或多发的化脓性病变。本病是一种继发性病变,由细菌感染引起的称为"细菌性肝脓肿",常见病原菌为大肠埃希菌和葡萄球菌,链球菌和产气杆菌少见。阿米巴性肝脓肿的发病与阿米巴性结肠炎有密切关系,且脓肿较大,大多数为单发,多见于肝右叶;细菌性肝脓肿的细菌侵入途径除败血症外,还可由腹腔内感染直接蔓延或肝外伤后继发感染,胆道蛔虫亦可成为引起细菌性肝脓肿的诱因。有一些原因不明的肝脓肿称"隐源性肝脓肿",可能与肝内已存在的隐匿性病变有关。这种隐藏病变在机体抵抗力减弱时,病原菌在肝内繁殖,发生肝脓肿。

[病因]

1. 细菌性肝脓肿

全身细菌感染,特别是腹腔感染时,如患者抵抗力弱,可发生肝脓肿。细菌可经胆道、肝动脉、门静脉、淋巴系统等侵入肝。开放性肝损伤时,细菌则可经伤口直接侵入肝引起感染而形成肝脓肿。致病菌多为大肠埃希菌、金黄色葡萄球菌等。单个肝脓肿的体积可能很大,多个肝脓肿直径则在数毫米和数厘米之间,数个脓肿可融合成一个大脓肿。

2. 阿米巴性肝脓肿

阿米巴性肝脓肿是阿米巴肠感染的并发症,多数是单发的。

[临床表现]

1. 临床症状

细菌性肝脓肿起病急,主要症状是寒战、高热、肝区疼痛和肝大,体温可达 39~40℃,伴恶心、呕吐、食欲不振和周身乏力,严重或并发胆道梗阻者可出现黄疸。阿米巴肝脓肿起病较缓慢,可伴高热等症状。

2. 体征

肝区疼痛或腹痛多持续性,有的可伴右肩牵涉痛、右下胸及肝区叩击痛,肿大的肝脏有压痛。巨大的肝脓肿可使右肋呈现饱满状态,有时可见局限性隆起,局部皮肤可出现凹陷性水肿。

[实验室检查]

1. 血常规

白细胞和中性粒细胞比例显著升高,部分中性粒细胞有中毒性颗粒,中性粒细胞趋化功能下降,红细胞计数和血红蛋白含量轻度下降。

2. 细菌培养

细菌性肝脓肿在细菌培养时可呈阳性,阿米巴肝脓肿如无继发细菌感染,则血液培养呈阴性,粪便中偶可找到阿米巴包囊或滋养体。酶联免疫法测定血中阿米巴抗体结果可呈阳性,阳性率为85%~95%。细菌性肝脓肿内可抽出黄绿色或黄白色脓液,培养可获得致病菌。阿米巴肝脓肿内可抽出巧克力色脓液。

3. 影像学检查

(1)X线检查。右侧脓肿可使右膈肌升高,肝脏阴影增大或有局限性隆起。有时出现右侧反应性胸膜炎或胸肌积液、左叶脓肿,X线钡剂造影检查可见胃小弯受压、推移现象。

(2)CT检查。CT检查可见单个或多个圆形或卵圆形的界限清楚、密度不均的低密区,区内可见气泡,增强扫描脓腔密度无变化,腔型有密度不规则增高的强化,称为"环月征"或"日晕征"。

(3)B超检查。B超可见肝脏病变内部无回声液性暗区,脓肿壁增厚,呈强回声,内壁不光滑,病变后方回声增强。B超检查为首选的检查方法,对诊断及确定脓肿部位有较大的价值,阳性率可达96%。早期脓肿液化不全时,需与肝癌鉴别。

[诊断和鉴别诊断]

1. 诊断

根据临床表现,结合B超、CT和实验室的相关检测指标,对本病进行诊断并不困难。

2. 鉴别诊断

本病需与原发性肝癌、肝硬化、慢性肝炎等疾病进行鉴别。

(吴友山　秦继宝)

第十七节 慢性病毒性肝炎

[概述]

慢性病毒性肝炎(Chronic Hepatitis)是肝炎病毒引起的一组传染病,也是世界范围内的常见病和多发病。目前公认的慢性病毒性肝炎主要有5型,即甲型、乙型、丙型、丁型和戊型肝炎。

[病因]

甲型和戊型肝炎主要经粪—口途径感染,也可引起暴发性流行,通常在3个月内恢复健康,一般不转为慢性肝炎。丁型肝炎一般只与乙型肝炎同时发生或继发于乙型肝炎感染,故其发病多取决于乙型肝炎的感染情况。乙型、丙型肝炎的传播途径较为复杂,以血液传播为主,无季节性,常为散发,感染后常转变为慢性肝炎,其中绝大部分转变为肝硬化,少数甚至发展为肝癌,对人类健康危害极大。其中,丁型肝炎的发病率已有所下降,乙型肝炎和丙型肝炎的发病率居高不下。据统计,全世界有3.5亿人是乙型肝炎病毒携带者,亚洲和非洲人群的乙型肝炎病毒携带率为8%～15%。乙型肝炎病毒携带者中,50%～70%患者体内病毒复制活跃,是慢性肝炎患者。全世界有1.7亿人感染丙型肝炎病毒,中国丙型炎病毒携带率为0.8%～3.2%。

[临床表现]

1. 轻度慢性肝炎

轻度慢性肝炎多由急性肝炎迁延所致,临床表现多样,反复迁延,也有完全无症状者。患者主要症状为食欲不振、恶心厌油、腹胀、便溏、肝区胀痛或隐痛,女性月经不调、情绪易波动、乳房发胀或出现肿块;肝脏轻度增大,质地尚软,边缘光滑,边缘有触痛或压痛,肝区有叩击痛。有一部分病例可无任何体征。

2. 中度慢性肝炎

中度慢性肝炎由急性肝炎持续不愈、反复发作而产生。患者主要症状为乏力、纳差、腹胀、便溏、厌油恶心以及肝区胀痛、刺痛或隐痛,反复黄疸,女性月经周期紊乱,男性性功能减退等;肝脏肿大,质地中等,有明显压痛、叩击痛或脾大。

3. 重度慢性肝炎

患者病情进一步加重,症状明显且持续不退,可发生重度慢性肝炎,主要症状为精神萎靡、纳呆、腹胀、便溏、肝区刺痛、反复黄疸或有出血倾向,如鼻出血、齿出血、皮肤紫癜或腹水、上消化道出血等;查体可见肝病面容、皮肤黄褐或黝黑、唇色暗紫、蜘蛛痣、肝掌、颊面毛细血管扩张,肝脏肿大,质地中等以上,脾脏进行性增大。

[实验室检查]

1. ALT

轻度慢性肝炎血清 ALT 浓度轻度或偶尔升高,又或非持续性升高。轻度、中度慢性肝炎患者血清 ALT 浓度含量中度至重度升高。

2. γ-GT

中度、重度慢性肝炎患者血清 γ-GT 浓度升高明显,反映肝细细受损和胆汁淤积情况。

3. 天门冬氨酸转移酶

天门冬氨酸转移酶活性持续升高或高于谷氨酸氨基转移酶,提示病情处于活动期。

4. AKP

AKP 不具特异性指标,肝病患者体内 AKP 含量升高提示胆汁淤积或胆管增殖。重度慢性肝炎晚期患者体内 AKP 含量升高明显。

5. 白蛋白与球蛋白

重度慢性肝炎患者体内白蛋白含量降低,球蛋白升高,严重者白蛋白与球蛋白比值倒置。

6. 蛋白电泳

轻度、中度慢性肝炎患者体内 γ-球蛋白含量明显升高。

7. 氨基酸改变

中度、重度慢性肝炎患者血浆内总游离氨基酸含量及必需氨基酸含量增加,支链氨基酸与芳香氨基酸比值倒置。

8. 乙肝病毒标志物

HBsAg 阳性是乙型肝炎病毒的标志,HBsAb 阳性提示人体感染过乙型肝炎病毒或接种过乙肝疫苗而产生了保护性抗体。HBeAg 阳性提示病毒复制,具传染性。HBcAg 阳性提示病毒感染及复制,主要见于急性、慢性乙型肝炎及其恢复期。乙肝病毒 DNA 阳性直接表示病毒核酸的存在。

9. 细胞因子含量检测

外用血 CD3 含量降低、CD8 含量升高,提示患者 T 细胞比例发生紊乱。IL-2 含量降低,IL-4、IL-8、IL-12、IL-18 含量升高提示患者细胞免疫抑制,细胞因子紊乱,对观察病情和判断预后有一定的临床价值。

10. 肝活组织检查

肝活组织检查是鉴别轻度、中度、重度慢性肝炎准确性较高的检查手段。

11. 超声检查

超声切面显像提示肝表面回声光带增强、变厚,甚至出现波浪样改变,有较密到密集光点或小光斑,分布不均匀,无明显静脉增宽,胆囊壁常增厚,重型慢性肝炎患者门静脉增宽,但不超过 1.4 cm。

[诊断和鉴别诊断]

1. 诊断

根据临床体征、实验室相关项目检测结果及超声检查结果,本病的诊断并不困难。

2. 鉴别诊断

本病需与自身免疫性肝炎、肝硬化、肝癌等疾病加以鉴别。

（蔡明　冯小娟）

第十八节　上消化道出血

[概述]

上消化道出血（Upper Gastrointestinal Hemorrhage）常表现为急性大量出血，是临床常见急腹症。虽然近几年上消化道出血诊断和治疗水平有所提高，但高龄、有严重伴随疾病的患者的病死率仍相当高，因此，应引起临床的高度重视。

[病因]

上消化道疾病及全身性疾病均可引起上消化道出血。临床上最常见的病因是消化性溃疡、食管胃底静脉曲张破裂、急性糜烂出血性胃炎和胃癌。食管贲门黏膜撕裂综合征引起的出血亦不少见。血管异常诊断有时比较困难。现将上消化道出血的病因列述如下。

1. 上消化道疾病

（1）食管疾病。如食管炎（反流性食管炎、食管憩室炎）、食管癌、食管损伤（食管外伤、异物或放射损伤）。

（2）胃十二指肠疾病。如消化性溃疡、胃泌素瘤、胃癌、急性胃扩张等。

2. 非消化性疾病

导致上消化道出血的非消化性疾病包括：血液系统疾病，如过敏性紫癜、血小板减少性紫癜、再生障碍性贫血、白血病、血友病等；传染性疾病，如急性重型肝炎、肾综合征出血热、钩端螺旋体病；心血管系统疾病，如肺源性心脏病、风湿性心脏病、冠心病、高血压性心脏病（可造成心力衰竭及腹主动脉瘤破入上消化道而出血）；其他，如脑出血、尿毒症、血管炎、创伤、休克、手术、严重感染、多脏器衰竭等（可造成应激性溃疡出血）。

3. 药物损伤

长期服用阿司匹林、保泰松、利血平、泼尼松等药物可引起上消化道出血。

4. 其他因素

吞服强酸或强碱等腐蚀剂，可引起上消化道出血；服用烈酒，嗜食煎炸、过热、辛辣食品或误食有毒药物可致胃底黏膜、血管出血；情绪过激、暴怒、焦虑、过分激动导致交感神经过度兴奋、内分泌紊乱、血管过度扩张而出血。

［临床表现］

上消化道出血的临床表现取决于出血量及出血速度。

1. 呕血与黑便

呕血与黑便是上消化道出血的特征性表现。上消化道大量出血后，均有黑便。出血部位在幽门以上者常伴有呕血。若出血量较少、速度慢，亦可无呕血。反之，幽门以下出血如出血量大、速度快，可因血反流入胃腔引起恶心、呕吐而表现为呕血。呕出的血液多为棕褐色，呈咖啡渣样，如出血量大、未经胃酸充分混合即呕出，则为鲜红色或有血块。黑便呈柏油样，黏稠而发亮。当出血量大时，血液在肠内推进快，粪便可呈暗红色甚至鲜红色。

2. 失血性周围循环衰竭

急性大量失血时由于循环血容量迅速减少，可导致周围循环衰竭，一般表现为头晕、心慌、乏力、突然起立发生晕厥、肢体发冷、心率加快、血压偏低等，严重者呈休克状态。

3. 贫血和血常规的变化

急性大量出血后，患者均有失血性贫血。但在出血早期，血红蛋白含量、红细胞计数与红细胞压积可无明显变化。在出血后，组织液渗入血管内，使血液稀释，一般需经 3～4h 才出现贫血，出血后 24～72h 血液稀释到最大限度。贫血程度取决于失血量，还与出血前有无贫血、出血后液体平衡状态等因素有关。急性出血患者为正色素正细胞性贫血，在出血后骨髓有明显代偿性增生，可暂时出现大细胞性贫血；慢性失血则呈小细胞低色素性贫血，出血 24h 内网织红细胞即见增高，出血停止后逐渐降至正常。上消化道大量出血 2～5h，白细胞计数轻度至中度升高，血止后 2～3 日才恢复正常。对于肝硬化患者，如同时有脾功能亢进，则白细胞计数不增高。

4. 发热

上消化道大量出血后，多数患者在 24h 内出现低热，持续 3～5 日体温可降至正常。引起发热的原因可能与周围循环衰竭导致体温调节中枢功能障碍等因素有关。

5. 氮质血症

在上消化道大量出血后，由于大量血液蛋白质的消化产物在肠道被吸收；血中尿素氮浓度可暂时性增高，称为"肠源性氮质血症"。尿素氮一般于一次出血后数小时开始上升，24～48h 可达高峰，大多不超过 14.3mol/L，3～4 日可降至正常。

[实验室检查]

1. 血常规

少量出血时，实验室检查无大的变化；大量出血时，外周血红细胞、血红蛋白计数等均有下降。连续动态血常规检查对判断有无出血、治疗效果和预后均有帮助。血小板计数、出血时间和凝血酶原时间检测有助于诊断因凝血机制障碍所致的出血。

2. 肾功能

血尿素氮、肌酐在出血后可升高，在 20～48h 达高峰，4 日内可降至正常。再次出血后尿素氮、肌酐再次升高。如尿素氮浓度在 14.13mol/L 以上，而血肌酐浓度在 133mol/L 以下，则提示上消化道出血量已超过 1000 mL。

3. 其他检查

肝功能、乙肝五项(HBsAg、HBsAb、HBsAg、HBeAb、HBcAb)、血清蛋白、血清 AKP 单胺氧化酶等,有助于诊断肝脏疾病所致出血。当上消化道出血时,粪便隐血试验阳性,出血越多,则反应越强。

4. 胃镜检查

胃镜检查是目前诊断上消化道出血原因的首选方法。借助胃镜,医生可在直视下顺序观察食管、胃、十二指肠球部到降段的情况,从而判断出血部位、病因和出血情况。

5. X 线钡剂造影检查

X 线钡剂造影检查目前多被胃镜代替,它主要适用于有胃镜检查禁忌症或不愿意进行胃镜检查者,对出血原因不明、怀疑病变在十二指肠降段以下小肠段者,有特殊诊断价值。

6. 其他特殊检查

选择性腹腔动脉造影、放射性核素扫描、胶囊内镜及小肠镜检查等主要适用于不明原因的消化道出血。

[诊断和鉴别诊断]

1. 诊断

依据体征、影像检查和相关实验检查结果,诊断上消化道出血并不困难。

2. 鉴别诊断

如怀疑是消化性溃疡引起的上消化出血,应与肝病或血液病引起的上消化道出血相鉴别,根据病史及实验室相关检查结果即可进行鉴别。

(刘忠伦　蒋玲)

第十九节 急性胰腺炎

急性胰腺炎(Acute Pancreatitis,AP)是多种病因导致胰酶在胰腺内被激活,引起胰腺组织自身消化、水肿、出血甚至坏死的炎症反应。临床上 AP 以急性上腹痛、恶心、呕吐、发热和血胰酶增高等为特点。胰腺病变程度轻重不等,轻者以胰腺水肿为主,临床多见,病情常呈自限性,预后良好,又称为"轻症急性胰腺炎";少数重症患者的胰腺发生出血坏死,常继发感染、胰腺炎和休克等多种并发症,病死率高,称为"重症急性胰腺炎"。

[病因]

急性胰腺炎的病因甚多。常见的病因如下所述。

1. 胆石症与胆道疾病

胆石症、胆管感染或胆管蛔虫等均可引起急性胰腺炎,其中以胆石症最为常见。急性胰腺炎与胆石症关系密切:由于解剖上70%~80%的胰管与胆总管汇合成共同通道并开口于十二指肠壶腹部,所以一旦结石嵌顿在壶腹部,将会导致胰腺炎与上行胆管炎。

2. 大量饮酒

因酒精能促进胰液的大量分泌,致使胰腺管内压力骤升,引起胰腺腺泡破裂、胰酶进入间质而促发胰腺炎。

3. 梗阻

胰管结石或蛔虫、胰管狭窄、肿瘤等均可导致胰管阻塞,引起急性胰腺炎。

4. 医源性因素

手术与创伤,如腹腔手术特别是胰、胆或胃手术、腹部钝挫伤等,可直接或间接损伤胰腺组织与胰腺的血液供应,从而引起胰腺炎。

5. 内分泌与代谢障碍

任何引起高钙血症的因素,如甲状旁腺肿瘤、维生素 D 过多等,均可引起胰管钙化,高血钙还可刺激胰液分泌胰蛋白酶原。任何原因的高脂血症,如家族性高脂血症,都会因胰液内脂质沉着或来自胰外的脂肪栓塞而并发胰腺炎。妊娠、糖尿病和尿毒症患者也可发生急性胰腺炎。妊娠期胰腺炎多发生在妊娠的中晚期,但患者 90% 合并胆石症。

6. 感染

急性胰腺炎继发于急性传染病者多数症状较轻,随感染创面的恢复自行消退,如急性流行性腮腺炎、传染性单核细胞增多症、柯萨奇病毒和肺炎衣原体感染等,常可伴有特异性抗体浓度升高。沙门氏菌或链球菌败血症时也可诱发胰腺炎。

7. 药物

已知应用某些药物,如噻嗪类利尿药、硫唑嘌呤、炉石、糖皮质激素、四环素、磺胺类药等,可直接损伤胰腺组织,使胰液分泌增多或黏稠度增加,引起急性胰腺炎——多发生在服药最初数月,与剂量不一定相关。

8. 其他因素

其他少见因素有十二指肠球后穿透性溃疡、十二指肠憩室炎、胃手术后、肾移植术后、心脏移植术后、血管性疾病及遗传因素等。尽管胰腺炎的病因很多,多数可找到致病因素,但仍有 5%~25% 的急性胰腺炎病因不明,被称为"特发性胰腺炎"。

[临床表现]

急性胰腺炎多在饱食、就餐或饮酒后发生,部分患者无诱因可查。其临床表现取决于疾病类型和诊治是否及时。

1. 症状

(1)腹痛。腹痛是胰腺炎的主要表现和首发症状,起病表现不一,可为钝痛、刀割样痛或绞痛,呈持续性,可有阵发性加剧,不能为一般胃肠解痉药缓解,进食可加剧。疼痛部位多在中上腹,可向腰背部放射。取弯腰抱膝位可减轻疼痛,腹部疼痛延续时间较长,渗液扩散可引起全腹痛,极少数年老体弱患者可无腹痛或有轻微腹痛。

(2)恶心、呕吐及腹胀。多在起病后出现,有时较频繁,呕吐后腹痛并不减轻。患者同时有腹胀,甚至出现麻痹性肠梗阻。

(3)发热。多数患者有中度以上发热,持续3~5日,持续发热1周以上不退或体温逐日升高、白细胞计数升高者,应怀疑有继发感染,如胰腺脓肿或胆管感染等。

(4)低血压或休克。重症胰腺炎患者常发生低血压或休克,表现为烦躁不安、皮肤苍白、湿冷等,极少数患者可突然发生休克,甚至猝死,主要原因为有效血容量不足、缓激肽类物质致周围血管扩张和并发消化道出血。

(5)水和电解质紊乱。胰腺炎患者多有轻重不等的脱水、低血钾症状,呕吐频繁者可有代谢性碱中毒。重症者尚有明显脱水及代谢性酸中毒表现,出现低钙血症($<2mmol/L$),部分伴血糖升高,偶尔可发生糖尿病酮症酸中毒或高渗性昏迷。

2. 特征

(1)轻症急性胰腺炎。患者腹部体征较轻,往往与主诉腹痛程度不十分相符,可有腹胀和肠鸣音减弱,无肌紧张和反跳痛。

(2)重症急性胰腺炎。患者上腹或全腹疼痛明显,并有腹肌紧张、反跳痛,肠鸣音减弱或消失,可出现移动性浊音,并发脓肿时可扪及有明显疼痛的肿块;伴麻痹性肠梗阻者有明显腹胀;腹水多呈血性,其淀粉酶含量明显升高。后期出现黄疸者应考虑并发胰腺脓肿或假囊肿压迫胆总管,或由于肝细胞损害者所致。患者因低血钙导致手足搐搦,为预后不佳的表现,系大量脂肪组织坏死分解出的脂肪酸与钙结合成脂肪酸钙,大量消耗钙所致,也与发生胰腺炎时刺激甲状腺分泌降钙素有关。

[实验室检查]

1. 血常规

结果多有白细胞增多及中性粒细胞核左移现象。

2. 血、尿淀粉酶测定

血清(胰)淀粉酶含量在起病后 6~12h 开始升高,48h 开始下降,持续 3~5 日,超过正常值 3 倍时可以确诊为本病。淀粉酶含量高低不一定反映病情轻重,出血坏死型胰腺炎的淀粉酶值可正常或低于正常。其他急腹症,如消化性溃疡穿孔、胆石症、胆囊炎、肠梗阻等都可有血清淀粉酶升高,但一般不超过正常值的 2 倍。尿淀粉酶升高较晚,在发病后 12~14h 开始升高,下降缓慢,持续 1~2 周,但尿淀粉酶受患者尿量的影响。胰源性腹水和胸水中的淀粉酶值亦明显升高。

3. 血清脂肪酶测定

血清脂肪酶常在起病后 24~72h 开始上升,持续 7~10 天,对病后就诊较晚的急性胰腺炎患者有诊断价值,且特异性较高。

4. 细胞因子含量检测

血清 CRP、IL-6、IL-8、IL-18、IL-32 含量显著升高,有助于评估与监测急性胰腺炎的严重性,对术后观察有一定的价值。

5. 生化检查

暂时性血糖明显升高可能与胰岛素释放减少和胰高血糖素释放增加有关,持久的空腹血糖高于 10mmol/L 反映胰腺坏死,提示预后不良。高胆红素血症可见于少数患者,多于发病后 4~7 日恢复正常,血清 AST、LDH 含量可增加,暂时性低钙血症($<$ 2mmol/L),常见于重症急性胰腺炎,低血钙程度与临床严重程度平行。若血钙低于 1.5mmol/L,提示预后不良。急性胰腺炎时可出现高甘油三酯血症,这种情况可能是病因或是后果,后者在急性期过后可恢复正常。

6. 影像学检查

(1)腹部平片。腹部平片可排除其他急腹症,如内脏穿孔等。"哨兵袢"和"结肠切割征"是胰腺炎的间接指征。弥漫性模糊影、腰大肌边缘不清提示存在腹水,还可发现肠麻痹或麻痹性肠梗阻。

(2)腹部B超。腹部B超应作为常规初筛检查。急性胰腺炎患者B超检查可见胰腺肿大、腹内及胰周围回声异常。B超可显示胆囊和胆道情况,对脓肿及假性囊肿有诊断意义。

(3)CT显像。CT根据胰腺组织的影像学改变进行分级,对急性胰腺炎的诊断和鉴别诊断、评估其严重程度,特别是对鉴别轻型和重型胰腺炎以及附近器官是否累及具有重要价值。

[诊断和鉴别诊断]

1. 诊断

根据典型的临床表现和实验室检查,常可作出诊断。轻症患者有剧烈而持续的上腹部疼痛、恶心、呕吐、轻度发热、上腹部压痛,但无腹肌紧张,同时有血清淀粉酶或尿淀粉酶的显著升高,排除其他急腹症后,即可建立诊断。重症患者除具备上述诊断标准外,还具有局部并发症(如胰腺坏死、假性囊肿、脓肿等)和器官衰竭。治疗本病的关键是在发病后48h或72h内密切监测病情,追踪实验室检查的变化,进行综合评判。

2. 鉴别诊断

急性胰腺炎需与下列疾病进行鉴别。

(1)消化性溃疡急性穿孔。消化性溃疡急性穿孔患者有较典型的溃疡病史,有腹痛突然加剧、腹肌紧张表现,肝浊音界消失,X线透视下见膈下有游离气体。

(2)胆石症和急性胆囊炎。胆石症和急性胆囊炎患者常有胆绞痛史,疼痛位于右上腹,常放射到右肩部,Murphy征呈阳性,血、尿淀粉酶含量轻度升高。B超及X线胆道造影检查结果有助与明确诊断。

(3)急性肠梗阻。急性肠梗阻患者的腹痛为阵发性,有腹胀、呕吐、肠鸣音亢进,查体可闻及气过水声等,X线检查可见液气平面。

(4)心肌梗死。心肌梗死患者有冠心病史,常突然发病,有时疼痛限于上腹部,心电图显示心肌梗死图像,血清心肌酶升高,血、尿淀粉酶正常。

(吴友山 李海英)

第二十节 慢性胰腺炎

[概述]

慢性胰腺炎(Chronic Pancreatitis)是指由于各种不同原因所致的胰腺局部、节段性或弥漫性的慢性进展性炎症,造成胰腺组织或胰腺功能不可逆的损害。临床表现为反复发作性或持续性腹痛、腹泻或脂肪泻、消瘦、黄疸、腹部包块和糖尿病相关表现等。本病多见于中年男性,以30~60岁为主,平均年龄为46.6岁,男女患病人数之比为2.6∶1。

[病因]

1. 胆囊结石

约70%慢性胆囊炎患者的胆囊内存在结石,结石可刺激和损伤胆囊,并引起胆汁排泌障碍。

2. 感染

细菌、病毒、寄生虫等各种病原体可引起胆囊慢性感染,常通过血液、淋巴途径或随邻近脏器感染的播散和肠寄生虫进入胆管而逆行带入。近年来有患者胆汁中检测到幽门螺杆菌DNA的报道,慢性炎症可引起胆管上皮及纤维组织增生,引起胆管狭窄。

3. 化学刺激

当胆总管与胰管的共同通过部分发生梗阻时,胰液反流进入胆囊,胰蛋白酶原被胆盐激活并损伤囊壁的黏膜上皮。此外,胆汁排泌发生障碍时,浓缩的胆盐又可刺激囊壁的黏膜上皮,造成损伤。

4. 急性胆囊炎的延续

急性胆囊炎反复迁延发作,使胆囊壁纤维组织增生和增厚,胆囊萎缩变小,丧失正常功能。

5. 慢性酒精中毒

乙醇的摄入量及时间与慢性胰腺炎的发病率密切相关。多数学者认为,酒精及其代谢产物直接使胰液中性微粒体酶的分泌及脂肪酶降解增加,并使脂质微粒体酶可以和胰液混合,激活胰蛋白酶原为胰蛋白酶,导致组织损伤。

[临床表现]

典型的慢性胰腺炎的病例可出现五联征:腹痛、胰腺钙化、胰腺假性囊肿、脂肪泻及糖尿病。

1. 腹痛

腹痛是慢性胰腺炎最突出的症状。90%以上的患者有程度不等的腹痛,初为间歇性,后转为持续性的腹痛,性质可为隐痛、钝痛、锐痛甚至剧痛,多位于中上腹,可偏左或偏右,可放射至后背、胁肋部。患者取坐位、膝屈曲位时疼痛可有所缓解,躺下或进食时疼痛加剧。腹痛的发病机制主要与胰管梗阻、狭窄等原因所致的胰管内高压有关。此外,胰腺本身的炎症、胰腺缺血、假性囊肿以及合并神经炎等也可引起疼痛。

2. 胰腺功能不全的表现

慢性胰腺炎的后期可出现吸收不良综合征和糖尿病的表现,由于胰腺外分泌功能障碍引起腹胀、食欲减退、恶心、嗳气、厌油、乏力、消瘦、腹泻甚至脂肪泻,常伴有维生素 A、D、E、K 缺乏,造成夜盲症、皮肤粗糙、肌肉乏力和出血倾向等。约半数的慢性胰腺炎患者可因胰腺分泌功能不全而发生糖尿病。

3.体征

腹部压痛与腹痛不相称,多数患者仅有轻度压痛。当并发假性囊肿时,腹部可扪及表面光整的包块。当胰头肿大、纤维化肿块及胰腺囊肿压迫胆总管时,患者可出现黄疸。少数患者可出现腹水和胸水、消化性溃疡和上消化道出血、多发性脂肪坏死、血栓性静脉炎、静脉血栓形成及精神症状。

[实验室检查]

1.胰腺外分泌功能试验

(1)直接刺激试验。胰泌素可刺激胰腺腺泡分泌胰液和碳酸氢钠。静脉注射胰泌素 1U/kg,其后收集十二指肠内容物,测定胰液分泌量及碳酸氢钠浓度。慢性胰腺炎患者 80min 内胰液分泌量<2mL/kg(正常值>2mL/kg),碳酸氢钠浓度<90mmol/L(正常值>90mmol/L)。

(2)间接刺激试验。

①Lumdh 试验。标准餐后十二指肠液中胰蛋白浓度<61U/L,为胰功能不全。

②胰功肽试验(粪弹力蛋白酶)。由于弹力蛋白酶在肠道中不被破坏,其粪便中的浓度高于在胰液中的浓度,采用酶联免疫法进行检测,当粪便中弹力蛋白酶<200μg/g 时为异常,与以往的尿 BT-PABA 法相比,该法不受尿量、服药、腹泻以及肾功能不全等因素的影响。

2.吸收功能试验

(1)粪便(72h)脂肪检查。慢性胰腺炎患者因胰酶分泌不足,粪便中脂肪、肌纤维和氮含量增高。给予 80g 脂肪食物后,正常人 72h 粪便的脂肪排泄量平均应<6g/d。

(2)维生素 B_{12} 吸收试验。58℃条件下维生素 B_{12} 吸收试验结果显示异常时,若口服碳酸氢钠和胰酶片后异常可被纠正,提示维生素 B_{12} 的吸收障碍与胰腺分泌不足有关。

(3)淀粉酶测定。慢性胰腺炎急性发作时,血、尿淀粉酶含量一过性增高。严重的胰腺外分泌功能不全时,血清胰淀粉酶同工酶含量大多降低。

3. 胰腺内分泌测定

(1)血清缩胆囊素(CCK)。正常为 30~300pg/mL,慢性胰腺炎患者可达到 8 000pg/mL,这与胰液分泌减少对 CCK 的反馈抑制作用减弱有关。

(2)血浆胰多肽。胰多肽主要由胰腺 PP 细胞分泌,空腹血浆胰多肽浓度为 8~313 pmol/L。餐后血浆中胰多肽浓度迅速增高,而慢性胰腺炎患者血浆胰多肽浓度明显下降。

(3)空腹血浆胰岛素水平。空腹血浆胰岛素水平大多正常。口服葡萄糖、甲苯磺丁脲(D860)或注射胰高糖素后,血浆胰岛素不上升者,其胰腺内胰岛素储备量减少。

4. 影像学检查

(1)X 线腹部平片。观察位于第 1~3 腰椎左侧的胰腺区若有钙化或结石,对诊断有意义。

(2)B 超和 CT 检查。B 超和 CT 检查可见胰腺增大或缩小、边缘不清、密度异常、钙化斑或结石、囊肿等改变。

(3)经十二指肠镜逆行胰胆管造影(ERCP)。ERCP 对诊断慢性胰腺炎有重要价值,可显示主胰管口径增大而不规则,可呈串珠状;胰管扭曲变形,可有不规则狭窄或胰管中断;胰管小分支有囊性扩张,并可显示胆管系统病变。

(4)磁共振胰胆管成像(MRCP)。MRCP 是无创性、不需造影剂即可显示胰胆系统的检查手段。在显示主胰管病变方面,MRCP 的效果与 ERCP 相同。对于胰腺实质性病变的检出率,ERCP 优于 ERCP,但诊断标准仍需完善。

(5)超声内镜。超声内镜也是无创性、不需造影剂即可显示胰胆系统的检查手段。

(6)经超声/超声内镜引导或手术检查做细针穿刺活检,或经ERCP收集胰管分泌液做细胞学染色检查。活检对慢性胰腺炎和胰腺癌的鉴别有十分重要的价值。

［诊断和鉴别诊断］

1. 诊断

慢性胰腺炎的诊断标准如下：

(1)有明显的胰腺炎组织学表现。

(2)有明确的胰腺钙化。

(3)有典型慢性胰腺炎症状、体征,有明显胰腺外分泌障碍。

(4)有典型的慢性胰腺炎的影像学特征。

2. 鉴别诊断

本病需与胰腺癌和其他疾病引起的腹痛相鉴别。

（吴友山　夏永祥）

第二十一节　胰腺癌

［概述］

胰腺癌(Carcinoma Of Pancreaes)主要是指胰外分泌腺的恶性肿瘤,目前在世界范围内均有增加趋势。胰腺癌发病的高峰年龄为40～60岁,30岁以前少见,男女患病人数之比约为2:1。该病恶性程度高,发展较快,预后较差。

［病因］

病因至今未明。临床资料分析表明,胰腺癌是多种因素共同作用的结果。长期大量吸烟、饮酒、饮咖啡者和糖尿病患者,慢性胰腺炎的发病率较高。其根据是,男性发病率较绝经期前的女性为高,女性在绝经期后发病率则上升。长期接触某些化学物质,如F-萘酸胺、联苯胺、烃化物等可能对胰腺有致癌作用。遗传因素与胰腺癌的发病也有一定的关系。

分子生物学研究提示,癌基因激活与抑癌基因失活及DNA修复基因异常在胰腺癌的发生中起着重要的作用,如90%的胰腺癌可有K-ras基因第12号密码子的点突变。

[临床表现]

1. 症状

(1)腹痛。多数患者有腹痛并为首发症状,早期腹痛轻或部位不清,以后逐渐加重且腹部部位相对固定。典型的胰腺癌腹痛为:

①位于中上腹深处,胰头癌多偏右,体尾癌则偏左。

②常为持续性进行加剧的钝痛或钻痛,可有阵发性绞痛,餐后加剧,用解痉止痛药难以奏效,常需用麻醉药。

③夜间、仰卧与脊柱伸展时腹痛加剧,俯卧、蹲位、弯腰坐位或蜷膝侧卧位可使腹痛减轻。

④腹痛剧烈者常有持续腰背部剧痛。

(2)体重减轻。90%的患者有迅速而明显的体重减轻,其中,部分患者可不伴腹痛和黄疸。晚期患者常呈恶病质状态,消瘦的原因包括癌的消耗、食欲不振、焦虑、失眠、消化和吸收功能障碍等。

(3)黄疸。黄疸是胰头癌的突出症状。病程中约90%患者出现黄疸,但以黄疸为首发症状的不多,黄疸可与腹痛同时或在腹痛发生后不久出现。大多数病例的黄疸因胰头癌压迫或浸润胆总管引起,少数由于胰体、尾癌转移至肝内或肝/胆总管淋巴结所致。临床特征为出现肝外阻塞性黄疸并持续进行性加深,伴皮肤瘙痒,尿呈浓茶色,粪便呈陶土色。

(4)其他症状。胰腺癌有不同程度的各种消化道症状,常见的是食欲不振和消化不良,与胆总管下端和胰腺导管被肿瘤阻塞、胆汁和胰液不能进入十二指肠有关。患者常有恶心、呕吐与腹胀。因胰腺外分泌功能不全,而致腹泻、脂肪泻,多是晚期表现。少数胰腺癌患者病变可累及胃、十二指肠壁而发生上消化道出血,多数患者有持续性或间歇性低热。患者可出现精神忧郁、焦虑、个性改变等精神症状,可能与腹痛、失眠有关。患者可出现胰源性糖尿病或现有糖尿病加重。患者有时还可出现血栓性静脉炎的症状。

2. 体征

早期患者一般无明显体征。典型胰腺癌体征有消瘦、上腹压痛和黄疸。出现黄疸时,常因胆汁淤积而使肝脏增大,其质硬、表面光滑,还可扪及无压痛、表面光滑并可推移的肿大胆囊,称"Courvoisier 征",这是诊断胰腺癌的重要体征。胰腺肿块多见于上腹部,呈结节或硬块状,肿块可以是肿瘤本身,也可是腹腔内转移的淋巴结。胰腺癌的肿块一般较深,无活动性,而肠系膜或大网膜的转移癌则有一定的活动性。部分胰体、胰尾癌性侵害脾动脉或主动脉时,可在左上腹或脐周听到血管杂音。晚期患者可能有腹水,多因腹膜转移所致。少数患者可有锁骨上淋巴结肿大、直肠及盆腔转移癌等。

[实验室检查]

1. 血、尿、类便检查

发生黄疸时患者血清胆红素升高,以结合性胆红素为主。血清 AKP、GGT、LDH、亮氨酸氨基肽酶、乳铁蛋白、血清核糖核酸、5′-核苷酸酶等含量可增高。胰管梗阻或并发胰腺炎时,血清淀粉酶和脂肪酶含量可升高。患者糖耐量异常,也可有高血糖和糖尿。发生重度黄疸时患者尿胆红素检查呈阳性,尿胆原检查结果呈阴性。粪便可呈灰白色,粪胆原减少或消失,有吸收不良时粪中可见脂肪滴。胰腺癌患者十二指肠引流液的淀粉酶值和碳酸氢盐浓度均显著降低。

2. 肿瘤标志物检测

肿瘤标志物检测可帮助筛选出无症状的早期患者。关于胰腺癌的肿瘤标记物的研究,近期已有较大的进展,但目前尚无一种理想的筛选早期胰腺癌的肿瘤标记物。目前认为,CA-199 对胰腺癌的诊断有较高的临床价值。多数学者认为,联合检测 CEA、HCY、CA-724、IL-8 含量,可提高对胰腺癌早期诊断的特异性和准确性。突变 *K-ras* 基因检测为胰腺癌的诊断提供了新的辅助检查手段,其临床应用价值尚需进一步的研究与探讨。

3. 影像学检查

(1)B 超。B 超是首选筛查方法。B 超对晚期胰腺癌的诊断阳性率可达 90%,可显示大于 2 cm 的胰腺肿瘤,显示胰腺局限性增大、边缘回声不整齐,典型病变边缘呈火焰状,回声光点减弱、增加或不均匀,声影衰减明显,胰管不规则狭窄、扩张或中断,胆囊肿大,侵及周围大血管时出现血管边缘粗糙及被肿瘤压迫等现象。

(2)X 线钡剂造影检查。X 线钡剂造影检查可间接反映癌的位置、大小及胃肠受压情况,胰头癌可见十二指肠曲扩大或十二指肠降段内侧呈反"3"形等征象,如用特定造影剂则观察效果更好。

(3)经十二指肠镜逆行胰胆管造影(ERCP)。ERCP 能直接显示十二指肠壁和壶腹有无癌肿浸润情况。插管造影主要显示:胰胆管受压及主胰管充盈缺损、移位、瘤腔形成、胰管阻塞、突然变细或中断、断端变钝或呈鼠尾状、杯口状,狭窄处管壁僵硬。ERCP 诊断胰腺疫的准确率可达 90%。直接收集胰液做细胞学检查及钳取壶腹部组织进行病理检查,可提高诊断率,必要时可放置胆道内支架,以引流减轻黄疸,为手术做准备。少数病例在 ERCP 检查后可发生注射性急性胰腺炎和胆管内感染。

(4)磁共振胰胆管成像(MRCP)。MRCP 是无创性、不需造影剂即可显示胰胆系统的检查手段,显示主胰管与胆总管病变的效果基本与 ERCP 相同。其缺点是无法了解壶腹病变情况,亦不能显示胆道内支架或引流减轻黄疸,为手术做准备。

(5)经皮肝穿刺胆道造影(PTC)。ERCP 插管失败或胆总管下段梗阻不能插管时,可以通过 PTC 显示胆管系统。胰头癌累及胆总管,引起胆总管梗阻、扩张或阻塞,梗阻处可见偏心性压迫性狭窄。还常见胆总管的回管性浸润,造成对称性胆总管狭窄或不规则性胰管,PTC还用于手术前插管引流,减轻黄疸。

(6)CT。CT可显示大于2 cm的肿瘤,可显示胰腺形态变异,局限性肿大,胰周脂肪消失,胰管扩张或狭窄,大血管受压,淋巴结转移或肝转移肿瘤等,诊断准确率可达80%以上。

(7)选择性动脉造影。经腹腔动脉做肠系膜上动脉、肝动脉、脾动脉选择性动脉造影,对显示胰体、胰尾癌可能比B超和CT更有效。选择性动脉造影可显示胰腺肿块和血管推压移位征象,对于小胰癌(<2 cm)诊断的准确率可达88%,有助于判断病变范围和手术切除的可能性。

(8)超声内镜检查。超声内镜在胃内检查,可见胃后壁外有局限性低回声区,边缘凹凸不平,内部回声不均匀;超声腹腔镜的探头可置于肝左叶与胃小弯处或直接通过小网膜置于胰腺表面探查,结合腹腔镜在网膜腔内直接观察胰腺或胰腺的间接征象,并行穿刺活检,胰腺癌检出率近100%。

[诊断与鉴别诊断]

1. 诊断

本病的早期诊断较为困难,晚期患者可出现明显的食欲减退、上腹痛、进行性消瘦和黄疸,上腹可扪及肿块,影像学检查结果提示胰腺有占位时,诊断胰腺癌并不困难,但此时属于晚期,绝大多数患者已丧失手术时机。因此,40岁以上出现以下症状者应予以重视。

(1)持续性上腹不适,进餐后加重伴食欲不振。

(2)不能解释的进行性消瘦。

(3)不能解释的糖尿病或糖尿病突然加重。

(4)有多发性深静脉血栓或游走性静脉炎。

(5)有胰腺癌家族史,大量吸烟、慢性胰腺炎患者应密切随访。

2. 鉴别诊断

本病应与慢性胰腺炎、壶腹癌、胆总管癌、肝癌等相鉴别,一般不十分困难。

(何浩明　蔡明)

第二十二节　自身免疫性肝炎

[概述]

自身免疫性肝炎(Autoimmune Hepatitis,AIH)是一种原因不明的肝脏慢性炎症,有高免疫球蛋白血症、循环自身抗体和组织学上有界面性肝炎及汇管区浆细胞浸润的特征。此病多见于男性,男女比例为4:1,任何年龄都可发病,常同时合并肝外自身免疫性疾病,免疫抑制剂治疗有效。

[病因]

自身免疫性肝炎的发病机制尚未明确,目前认为,遗传易感性是主要因素,而病毒感染、药物和环境则可能是在遗传易感性基础上的促发因素。

[临床表现]

女性多见,在10～30岁及40岁出现2个发病高峰。AIH一般起病缓慢,类似慢性病毒性肝炎,约有1/3病例的症状类似急性病毒性肝炎。患者症状轻重不一,轻者可无症状,一般表现为疲劳、上腹不适、瘙痒、食欲不振等。早期患者有肝大,通常还有脾大、黄疸、蜘蛛痣等表现,部分晚期患者可出现肝硬化,可有腹水、肝性脑病。肝外表现为持续性发热伴急性复发性游走性大关节炎,女性患者通常有闭经,可有牙龈出血、鼻出血、满月面容、痤疮、多毛、皮肤紫纹,还可以有甲状腺炎和肾小球肾炎等表现。合并肝外表现时,多提示疾病处于活动期。

[实验室检查]

1. 肝功能检查

在发病之初,基本上所有的患者都有 ALT 含量升高,且与肝坏死程度相关,但如果数值达几千,则提示急性肝炎或其他疾病。胆红素和 AKP 含量多数轻到中度升高。AKP 含量急剧升高常提示可能并发 PBC 或肝癌。

2. 免疫学检查

AIH 患者血清 γ-珠蛋白和 IgG 含量升高,可反映患者对治疗的反应。自身抗体动态变化有助于评价病情、临床分析及指导治疗,包括抗核抗体(ANA)、抗平滑肌抗体(SMA)、抗肝肾微粒体抗体(LKMI)、抗Ⅰ型肝细胞溶质抗原抗体(LCI)、抗可溶性肝抗原抗体(anti-SLAP)/抗肝胰抗体(anti-Lp)、抗唾液酸糖蛋白受体抗体(ASGPR)、抗中性粒细胞胞浆抗体(pANCA)等。

3. 组织学检查胞浆

肝活检组织学检查有助于明确诊断,应与其他疾病相鉴别。

4. 细胞因子检测

血清 IL-2 含量降低,IL-18、IFN-γ 含量升高,有助于疾病的诊断。

[诊断和鉴别诊断]

1. 诊断

根据临床表现、实验室检查和肝穿刺活检的结果可诊断 AIH,诊断并不困难。

2. 鉴别诊断

本病需与慢性病毒性肝炎、酒精、药物和化学物质引起的肝损伤进行鉴别。

(吴友山　李海英)

第二十三节 原发性胆汁性肝硬化

[概述]

原发性胆汁性肝硬化(Primary Biliary Cirrhosis,PBC)是一种原因未明的慢性进行性胆汁淤积性肝脏疾病,其病理改变主要以肝内细小胆管的慢性非化脓性破坏、汇管区炎症慢性胆汁淤积、肝纤维化为特征,最终发展为肝硬化和肝衰竭,多见于中年女性,男女患病人数比例为1:9,40~60岁患者占总患病人数的85%~90%。

[病因]

确切的病因尚不清楚,一般认为本病是一种自身免疫性疾病,患者体内细胞免疫和体液免疫均发生异常。另外,环境因素也参与PBC的发生,病毒、细菌、化学物质等可通过分子模拟打破机体对线粒体抗原的自身耐受,启动自身免疫反应。PBC患者一级亲属的患病率明显增加,提示该病可能具有遗传易感性。

[临床表现]

本病起病隐匿、缓慢,无症状患者占首次诊断的20%~60%,其诊断主要靠生化指标的筛选。随着病情的进展,患者最终出现症状,多出现在发病后2~4年。早期症状较轻,乏力和皮肤瘙痒为本病最常见的首发症状。乏力的严重程度与肝脏的病变程度不相关,瘙痒在黄疸发现前数月至2年左右出现,可以是局部性,也可以是全身性,可在夜间加剧。黄疸出现后,患者的尿色深黄,粪色变浅,皮肤渐有色素沉着。

因长期肝内胆汁淤积而导致分泌和排泄至肠腔的胆汁减少,影响脂肪的消化吸收,患者可有脂肪泻和脂溶性维生素吸收障碍、皮肤粗糙和夜盲症(维生素A缺乏)、骨软化和骨质疏松(维生素D缺乏)、出血倾向(维生素K缺乏)等。由于胆小管阻塞,血中脂类总量和胆固醇含量持续增高,故可形成黄瘤,为组织细胞吞噬大量胆固醇所致。黄瘤为黄色扁平状斑块,常见于眼睑内眦附近和后发际。当肝功能衰竭时,血清脂类下降,黄瘤亦逐渐消散。

肝中度或显著肿大,常在肋下 4~10 cm,质硬,表面光滑。脾中度以上肿大。晚期患者可出现腹水、门静脉高压与肝功能衰竭,病变长期发展可并发肝癌,此外,还可伴有干燥综合征、甲状腺炎、类风湿性关节炎等自身免疫性疾病的临床表现。

[实验室检查]

1. 尿、粪检查

尿胆红素检查结果呈阳性,尿胆原含量正常或减少,粪色变浅。

2. 肝功能试验

肝功能主要表现为胆汁淤积性黄疸的改变。血清胆红素含量一般中度增高,以直接胆红素增高为主;血清胆固醇含量增高,在肝功衰竭时降低,血清 AKP、γ-GT 含量在黄疸及其他症状出现时多已增高,比正常高出 2~6 倍。AKP、IgM 和抗线粒体抗体(AMA)含量的检测有助于发现早期病例。血清白蛋白含量在早期无变化,在晚期减少。球蛋白含量增加,白蛋白与球蛋白比值下降,甚至倒置,ALT 含量可轻度升高。凝血酶原时间延长,早期患者注射维生素 K 后可恢复正常,晚期由于肝细胞不能利用维生素 K,注射维生素 K 仍不能纠正。

3. 免疫学检查

血清免疫球蛋白含量增加,特别是 IgM。90%~95% 以上患者血清抗线粒体抗体阳性,浓度大于 1:40 有诊断意义。AMA 的特异性可达 98%,其中以 M2 型的特异性最好。约 50% 患者 ANA 检查结果呈阳性,主要是抗 GP-210S 和抗 SP-100 阳性,具有一定的特异性。

4. 影像学检查

B 超常用于鉴别肝胆系统肿瘤和结石,CT 和 MRI 可排除肝外胆管阻塞、肝内淋巴瘤和转移性腺癌。影像学检查还可提供其他信息,PBC 进展到肝硬化时,可观测到动脉高压的表现,在此阶段,每 6 个月复查一次超声可早期发现肝恶性肿瘤。ERCP 检查结果常提示肝内外胆管正常。

5. 组织学检查

肝组织活检有助于明确诊断和分期,也有助于与其他疾病相鉴别。

6. 其他

此类患者血清 HA、PⅢP、LN 含量及细胞因子 IL-8、IL-10、IL-18、IL-32 含量升高,对疾病预后的判断有一定的临床价值。

[诊断和鉴别诊断]

1. 诊断

该病多见于中年女性,病程缓慢,有显著皮肤瘙痒、黄疸、肝大等临床表现,伴有胆汁淤积性黄疸的改变而无胆管阻塞证据者要考虑本病,可做进一步检查确诊。

2. 鉴别诊断

首先应排除肝内外胆管阻塞引起的继发性胆汁性胆硬化,可采用各种影像学检查,如超声、经皮肝穿刺胆管造影、ERCP 等,明确肝内外胆管有无阻塞。此外,还要和原发性硬化性胆管炎、药物性肝内胆汁淤积、肝炎后肝硬化以及其他类型的肝硬化等相鉴别。

(吴友山　刘书敏)

第二十四节　肝性脑病

[概述]

肝性脑病(Hepatic Encephalopathy,HE)过去称为"肝性昏迷"(Hepatic Coma),是由严重肝病引起的、以代谢紊乱为基础的中枢神经系统功能失调综合征。其主要临床表现为意识障碍、精神失常和昏迷。门体分流性脑病强调门静脉高压,肝门静脉与腔静脉间有侧支循环存在,从而使大量门静脉血绕过肝脏流入体循环,这是肝性脑病发生的主要机制。

[病因]

导致 HE 的肝病有肝硬化、重症肝炎、暴发性肝功能衰竭、原发性肝癌、严重胆管感染及妊娠期急性脂肪肝。确定这些病通常并不困难,但临床上常须在肝病的基础上寻找 HE 的致病因素,如某些药物抑制大脑呼吸中枢,造成缺氧,增加氨的产生、吸收,促进血氨进入大脑,导致肾前性氮质血症,使血氨升高;门体分流使肠源性氨进入体循环;血管阻塞,肠源性氨进入体循环;肝脏对氨的代谢能力明显减退等。

[临床表现]

一期(前驱期):患者出现焦虑、欣快、淡漠、睡眠倒错、健忘等轻度精神异常,此期临床表现不明显,常被忽略。

二期(昏迷前期):患者出现嗜睡、行为异常(如衣冠不整或随地大小便)、言语不清、书写障碍及定向力障碍,有腱反射亢进、肌张力增高、踝阵挛及巴彬斯基征阳性等神经体征,有扑翼样震颤。

三期(昏睡期):患者已经昏睡,但可唤醒,各种神经体征持续或加重,有扑翼样震颤、肌张力高、腱反射亢进、椎体束征阳性。

四期(昏迷期):患者已经昏迷,不能唤醒,由于患者不能合作,所以扑翼样震颤无法引出。浅昏迷时,患者腱反射和肌张力仍亢进;深昏迷时,患者各种反射消失、肌张力低。

[实验室检查]

1. 血氨

门体分流性肝性脑病患者多有血氨含量升高,急性肝性脑病患者血氨含量可以正常。

2. 脑电图

脑电图是大脑细胞活动时所发出的电活动,正常人的脑电图为α波,每秒8～13次。肝性脑病患者的脑电图表现为节律变慢,2～3期患者表现为δ波或三相波,每秒4～7次;昏迷时表现为高幅δ波,每秒少于4次。脑电图的改变特异性不强,尿毒症、呼吸衰竭、低血糖患者等亦有类似的改变。此外,脑电图对临床肝性脑病和Ⅰ期肝性脑病的诊断价值较小。

3. 诱发电位

诱发电位是大脑皮质或皮质下层接受到各种感觉器官发送的刺激信息后所产生的电位,有别于脑电图所记录的大脑自发性电动,可用于轻微肝性脑病的诊断和研究。

4. 心理智能试验

心理智能试验一般称"木块图试验",将数字连接试验及数字符号试验联合应用。这种试验方法简便,无需特殊器材,但受年龄、教育程度的影响,老年人及教育层次比较低者在进行测试时较为迟钝,会影响试验结果。

5. 影像学检查

急性肝性脑病患者进行头部CT或MRI检查时可发现脑水肿,而慢性肝性脑病患者可发现有不同程度的脑萎缩。

6. 临界视觉闪烁频率

早期HE星形胶质细胞轻度肿胀,可改变胶质神经元的信号传导,同时,因视网膜胶质细胞也有类似的变化,故视网膜胶质细胞病变可作为HE大脑胶质典型细胞病变的标志。通过测定临界视觉闪烁频率,可帮助诊断HE,用于检测轻微肝性脑病。

[诊断与鉴别诊断]

1. 诊断

1～4期HE的诊断可根据下列异常而建立。

(1)有严重肝中广泛门体侧支循环形成的基础。

(2)出现精神紊乱、昏睡或昏迷,可引出扑翼样震颤。

(3)有肝性脑病的诱因。

（4）反映肝功能的血生化指标明显异常或血氨升高。

（5）脑电图异常。

2. 鉴别诊断

少部分 HE 患者肝病病史不明确，以精神症状为突出表现，易被误诊，因此，对精神错乱者，应了解其肝病史，检测其肝功能等，作为排除 HE 的常规方法。HE 还应与可引起昏迷的其他疾病，如糖尿病、低血糖、尿毒症、脑血管意外、脑部感染和镇静药物过量等相鉴别。

（吴友山　夏永祥）

参考文献

[1] 徐欣昌,鲁春燕.消化系统疾病[M].北京:人民卫生出版社,2012.

[2] 孟靓靓,王晓晶.消化系统疾病防治手册[M].北京:金盾出版社,2013.

[3] 何浩明,姜建平,秦建萍.现代检验医学与临床[M].上海:同济大学出版社,2001.

[4] 丁振若,于文彬,苏明权,郝晓柯.实用检验医学手册[M].北京:人民军医出版社,2008.

[5] 尹伯元,李龙,顾文涛.临床特种检验医学[M].天津:天津科学技术出版社,2004.

[6] 陆再英,钟南山.内科学,第7版[M].北京:人民卫生出版社,2008.

[7] 王振生,赵昌峻.实验诊断手册,第2版[M].浙江:浙江科学技术出版社,1992.

[8] 姚希贤.临床消化病学,[M].天津:天津科学技术出版社,1999.

[9] 陈灏珠,林果为,王吉耀.实用内科学,第13版[M].北京:人民卫生出版社,2009.

[10] Schnelldorfer T, Lewin DN, Adams DB. Long-term results after surgery for autoimmune solerosing pancreatitis[J]. *J Gastrointest Surg*, 2007,11(1):56-58.

[11] 叶任高,陆再英.内科学,第6版[M].北京:人民卫生出版社,2007.

[12] 柏树令.系统解剖学,第7版[M].北京:人民卫生出版社,2008.